U0139873

当代中医专科专病诊疗大系

高血压诊疗全书

主审　张　磊　林天东

主编　韩颖萍　庞国明　李　玲　田文敬

郭泉滢

中国健康传媒集团

中国医药科技出版社

内 容 提 要

本书共分为基础篇、临床篇和附录三部分，基础篇主要介绍了高血压的相关理论知识，临床篇详细介绍了常见高血压的中西医结合认识、诊治、预防调护、研究进展等内容，附录包括临床常用检查参考值、开设高血压专病专科应注意的问题（数字资源）。全书内容丰富，言简意赅，重点突出，具有极高的学术价值和实用价值，适合中医临床工作者学习阅读参考。

图书在版编目（CIP）数据

高血压诊疗全书 / 韩颖萍等主编 . —北京：中国医药科技出版社，2024.1
（当代中医专科专病诊疗大系）
ISBN 978-7-5214-4197-0

Ⅰ.①高… Ⅱ.①韩… Ⅲ.①高血压—中医诊断学 ②高血压—中医治疗法 Ⅳ.① R259.441

中国国家版本馆 CIP 数据核字（2023）第 200765 号

美术编辑 陈君杞
版式设计 也 在

出版 **中国健康传媒集团**｜**中国医药科技出版社**
地址 北京市海淀区文慧园北路甲 22 号
邮编 100082
电话 发行：010-62227427 邮购：010-62236938
网址 www.cmstp.com
规格 787×1092mm $\frac{1}{16}$
印张 16 $\frac{1}{2}$
字数 440 千字
版次 2024 年 1 月第 1 版
印次 2024 年 1 月第 1 次印刷
印刷 北京盛通印刷股份有限公司
经销 全国各地新华书店
书号 ISBN 978-7-5214-4197-0
定价 **158.00 元**

获取新书信息、投稿、为图书纠错，请扫码联系我们。

《当代中医专科专病诊疗大系》
编 委 会

1

朱恪材	朱章志	朱智德	乔树芳	任 文	刘 明
刘 洋	刘 辉	刘三权	刘仁毅	刘世恩	刘向哲
刘杏枝	刘佃温	刘建青	刘建航	刘树权	刘树林
刘洪宇	刘静生	刘静宇	闫金才	闫清海	闫惠霞
许凯霞	孙文正	孙文冰	孙永强	孙自学	孙英凯
纪春玲	严 振	苏广兴	李 军	李 扬	李 玲
李 洋	李 真	李 萍	李 超	李 婷	李 静
李 蔚	李 慧	李 鑫	李小荣	李少阶	李少源
李永平	李延萍	李华章	李全忠	李红哲	李红梅
李志强	李启荣	李昕蓉	李建平	李俊辰	李恒飞
李晓雷	李浩玮	李燕梅	杨 荣	杨 柳	杨 楠
杨克勤	连永红	肖 伟	吴 坚	吴人照	吴志德
吴启相	吴维炎	何庆勇	何春红	冷恩荣	沈 璐
宋剑涛	张 芳	张 侗	张 挺	张 健	张文富
张亚军	张国胜	张建伟	张春珍	张胜强	张闻东
张艳超	张振贤	张振鹏	张峻岭	张理涛	张琼瑶
张攀科	陆素琴	陈 白	陈 秋	陈太全	陈文一
陈世波	陈忠良	陈勇峰	邵丽黎	武 楠	范志刚
林 峰	林佳明	杭丹丹	卓 睿	卓进盛	易铁钢
罗 建	罗试计	和艳红	岳 林	周天寒	周冬梅
周海森	郑仁东	郑启仲	郑晓东	赵 琰	赵文霞
赵俊峰	赵海燕	胡天赤	胡汉楚	胡穗发	柳忠全
姜树民	姚 斐	秦蔚然	贾虎林	夏淑洁	党中勤
党毓起	徐 奎	徐 涛	徐林梧	徐雪芳	徐寅平
徐寒松	高 楠	高志卿	高言歌	高海兴	高铸烨
郭乃刚	郭子华	郭书文	郭世岳	郭光昕	郭欣璐
郭泉滢	唐红珍	谈太鹏	陶弘武	黄 菲	黄启勇
梅荣军	曹 奕	崔 云	崔 菲	梁 田	梁 超
寇绍杰	隆红艳	董昌武	韩文朝	韩建书	韩建涛
韩素萍	程 源	程艳彬	程常富	焦智民	储浩然
曾凡勇	曾庆云	温艳艳	谢卫平	谢宏赞	谢忠礼

靳胜利　雷　烨　雷　琳　鲍玉晓　蔡文绍　蔡圣朝

臧　鹏　翟玉民　翟纪功　滕明义　魏东华

编　　　委（按姓氏笔画排序）

丁　蕾　丁立钧　于　秀　弓意涵　马　贞　马玉宏

马秀萍　马青侠　马茂芝　马绍恒　马晓冉　王　开

王　冰　王　宇　王　芳　王　丽　王　辰　王　明

王　凯　王　波　王　珏　王　科　王　哲　王　莹

王　桐　王　夏　王　娟　王　萍　王　康　王　琳

王　晶　王　强　王　稳　王　鑫　王上增　王卫国

王天磊　王玉芳　王立春　王兰柱　王圣治　王亚莉

王成荣　王伟莉　王红梅　王秀兰　王国定　王国桥

王国辉　王忠志　王育良　王泽峰　王建菊　王秋华

王彦伟　王洪海　王艳梅　王素利　王莉敏　王晓彤

王银姗　王清龙　王鸿燕　王琳樊　王瑞琪　王鹏飞

王慧玲　韦　溪　韦中阳　韦华春　毛书歌　孔丽丽

双振伟　甘陈菲　艾春满　石国令　石雪枫　卢　昭

卢利娟　卢桂玲　叶　钊　叶　林　田丽颖　田静峰

史文强　史跃杰　史新明　冉　靖　丘　平　付　瑜

付永祥　付保恩　付智刚　代立媛　代会容　代珍珍

代莉娜　白建乐　务孔彦　冯　俊　冯　跃　冯　超

冯丽娜　宁小琴　宁雪峰　司徒小新　皮莉芳　刑益涛

邢卫斌　邢承中　邢彦伟　毕宏生　吕　雁　吕水林

吕光霞　朱　保　朱文胜　朱盼龙　朱俊琛　任青松

华　刚　伊丽娜　刘　羽　刘　佳　刘　敏　刘　嵘

刘　颖　刘　熠　刘卫华　刘子尧　刘红灵　刘红亮

刘志平　刘志勇　刘志群　刘杏枝　刘作印　刘顶成

刘宗敏　刘春光　刘素云　刘晓彦　刘海立　刘海杰

刘继权　刘鹤岭　齐　珂　齐小玲　齐志南　闫　丽

闫慧青　关运祥　关慧玲　米宜静　江利敏　江铭倩

汤建光　汤艳丽　许　亦　许　蒙　许文迪　许静云

农小宝　农永栋　阮志华　孙　扶　孙　畅　孙成铭

3

孙会秀　孙治安　孙艳淑　孙继建　孙绪敏　孙善斌
杜鹃　杜云波　杜欣冉　杜梦冉　杜跃亮　杜璐瑶
李伟　李柱　李勇　李铁　李萌　李梦
李霄　李馨　李丁蕾　李又耕　李义松　李云霞
李太政　李方旭　李玉晓　李正斌　李帅垒　李亚楠
李传印　李军武　李志恒　李志毅　李杨林　李丽花
李国霞　李钍华　李佳修　李佩芳　李金辉　李学军
李春禄　李茜羽　李晓辉　李晓静　李家云　李梦阁
李彩玲　李维云　李雯雯　李鹏超　李鹏辉　李满意
李增变　杨丹　杨兰　杨洋　杨文学　杨旭光
杨旭凯　杨如鹏　杨红晓　杨沙丽　杨国防　杨明俊
杨荣源　杨科朋　杨俊红　杨济森　杨海燕　杨蕊冰
肖育志　肖耀军　吴伟　吴平荣　吴进府　吴佐联
员富圆　邱彤　何苗　何光明　何慧敏　佘晓静
辛瑶瑶　汪青　汪梅　汪明强　沈洁　宋震宇
张丹　张平　张阳　张苍　张芳　张征
张挺　张科　张琼　张锐　张大铮　张小朵
张小林　张义龙　张少明　张仁俊　张欠欠　张世林
张亚乐　张先茂　张向东　张军帅　张观刚　张克清
张林超　张国妮　张咏梅　张建立　张建福　张俊杰
张晓云　张雪梅　张富兵　张腾云　张新玲　张燕平
陆萍　陈娟　陈密　陈子扬　陈丹丹　陈文莉
陈央娣　陈立民　陈永娜　陈成华　陈芹梅　陈宏灿
陈金红　陈海云　陈朝晖　陈强松　陈群英　邵玲玲
武改　苗灵娟　范宇　林森　林子程　林佩芸
林学英　林学凯　尚东方　呼兴华　罗永华　罗贤亮
罗继红　罗瑞娟　周双　周全　周丽　周剑
周涛　周菲　周延良　周红霞　周克飞　周丽霞
周解放　岳彩生　庞鑫　庞国胜　庞勇杰　郑娟
郑程　郑文静　郑雅方　单培鑫　孟彦　赵阳
赵磊　赵子云　赵自娇　赵庆华　赵金岭　赵学军

赵晨露　胡　斌　胡永昭　胡欢欢　胡英华　胡家容
胡雪丽　胡筱娟　南凤尾　南秋爽　南晓红　侯浩强
侯静云　俞红五　闻海军　娄　静　娄英歌　宫慧萍
费爱华　姚卫锋　姚沛雨　姚爱春　秦　虹　秦立伟
秦孟甲　袁　玲　袁　峰　袁帅旗　聂振华　栗　申
贾林梦　贾爱华　夏明明　顾婉莹　钱　莹　徐艳芬
徐继国　徐鲁洲　徐道志　徐耀京　凌文津　高　云
高美军　高险峰　高嘉良　高韶晖　郭士岳　郭存霞
郭伟杰　郭红霞　郭佳裕　郭晓霞　唐桂军　桑艳红
接传红　黄　姗　黄　洋　黄亚丽　黄丽群　黄河银
黄学勇　黄俊铭　黄雪青　曹正喜　曹亚芳　曹秋平
龚长志　龚永明　崔伟峰　崔凯恒　崔建华　崔春晶
崔莉芳　康进忠　阎　亮　梁　伟　梁　勇　梁大全
梁亚林　梁增坤　彭　华　彭丽霞　彭贵军　葛立业
葛晓东　董　洁　董　赟　董世旭　董俊霞　董德保
蒋　靖　蒋小红　韩圣宾　韩红卫　韩丽华　韩柳春
覃　婕　景晓婧　嵇　朋　程　妍　程爱俊　程常福
曾永蕾　谢圣芳　靳东亮　路永坤　詹　杰　鲍陶陶
解红霞　窦连仁　蔡国锋　蔡慧卿　裴　晗　裴琛璐
廖永安　廖琼颖　樊立鹏　滕　涛　潘文斌　薛川松
魏　佳　魏　巍　魏昌林　瞿朝旭

编撰办公室主任　高　泉　王凯锋

编撰办公室副主任　王亚煌　庞　鑫　张　侗　黄　洋

编撰办公室成员　高言歌　李方旭　李丽花　许　亦　李　馨
　　　　　　　　　李亚楠

5

《高血压诊疗全书》
编 委 会

主　审　张　磊　林天东

主　编　韩颖萍　庞国明　李　玲　田文敬　郭泉滢

副主编　罗继红　崔莉芳　王　明　邱　彤　苗灵娟　唐桂军

　　　　李志毅　张腾云　甘洪桥　胡雪丽　崔伟峰　于子凯

　　　　刘三权　朱智德　李鹏辉

编　委　（按姓氏笔画排序）

　　　　王　珏　王　娅　王　娜　王　莹　王文康　王玉民

　　　　王园满　王国琴　王忠志　王凯锋　王珊珊　王艳春

　　　　王雷生　王瑞霞　王瑞琪　孔丽丽　邓松涛　双振伟

　　　　田丹丹　冯　辉　冯　静　刘宗敏　刘萧萧　许　亦

　　　　农永栋　孙　扶　孙小淋　农小宝　阮志华　李　坦

　　　　李　慧　李　馨　李　鑫　李方旭　李亚楠　李军武

　　　　李丽花　李佳修　李洁洁　李鹏鸟　李鹏举　杨文清

　　　　杨永枝　杨勇平　张　芳　张　侗　张川锋　张关亭

　　　　张铭钊　张清蕊　陈　洋　陈　曦　陈丹丹　陈原邻

　　　　林佳明　罗试计　庞　鑫　庞勇杰　胡　焱　郑仲华

　　　　赵　涵　赵小红　段真真　袁　果　袁凯歌　殷春阳

　　　　贾林梦　高言歌　郭钰娇　黄　洋　麻丽娜　董晓楠

　　　　崔建华　梁小宝　韩　杨　程欢欢　谢　翀　翟立华

坚持中医思维　彰显特色优势
提高临床疗效　服务人民健康

王　序

中医药学是中华民族的伟大创造，是中国古代科学的瑰宝，也是打开中华文明宝库的钥匙，为中华民族的繁衍生息作出了巨大贡献。党和政府历来高度重视中医药工作，特别是党的十八大以来，以习近平同志为核心的党中央把中医药工作摆在了更加突出的位置，中医药改革发展取得了显著成绩。2019 年 10 月 20 日发布的《中共中央　国务院关于促进中医药传承创新发展的意见》指出，传承创新发展中医药是新时代中国特色社会主义事业的重要内容，是中华民族伟大复兴的大事，对于坚持中西医并重，打造中医药和西医药相互补充协调发展的中国特色卫生健康发展模式，发挥中医药原创优势、推动我国生命科学实现创新突破，弘扬中华优秀传统文化、增强民族自信和文化自信，促进文明互鉴和民心相通、推动构建人类命运共同体具有重要意义。

传承创新发展中医药，必须发挥中医药在维护和促进人民健康中的重要作用，彰显中医药在疾病治疗中的独特优势。中医专科专病建设是坚持中医原创思维，突出中医药特色优势，提高临床疗效的重要途径和组成部分。长期以来，国家中医药管理局高度重视和大力推动中医专科专病的建设，从制定中长期发展规划到重大项目、资金安排，都将中医专科专病建设作为重要任务和重点工作进行安排部署，并不断完善和健全管理制度与诊疗规范。经过中医药界广大专家学者和中医医务工作者长期不懈的努力，全国中医专科专病建设取得了显著的成就。

实践表明：专科专病建设是突出中医药特色优势，遵循中医药自身发展规律和前进方向的重要途径；是打造中医医院核心竞争力，实现育名医、建名科、塑名院之"三名"战略的必由之路；是提升临床疗效和诊疗水平的重要手段；是培养优秀中医临床人才，打造学科专科优秀团队的重要平台；是推动学术传承创新、提升科研能力水平、促进科技成果转化的重要途径；是各级中医医院、中西医结合医院提升社会效益和经济效益的有效举措。

事实证明：中医专科专病建设的学术发展、传承创新、经验总结和推广应用，对建设综合服务功能强、中医特色突出、专科优势明显的现代中医医院和中医专科医院，建设国家中医临床研究基地，创建国家和区域中医（专科）诊疗中心及中西医结合旗舰医院，提升基层中医药特色诊疗水平和综合服务能力等方面都发挥着不可替代的基础保障和重要支撑作用。

《中共中央 国务院关于促进中医药传承创新发展的意见》对彰显中医药在疾病治疗中的优势，加强中医优势专科专病建设作出了规划和部署，强调要做优做强骨伤、肛肠、儿科、皮科、妇科、针灸、推拿以及心脑血管病、肾病、周围血管病、糖尿病等专科专病，要求及时总结形成诊疗方案，巩固扩大优势，带动特色发展，并明确提出用 3 年左右时间，筛选 50 个中医治疗优势病种和 100 项适宜技术等任务要求。2022 年 3 月国务院办公厅发布的《"十四五"中医药发展规划》也强调指出，要开展国家优势专科建设，以满足重大疑难疾病防治临床需求为导向，做优做强骨伤、肛肠、儿科、皮肤科、妇科、针灸、推拿及脾胃病、心脑血管病、肾病、肿瘤、周围血管病、糖尿病等中医优势专科专病。要制定完善并推广实施一批中医优势病种诊疗方案和临床路径，逐步提高重大疑难疾病诊疗能力和疗效水平。可以说《当代中医专科专病诊疗大系》（以下简称《大系》）的出版，是在促进中医药传承创新发展的新形势下应运而生，恰逢其时，也是贯彻落实党中央国务院决策部署的具体举措和生动实践。

《大系》是由享受国务院政府特殊津贴专家、全国第六批老中医药学术继承指导老师、全国名中医，第十三届和十四届全国人大代表庞国明教授发起，并组织全国中医药高等院校和相关的中医医疗、教学科研机构 1000 余名临床各科专家学者共同编著。全体编著者紧紧围绕国家中医药事业发展大局，根据国家和区域中医专科医疗中心建设、国家重点中医专科建设，以及省、市、县中医重点与特色专科建设的实际需要，坚持充分"彰显中医药在疾病治疗中的优势"，坚持"突出中医思维，彰显特色主线，立足临床实用，助提专科内涵，打造品牌专科集群"的编撰宗旨。《大系》共 30 个分册，由包括国医大师和院士在内的多位专家学者分别担任自己最擅长的专科专病诊疗全书的主审，为各分册指迷导津、把关定向。由包括全国名中医、岐黄学者在内的 100 多位各专科领域的学科专科带头人分别担任各分册主编。经过千余名专家学者异域同耕，历尽艰辛，寒暑不辍，五载春秋，终于成就了《大系》。《大系》的隆重出版不仅是中医特色专科专病建设的一大成果，也是中医药传承精华，守正创新进程中的一件大事，承前启后，继往开来，难能可贵，值得庆贺！

在2020年"全国两会"闭幕后，庞国明同志将《大系》的编写大纲、体例及《糖尿病诊疗全书》等书稿一并送我，并邀我写序。我不是这方面的专家，也未能尽览《大系》的全稿，但作为多年来推动中医专科专病建设的参与者和见证人，仅从大纲、体例、样稿及部分分册书稿内涵质量看，《大系》坚持了持续强化中医思维和中医专科专病特色优势的宗旨，突出了坚持提高临床疗效和诊疗水平及注重实践、实际、实用的原则。尽管我深知中医专科专病建设仍然不尽完善，做优做强专科专病依然任重道远。但我相信，《大系》的出版必将为推动我国的中医专科专病建设和进一步彰显中医药在疾病治疗中的独特优势，为充分发挥中医药在维护和促进人民健康中的重要作用，产生重大而深远的影响。

故乐以此为序。

国家中医药管理局原局长
第六届中华中医药学会会长 王国强

2023年3月18日

陈　序

由我国优秀的中医学家、全国名中医庞国明教授等一批富有临床经验的中医药界专家们共同协力合作，以传承精华、守正创新为宗旨，以助力国家中医专科医学中心、专科医疗中心、专科区域诊疗中心、优势专科、重点专科、特色专科建设为目标，编撰并将出版的这套《当代中医专科专病诊疗大系》丛书（以下简称《大系》），是在 2000 年、2016 年由中国医药科技出版社出版《大系》第一版、第二版的基础上，以服务于当今中医专科专病建设、突出中医特色、强化中医思维、彰显中医专科优势为出发点和落脚点，对原书进行了修编补充、拾遗补阙、完善提升而成的，丛书名由第一版、第二版的《中国中西医专科专病临床大系》更名为《当代中医专科专病诊疗大系》。其内容涵盖了内科、外科、妇科、儿科、急诊、皮肤以及骨科、康复、针灸等 30 个学科门类，实属不易！

该丛书的特点，主要体现在学科门类较为齐全，紧密结合专科专病建设临床实际需求，融古贯今，承髓纳新，突出中医特色，既尊重传统，又与时俱进，吸收新进展、新理论和新经验，是一套理论联系实际、贴合临床需要，可供中医、中西医结合临床、教学、科研参考应用的一套很好的工具书，很是可贵，值得推荐。

今国明教授诚邀我在为《大系》第一版、第二版所写序言基础上，为新一版《大系》作序，我认为编著者诸君在中华中医药学会常务理事兼慢病分会主任委员、中国中医药研究促进会专科专病建设工作委员会会长庞国明教授的带领下，精诚团结、友好合作，艰苦努力多年，立足中医专科专病建设，服务于临床诊疗，很接地气，完成如此庞大巨著，实为不可多得，难能可贵，爱乐为之序。

中国科学院院士
国医大师　陈可冀

2023 年 9 月 1 日

王　序

　　传承创新发展中医药，是新时代中国特色社会主义事业的重要内容，《中共中央 国务院关于促进中医药传承创新发展的意见》明确指出"彰显中医药在疾病治疗中的优势，加强中医优势专科建设"。因此，对中医专科专病临床研究进行系统整理、加以提高，以窥全貌，就显得十分重要。

　　2000 年，以庞国明主任医师、林天东国医大师等共同担任总主编，组织全国1000 余位临床专家编撰的《中国中西医专科专病临床大系》发行海内外，影响深远。二十年过去，国明主任医师再次牵头启动《大系》修编工程，以"传承精华，守正创新"为宗旨，以助力建设国家、省、市、县重点专科与特色专科为目标，丰富更新了大量内容和取得的成就，反映了中医专科研究与发展的进程，具有较强的时代性、实用性，并将书名易为《当代中医专科专病诊疗大系》，凡三十个分册，每册篇章结构，栏目设计令人耳目一新。

　　学无新，则无以远。这套书立意明确，就其为专科专病建设而言，无疑对全国中医、中西医结合之临床、教学、科研工作，具有重要的参考意义。编书难，编大型专著尤难，编著者们在繁忙的医疗、教学、科研工作之余，倾心打造的这部巨著必将功益杏林，更希望这部经过辛勤汗水浇灌的杏林之树（书）"融会新知绿荫蓬，今年总胜去年红"。中医之学路迢迢，莫负春光常追梦，当惜佳时再登高。

中国工程院院士

国医大师

北京中医药大学终身教授　王琦

2023 年 7 月 20 日于北京

打造中医品牌专科　带动医院跨越发展

——代前言

"工欲善其事，必先利其器。"同样，肩负着人民生命健康和健康中国建设重任的中医、中西医结合工作者，也必当首先要有善其事之利器，即过硬的诊疗技术和解除亿万民众病痛的真本领。《当代中医专科专病诊疗大系》丛书（以下简称《大系》），就是奉献给广大中医、中西医结合专科专病建设和临床诊疗工作者"利器"的载体。期望通过她的指迷导津、方向引领，把专科建设和临床诊疗效果推向一个更加崭新的阶段；期望通过向她的问道，把自己工作的专科专病科室，打造成享誉当地乃至国内外的品牌专科，实施品牌专科带动战略、促助医院跨越式发展，助力中医药事业振兴发展。

专科专病科室是相对于传统模式下的大内科、大外科等科室名称而言的。应当指出的是，专科专病科室亦不是当代人的发明，早在《周礼·天官冢宰》就有"凡邦之有疾病者……则使医分而治之"。"分而治之"就是让精于专科专病研究的医生去分别诊疗。因此，设有"食医""疾医""疡医"等专科医生，只不过是没把"专科专病"诊疗分得那么细和进行广泛宣传罢了。从历代医家著述和学术贡献看，亦可以说张仲景、华佗、叶天士等都是专科专病的诊疗大家。因仲景擅伤寒、叶天士擅温病、华佗擅"开颅术"等，后世与近代的医学家们更是以擅治某病而誉满华夏，如焦树德擅痹病、任继学擅脑病等。因此，诸多名医先贤大家们多是专科专病诊疗的行家里手。

那么，进入 21 世纪以来，为什么说加强中医专科专病建设的呼声一浪高过一浪呢？究其原由大致有四：

首先是振兴中医事业发展、突出中医特色优势的需要。20 世纪 80 年代以后的中医界提出振兴中医的口号，国家也制定了相应的政策，中医事业得到了快速发展。但需要做的事还有很多很多。通过专科专病建设，可以培育、造就一大批高水平的中医、中西医结合专业人才，突出中医特色，总结实用科学的临床经验，推动中医、中西医结合专科专病的深入研究，助力中医药事业振兴发展！

第二是促进中西医协同、开拓医疗新领域的需要。中医、西医、中西医结合是健康中国建设中的三支主要力量，尽管中西医结合在某些领域和某些课题的研究方面取得了一些重大成就和进展，但仍存在着较浅层次"人为"结合的现象，而深层次的基础医学、临床医学等有机结合方面还有大量工作要做。同时，由于现在一些医院因人、财、物等条件的限制，也很难全面开展中西医结合的研究和临床实践。而通过开展专科专病建设，从某些病的基础、临床、药物等系统研究着手，或许将成为开展中西医协同、中西医结合的突破口，逐步建立起基于实践、符合实际的中西医协同、中西医结合的诊疗新体系，以开拓中医、中西医结合临床、教学、科研工作的新领域，实现真正意义上的中西医协同、中西医结合。

第三是服务于健康中国建设和人民大众对中医优质医疗日益增长新要求的需要。随着经济社会的发展和现代科学技术的进步，传统的医疗模式已满足不了人民群众医疗保健的需要，广大民众更加渴望绿色的、自然的、科学的、高效的和经济便捷的传统中医药。因此，开展中医专科专病诊疗，可以引导病人的就医趋向，便于病人得到及时、精准、有效的诊治；专科专病科室的开设，易于积累临床经验、聚焦研究方向、多出研究成果，必将大大促进中医医疗、医药、器械研发的进程，加快满足人民群众对中医药日益增长的医疗保健需求的步伐。

第四是提高两个效益的需要。目前有不少中医、中西医结合医院，尤其是市、县（区）级中医院，在当代医疗市场的激烈竞争中显得"神疲乏力"、缺少建设与发展中的"精气神"，竞争不强的原因虽然是多方面的，但没有专科特色、没有品牌专科活力是其重要的原因之一。"办好一个专科，救活一家医院，带动跨越发展"，已被许许多多中医、中西医医院的实践所证实。可以说，没有品牌专科的医院，是不可能成为快速发展的医院，更不可能成为有特色医院的。加强专科专病建设的实践表明：通过办好专科专病科室，能够快速彰显医院的专业优势与特色优势；能够快速提高医院的知名度，形成品牌影响力；能够快速带动医院经济效益和社会效益的提升；能够快速带动和促进医院的跨越式发展。

有鉴于上述四点，《大系》丛书，应运而生、神采问世，冀以成为全国中医、中西医结合专科专病建设工作者的良师益友。

《大系》篇幅宏大，内容精博，内涵深邃，覆盖面广，共 30 个分册。每分册分基础篇、临床篇和附录三大部分。基础篇主要对该专科专病国内外研究现状、诊疗进展以及提高临床疗效的思路方法等进行了全面阐述；临床篇是每分册的核心，以病为纲，分列条目，每个病下设病因病机、临床诊断、鉴别诊断、临床治疗、预后转归、预防调护、专方选要、研究进展等栏目，辨证论治、理法方药一线贯穿，使中医专科专病的诊疗系统化、规范化、特色化；附录介绍临床常用检查参考值和专科建设的注意事项（数字资源），对读者临床诊疗具有重要参考价值。

《大系》新全详精，实用性强。参考国内外书籍、杂志等达十万余册，涉及方药数万种，名医论点有出处，方药选择有依据，多有临床验证和研究报告，详略有序，条理清晰，充分反映了当代中医、中西医结合专科专病的临床实践和研究成果概况，其中不乏知名专家的精辟论述、新创方药和作者的独到见解。为了保持其原貌，《大系》各分册中所收集的古方、验方等凡涉及国家规定的稀有禁用中药没有做删改，特请读者在实际使用时注意调换药物，改换替代药品，执行国家有关法规。

本《大系》业已告竣，她是国内 1000 余位专家、学者、编者辛苦劳动的成果和智慧的结晶。她的出版，必将对弘扬祖国中医药学，开展中医、中西医结合专科专病建设，深入开展中医、中西医结合之医疗、教学、科研起到积极的推动作用，并为中医药事业的传承精华、守正创新和人类的医疗卫生保健事业做出积极贡献。

鉴于该《大系》编著带有较强的系统性、艰巨性、广泛性以及编者的认知差别，书中难免存在一些问题，真诚希望读者朋友不吝赐教，以便修订再版。

庞国明

2023 年 7 月 20 日于北京

序

　　随着社会经济的发展，我国人民的生活方式发生了深刻变化，尤其是随着人口老龄化及城镇化进程的加速，我国心血管病危险因素流行趋势明显，导致心血管病患者数量持续增加，其中高血压是最常见的慢性心血管疾病，可引起心、脑、肾等脏器的并发症。据 2013 年相关统计，中国卫生总费用为 31869 亿元，其中高血压导致的直接经济负担占 6.61%，已成为严重的公共卫生问题。据《中国心血管病报告 2018》显示，全国 18 岁以上人群高血压发病率 27.9%，患病人口 2.45 亿，而高血压知晓率、治疗率和控制率分别为 51.6%、45.8% 和 16.8%，高血压"三率"的提升已经成为全社会的难题。如何有效预防、控制和治疗高血压是目前医学研究领域的重点。相信本次编撰出版《高血压诊疗全书》，将对提高高血压诊治水平、促进学科建设产生重要影响。

　　韩颖萍教授是 1977 年恢复高考后首届河南中医学院中医专业优秀毕业生，是我的学生。其跟我学习侍诊多年，后正式拜我为师。她勤奋求索，孜孜不倦的精神，让我感怀。经过多年的磨砺，不管是医院管理还是临床工作，都取得了很大的成绩，为后学之楷模。

　　此次韩颖萍教授担任主编，编撰这本《高血压诊疗全书》，从中、西医两个角度探讨了高血压及相关疾病的诊疗和进展，构思独特、资料翔实、观点明确，不仅为临床医师的学习提供了参考，更为中医高血压专科专病建设提供了指导，实用性和可操作性强，对高血压诊疗技能的提高具有指导意义，为高血压学科专科建设增添了新篇章。

　　今韩颖萍教授诚邀我为主审并为之作序，我欣然为之，以冀对专科专病的建设有所裨益。

郭泉滢

2023 年 6 月

编写说明

据《中国高血压防治指南（2018年修订版）》统计，截止2015年，我国成人高血压患病率为27.9%，高血压已成为一个重要的公共卫生问题。高血压是一种慢性病，也是一种不断进展的疾病，规范化的高血压诊断、治疗和管理贯穿疾病始终，如何有效地控制血压同时减少心血管等靶器官的损害，并有章可循地提高血压控制率，已为人们日益关注，以及医务工作者面临的重大任务。

中医学文献中并无原发性高血压的病名，但与高血压有关的各种临床症状和相应的防治方法，中医文献中均有记载。比如在《黄帝内经》中就有"诸风掉眩，皆属于肝""髓海不足，则脑转耳鸣，胫酸眩冒，目无所视"的记载，认为本病的眩晕与肝、肾有关。《丹溪心法·头眩六十七》提出"无痰不眩""无火不晕"的理论，认为"痰"与"火"是引起眩晕的另一种原因。古代医家这些观点与西医学的高血压有密切关系。中医认为高血压常与情志失调、饮食失节、内伤虚损等有关。结合高血压的临床表现，多将其归入"眩晕""头痛""肝风""肝阳""头风"等证的范畴。

为了总结前人关于高血压的研究成果，方便临床医生使用参考，我们编写了这本《高血压诊疗全书》。该书是在专科专病建设热潮中顺势而生的一本有关高血压的专业著作，该书集文献研究、医疗、教学、科研等从业人员的智慧于一体，对高血压基础知识、现代研究、临床诊治等方面做了详细的阐述。全书融中医、西医、中西医结合三学科观点于一体，立足临床、突出实用和研究进展，力争翔实而精练。

半个世纪前，专家们就认识到高血压要以专科形式发展，并且建立了很多高血压防治与研究机构，但目前我国高血压患者人数众多，知晓率、治疗率、控制率仍不尽如人意，其中原因很多，加强对广大医师的培养教育，提高高血压专业诊治水平是重要一环。我们编撰本书，以期为高血压的规范化诊疗提供参考，为高血压学科建设贡献力量。

鉴于编者水平所限，伴随医学技术的不断更新，编写中肯定存在许多不足之处，恳请读者对书中的不足及错讹不吝指正，以便再版时加以补充和修正。

编委会

2023年6月

目　录

基础篇

临床篇

数字资源

基础篇

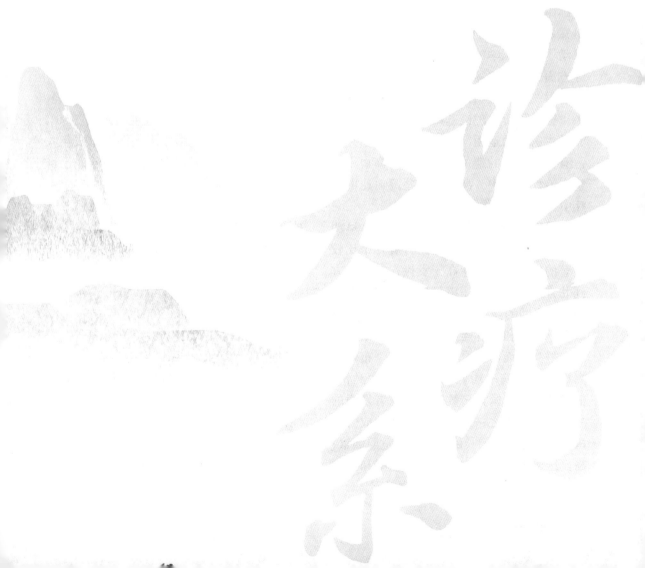

第一章　研究现状及前景

一、现状与成就

高血压是一个全球性问题，全世界超过三分之一的成年人受到高血压影响，2018 年，我国疾控中心数据表明，我国 18 岁及以上人群中高血压患病人数约 2.45 亿，而处于高血压前期者多达 4.35 亿人。近年，我国青少年中，血压偏高的比例一直呈上升趋势，高血压在很大程度上仍然是一个隐藏问题，许多人不知道自己有高血压，因此也一直没有进行有效控制。近年来，随着生命科学研究领域的重大突破，尤其是细胞生物学、分子生物学等基础学科的迅猛发展，边缘学科的相互渗透，有力地推动了高血压学的发展。各种诊断和治疗等方面先进技术的应用和研究，对高血压的病因、发病机制、诊断和治疗的研究成果，提供了新的理论基础和治疗方法；尤其是中医药的运用，在国内高血压治疗中占有举足轻重的地位，其应用于高血压的整个治疗过程中，甚至在某些高血压的治疗中发挥着主导作用。

近 70 年来我国高血压的患病率呈明显上升趋势。人群高血压流行有几个比较显著的特点：①男性高于女性；②从南方到北方，高血压患病率呈递增趋势；③不同民族之间的高血压患病率存在一些差异，藏族、满族和蒙古族高血压的患病率较汉族人群高，而回族、苗族、壮族、布依族高血压的患病率均低于汉族人群。高钠、低钾膳食是我国大多数高血压患者发病的主要危险因素之一；超重和肥胖已成为我国高血压患病率增长的又一重要危险因素；高血压患者总体的知晓率、治疗率和控制率明显较低，不过一直在逐年改善。

1. 我国人群高血压患病率及其变化趋势

过去 70 年间，我国曾进行过数次大规模高血压患病率的人群抽样调查。第一次调查在 1958~1959 年，调查我国 13 个省、市、地区 15 岁以上人群，高血压诊断标准不统一，患病粗率为 5.11%；第二次调查在 1979~1980 年，全国 29 个省、市、自治区 15 岁以上人群，血压 ≥ 160/95mmHg 为确诊高血压，140~159/90~95mmHg 为临界高血压，患病粗率为 7.73%；2015 年，调查我国 31 个省、市、自治区 18 岁以上人群，血压 ≥ 140/90mmHg 及 2 周内服用降压药者，患病粗率为 27.9%。虽然各次调查的规模、年龄和诊断标准不尽一致，但基本上较客观地反映了我国近 70 年来高血压患病率呈明显上升趋势。

在我国高血压人群中，绝大多数是轻、中度高血压（占 90%），轻度高血压占 60% 以上。血压正常高值水平人群占总成年人群的比例不断增长，尤其是中青年，已经从 1991 年的 29% 增加到 2015 年的 39.1%，是我国高血压患病率持续升高和患病人数剧增的主要来源。中国健康与营养调查（CHNS）针对 12952 名 18 岁及以上成人前瞻性队列的调查显示，高血压年龄标化发病率从 1993~1997 年的 40.8/1000 人年增长至 2011~2015 年的 48.6/1000 人年。

2. 我国人群高血压流行的一般规律

通常，高血压患病率随年龄增长而升高；女性在更年期前患病率略低于男性，但在更年期后迅速升高，甚至高于男性；在地理分布上也有一定差异：高海拔地区高于低海拔地区，高纬度寒冷地区患病率高于低纬度温暖地区；同一人群也有季节差异，如冬季患病率高于夏季；与饮食习惯关系也很密切，盐和饱和脂肪摄入越高，平均血压水平和患病率也越高；与经济、文化发展水平呈正相关，经济、文化落后的地区发病率低，经济、文化越发达，人均血压水平越高；此外，本病有一定的遗传基础，与直系亲属的血压明显相关。

3. 我国人群高血压发病的重要危险因素

①高血压人群中，钠盐（氯化钠）摄入量与血压水平和高血压患病率呈正相关，而钾盐摄入量与血压水平呈负相关。膳食中钠/钾比值与血压的相关性甚至更强。②身体脂肪含量与血压水平呈正相关。随着我国社会经济发展和生活水平提高，人群中超重和肥胖的比例与人数均明显增加。在城市中年人群中，超重者的比例已达到25%~30%。③过量饮酒也是高血压发病的危险因素，人群高血压患病率随饮酒量增加而升高。虽然少量饮酒后短时间内血压会有所下降，但长期少量饮酒可使血压轻度升高；过量饮酒则使血压明显升高。在我国饮酒人数众多，部分男性高血压患者有长期饮酒嗜好和饮烈度酒的习惯，应重视长期过量饮酒对血压的影响。此外，饮酒还会降低降压治疗的效果。

4. 我国高血压患者的知晓率、治疗率和控制率

高血压患者知晓率、治疗率和控制率是反映高血压防治状况的重要指标。我国4次较大规模高血压患者知晓率、治疗率和控制率的抽样调查（表1-1）显示，我国高血压患者总体的知晓率、治疗率和控制率较低。近年来，经过全社会的共同努力，高血压知晓率、治疗率和控制率有明显提高，且有以下特点：农村低于城市；男性低于女性；经济欠发达地区低于较发达地区。

表1-1 我国4次高血压患者知晓率、治疗率和控制率调查

年份	年龄（岁）	高血压知晓率（%）	高血压治疗率（%）	高血压控制率（%）
1991	≥ 15	26.3	12.1	2.8
2002	≥ 18	30.2	24.7	6.1
2012	≥ 18	46.5	41.1	13.8
2015	≥ 18	51.6	45.8	16.8

二、问题与对策

高血压是一组以动脉血压持续升高为特征的心血管综合征，是由于各种原因综合作用导致血管内压力增高所致的心脑血管疾病之一。高血压流行病学数据表明，2022年我国成人高血压人数约为2.45亿。而且随着社会老龄化的加速，患病率还在不断升高。这个庞大的高血压患者群已经构成我国社会最大的公共卫生问题。

1. 高血压的危害性

高血压是严重危害人们健康的最常见疾病之一，其危害不容小觑，但是许多患者因缺乏应有的自我保健知识，不注意定期监测血压，使得高血压得不到及时有效的控制，心、脑、肾三个重要的生命器官就会受到致命性打击，从而产生严重的并发症。高血压是心脑血管的独立危险因素，是导致心血管疾病致人死亡的第一病因。我国因心血管疾病每年死亡300万人，其中半数与高血压有关。长期高血压及伴随的危险因素可促进动脉粥样硬化的形成，该病变主要累及中、大动脉，还会引起多种并发症。

（1）引发心脏方面疾病 高血压对心脏的危害表现在对心脏血管和心脏结构的损害两个方面。高血压对心脏血管的损害主要是冠状动脉血管，长期的高血压使冠状动脉发生粥样硬化，冠状动脉狭窄，使供应心肌的血液减少，发展为冠心病，或称缺血性心脏病；长期高血压往往使心脏的结构和功能发生改变，由于血压长期升高，增加了左心室的负担，使其长期受累，左心室因代偿而逐渐肥厚、扩张，形成了高血压性心脏病，最终可导致心力衰竭。

（2）引发脑血管疾病　高血压对脑的危害主要是影响脑动脉血管。长期的高血压使脑血管发生缺血与变性，容易形成脑动脉瘤，从而发生脑出血。高血压促使脑动脉粥样硬化，可引发脑血栓的形成。脑小动脉闭塞性病变则引起腔隙性脑梗死。脑出血是晚期高血压的最常见并发症，出血的部位、出血量的多少和紧急处理的情况与患者的预后关系极大。该病一般病死率较高，即使是幸存者也遗留偏瘫或失语等后遗症，而防治脑出血的关键是平时有效地控制血压。

（3）引起肾脏病　高血压对肾脏的危害情况：长期持续的高血压使肾小球内囊压力升高，肾小球纤维化、萎缩，以及肾动脉硬化，因肾实质缺血和肾单位不断减少，最终导致肾衰竭。随着病情的不断发展，肾脏的表面呈颗粒状，皮层变薄，由于肾单位的不断破坏，肾脏出现萎缩，继而发生肾功能不全并发展为尿毒症、肾衰竭等。

（4）导致眼底动脉及视网膜病变　高血压使视网膜小动脉早期发生痉挛，中心凹反射变窄，动脉管径狭窄；如血压长时间增高，视网膜动脉出现硬化改变，动脉发生银线反应，使动静脉出现交叉；随着病情的发展，视网膜可出现出血、渗出、水肿，严重时出现视乳头水肿。长此以往，这些渗出物质沉积于视网膜上，眼底出现放射状蜡样小黄点，引起患者的视觉障碍，如视物不清、视物变形或变小等。高血压会导致眼底动脉硬化，引起眼底出血或有渗出物而严重影响视力，严重的导致失明。

（5）引起猝死　猝死是临床上最为紧急的状态。它表现为忽然发生呼吸、心跳停滞，意识丧失，患者常于1小时内死亡。高血压因左心室负荷增加，而致左心室肥厚，易患心律失常、冠心病，是猝死的高危因素。冠心病猝死约占全部心血管疾病猝死的90%。

2. 全民预防意识低

高血压的全民预防意识较低，是导致高血压知晓率、治疗率和控制率较低的主要因素之一。尽管近年我国政府投入了大量的人力和物力，对高血压进行宣传教育，提高大众预防意识，从改善生活方式和临床治疗等方面做了巨大努力，我国居民高血压的防治意识明显增强，但高血压患者的知晓率仍然只有一半，尚有一半的患者不知道自己患了高血压，已知的高血压患者中，83.2%以上没有得到有效控制。这也是我国心脑血管疾病患病率居高不下的主要原因之一。

总之，高血压病程周期长、危害性大，2020年我国医院心脑血管病住院总费用为2709.01亿元，其中高血压132.60亿元，这表明高血压与心脑血管疾病已经给我国社会和家庭带来沉重的经济和生活负担，成为影响我国经济发展、社会稳定和小康生活目标实现的严重公共卫生问题。所以，高血压的有效防治是心脑血管疾病防治的重中之重，紧迫、急需、任重而道远。

三、前景与思考

高血压是临床常见病、多发病，近年来对于高血压的认识，包括原发性和继发性高血压，从深度和广度上均有很大提高。今后的研究方向，仍是基础研究与临床研究相结合，进一步探讨高血压的发病机制、病理改变特点，以及影响高血压病理改变的各种因素及控制环节。随着现代科学技术的发展，边缘学科的相互渗透，高血压的研究也逐步走向现代化、专业化，各分支学科亦将不断兴起。有鉴于此，高血压研究的首要任务是总结以往的研究成果，将其条理化、系统化。在此基础上，中西医相结合，取长补短，相互促进，共同发展，是提高高血压的诊断治疗水平的必经之路。

从当前中西医结合的研究状况来看，辨病与辨证相结合，宏观辨证与微观辨证相结合，以西医病、中医证为基础的中西医结合，宏观和微观并治，局部和整体并治等，是中西医结合研究进展的突破口，也是今后的研究方向。尤其是中西药的相互作用规律，是连接中医、西医两种不同医学理论的重要桥梁，对其研究的深入，有可能建立中西医理论的新概念、新方法，从而真正实现中西医的有机结合。高血压的中医概念及病因病机研究，高血压中医药治疗效果评价体系研究，高血压中药新药研究等方面都有着广阔的研究前景。

因此，要加快专科医院、专科专病科室的建设步伐，提高医务人员的专业水平和科研素质，加强实事求是的科研态度，认真整理总结，从理论到实践，从实验到临床等方面不断发展，不断创新，不断提高。中西医结合对高血压的认知已经在基础理论、临床表现、辨病辨证、药物治疗等多方面进行了研究和实际应用，做了大量的工作，并取得了可喜的成就，在高血压领域中西医结合的研究具有广阔前景，已经成为一种必然的发展趋势。

第二章　诊断思路与方法

一、诊断思路

人类对疾病是一个不断认识、完善的过程。高血压，病种繁多，证候复杂，常见病证，诊断较易；疑难病症，机因错杂，常使医生茫然失措，不知从何入手；难以明确诊断，从而影响疗效。过去，由于对某些类型高血压的认识不深入，设备条件简陋，诊断技术水平低，误诊率相当高，随着近年来科技的不断进步，以及广大医务工作者的不断探索，一些新的诊断方法已应用到高血压的诊断，如放射性核素、影像学检查、超声检查以及特殊的生化、免疫学检查、遗传检测等，大大提高了高血压相关疾病的诊断率，尤其是对继发性高血压的鉴别诊断，使高血压的诊断水平上了一个新的台阶。因此，引进新的诊断技术，是提高临床表现及治疗的重要环节，对某些疑难性高血压疾病，一般检查不能确诊者，应尽可能采用新的诊断技术，从而提高诊断率。兹将诊断该病之思路陈述于下。

（一）明病识证，病证结合

中医辨证是以四诊所获得的材料为依据，但有的高血压临床表现不显著，除了血压升高外，全无其他症状；还有的诊室血压正常，但回家之后血压波动高峰时血压升高和动态血压值升高，这称之为隐匿性高血压。这些疾病不通过进一步的诊断手段是非常难以确诊的，因此，临床要注重辨病。还有一些类型的高血压，长期服用降压药物，临床疗效却不显著，西医治疗也一筹莫展，对于此类患者，要注重辨证，按中医理论进行辨证施治，以防疾病进一步恶化。由于中医辨证与西医辨病均存在一定的局限性，因此，临床提倡辨病与辨证相结合，以扬长避短，相得益彰。

因此，临床上每遇高血压疾病，首先要进行辨病诊断，在此基础上，结合临床四诊，进行中医辨证诊断，既要明病，又要识证，若不能明病者（局限于检查技术手段，尚不能马上确诊原发性或继发性，或不能确诊是哪一种继发性高血压），应立足辨证，不能进行辨证者，立足辨病，尽可能做到明病识证，病证结合，中西合参。值得注意的是，由于我国特有的中西医并存之状况，一些中医临床接诊的患者，大部分已经西医诊治过，在这些情况下，有些中医易受高血压病名之约束，重辨病而忽视辨证，重专方专药，而忽视中医整体辨证施治，最终导致疗效不佳，此须引起医务工作者之重视。

（二）审度病势，把握规律

疾病的过程，是一个不断变化的过程，但每一种病均有其一定的变化规律，而这个规律，反过来又能指导辨证。因此，在明确高血压的同时，要把握该病的演变规律，根据不同的阶段，结合临床表现进行辨证，更具有实用性。如早期高血压患者靶器官损害较轻，病邪虽然较盛，正气未衰，到后期往往累及心、肾，精、气、血俱亏。虽是同一疾病，但是根据个人条件不同，常有不同的变化，若仅根据演变规律辨证又有一定的局限性，须审度病势，结合病情，根据临床具体表现进行辨证。如针对儿童高血压、妊娠高血压、更年期高血压等更需要因人辨证施治。我们在辨证时，应该把疾病看成是不断发展变化的，而不是静止的过程，辨证必须善于从变化中去求定，灵活地进行诊断。

（三）审证求因，把握病机

导致高血压发生的原因很多，总的来说，不外乎六淫、七情、饮食、劳倦及外伤几方面。任何证候都是在致病因素作用下，患者机体产生的病态反应，中医治病治"本"，"本"包括了主要病因与病机。只有了解了该病的病因与病机，方能抓住疾病的本质，据此立法遣药，疗效方捷。临床诊治高血压，应在辨病的前提下辨证诊断，包括病因与病机诊断，通过分析患者的临床表现，结合每种病因的致病特点，来推求病因之所在及目前的主要病机，为治病求本打下坚实的基础。在审证求因及病机时，当参考以往，直至当前，综合分析，详尽收集病例资料，尤其注意以往的诊断治疗及用药情况，仔细分析前法为何不效，找出症结所在，只有这样，才能准确地把握该病的病因与病机，减少误诊率，提高临床疗效。

二、诊断方法

不同的高血压患者，其临床表现、自然病程及预后不同。这主要取决于高血压的原因、血压水平、靶器官损害状况及其合并的心血管危险因素程度等。因此，对每一位拟诊对象或确定为高血压的患者都应仔细采集其病史和家族史，这有助于提供相关高血压和心血管疾病的危险因素、靶器官损害症状及继发性高血压线索等重要信息。总的来说，辨别高血压患者的症状主要包括：①高血压本身的症状；②继发性高血压患者的原发疾病的症状；③靶器官损害和心血管疾病的症状；④心血管病危险因素的症状；⑤合并其他疾病的症状。

（一）辨病诊断

所谓辨病诊断是指临床医学借助理化仪器等手段，以明确疾病的病因、发病机制，以及一些特异性非正常的临床特征的一种现代诊断方法。辨病诊断是治疗的前提及基础。由于高血压病因病机复杂，临床特点各有异同，因此，医者临证常茫然不识其名，治疗无从着手。医务工作者临床首先要明确诊断，考虑是否为高血压，进而明确是原发性高血压还是继发性高血压。若是常见病症，临床表现非常明显者，仍应进行理化检查，以进一步明确诊断。对于一些临床表现无特异性，容易相混淆的疾病，则更应借助理化等手段，进行鉴别诊断，最终明确病名。有的高血压属隐匿性，如隐匿性高血压，患者临床全无症状，外表亦很健康，不通过西医学的诊断手段是难以确诊的。只有诊断明确，做到有的放矢，采取针对性治疗措施，才能达到满意疗效。其次，通过辨病诊断，亦可判断该病的预后及转归。如高血压心脏病、高血压性肾病等，只有明确诊断，才能了解疾病的病因病机、发生发展过程，以及预后转归，才能确定临床治疗方案。辨病诊断是提高临床治疗水平的最重要的一个环节。但有些疾病，限于条件和现有水平，尚难以确诊，有待于进一步研究和检查。临床辨病应从以下几方面综合判断。

1. 病史及家族史

了解病史及家族史，有助于明确引起高血压的原因，对高血压的诊断意义重大。首先应该了解高血压的致病危险因子。如个人或家族的高血压和心血管病史，个人或家族的脂质异常史，个人或家族的糖尿病史，个人吸烟及膳食习惯，个人肥胖指数，体力运动量。

个人病史包括多囊肾等肾脏疾病，尿道感染，血尿等病史；长期服某些药物史，如口服避孕药、滴鼻药、可卡因、类固醇、非类固醇类抗炎药、促红细胞生长素、环孢素、拟交感神经药、含酪氨酸的食物或单胺氧化酶抑制剂、非甾体抗炎药等。体征包括阵发性出汗、头痛、焦虑、心悸等。

临床应详细询问病史及家族史，包括起病时情况，诊治经过，以前症状，及父母、兄弟、姐妹、子女等身体状况，有无遗传病史等。

2. 症状

人体是一个有机的整体，皮肉筋脉骨、经络与脏腑息息相关。身体一旦发病，局部的可影响全身，全身的亦可显现在某一个局部；内部的可牵连及外，外部的亦可涉及于里。有诸内必形诸外，各种高血压通常都有其不同的症状，而这些症状通常又是辨病诊断的重要线索，据此表现，作出第一判断，然后围绕第一判断进行各种检查、鉴别诊断，以资确诊。

首先应该了解血压情况：在休息静坐状态下进行血压测量，以右上肢肱动脉血压为标准。需同时了解卧立位血压及四肢血压，如有条件应进行 24 小时动脉血压监测。同时还应该了解靶器官的损害情况，如有无活动后胸闷气短、心前区不适、胸痛，甚至夜间阵发性呼吸困难、运动耐力下降等左心室肥厚、功能受损的情况；有无夜尿增多、下肢及颜面浮肿等肾功能受损的情况；有无头痛头晕、一过性意识障碍、嗜睡、记忆力下降等脑血管病变的情况；以及眼底和四肢血管病变的相应症状。如果患者出现头痛、眩晕、视力不佳、一过性脑缺血发作、感觉及运动不正常症状应考虑出现脑和眼靶器官损害；出现心悸、胸痛、呼吸急促、踝关节水肿应考虑出现心脏损害；出现口渴、多尿、夜尿、血尿则考虑肾脏损害；出现四肢端发冷、间歇性跛行则考虑外周血管损害。应了解既往做过的心电图、超声心动图、X 线胸片、肾

功能检查、脑血流图、头颅 CT、眼底检查等相关的检查情况。

在所有的高血压中，大多数患者目前尚不能找到特定病因，称为原发性高血压，这些患者通常需要长期服用降压药控制血压；另外约 20%（不同级别的医疗机构，统计的数据不同）的患者能鉴别出病因，称为继发性高血压。继发性高血压病因明确，通过对症治疗，可有效缓解，甚至根治高血压。如嗜铬细胞瘤、原发性醛固酮增多症、肾血管性高血压等，通过外科手术方法可以根治；慢性肾炎、肾盂肾炎等，可通过内科手段治疗原发疾病，有效控制高血压。对于继发性高血压，若是未能明确病因就一直按照原发性高血压长期给予降压治疗，则会疗效较差，还会延误病情。因此，高血压的诊断检查应该首先力求明确病因，鉴别原发性高血压和继发性高血压。

（1）单纯收缩期高血压　当平均收缩压 ≥ 140mmHg 且舒张压 < 90mmHg 时称单纯收缩期高血压（ISH）。常见于老年人，占高血压患者的 60%。美国预防、检测、评估与治疗高血压全国联合委员会第 7 次报告强调，50 岁以上成人，收缩压（SBP）≥ 140mmHg 是比舒张压（DBP）升高更重要的心血管疾病危险因素。65~74 岁的老年人群中高血压患者与血压正常者相比，心血管病危险性增高 3 倍，脑血管意外的危险性增加 2 倍，心血管病病死率增高 2 倍。美国高血压监测和随访（HDFP）研究多元回归分析表明，60~69 岁年龄组除外其他危险因素，SBP 每升高 1mmHg，年死亡率增加 1%。

（2）年轻人的单纯收缩期高血压　某些青少年，尤其男性，身高增长迅速同时动脉富有弹性，增强了主动脉和肱动脉之间正常的压力波增幅，导致肱动脉压升高而舒张压和平均动脉压正常，但主动脉收

缩压正常。

（3）单纯舒张期高血压 在一些年轻成年人中更多见。其定义为收缩压≤140mmHg而舒张压≥90mmHg。虽然一般认为舒张压在年龄<50岁的患者中是最重要的危险因素，对单纯舒张期高血压的一些前瞻性研究显示，单纯舒张期高血压预后良好，但这个问题还存在争议。

（4）白大衣高血压或单纯诊室高血压 15%~20%的1级高血压患者只有在医务工作者，尤其是医生测量血压时才升高，而在其他地方包括工作时血压不升高，提示为白大衣高血压，即诊室测量的血压＞140/90mmHg而平均清醒时血压＜135/85mmHg。尽管白大衣高血压可见于任何年龄，但更常见于老年人。白大衣高血压现象通常指白大衣效应，定义为诊室和日间动态血压的差别，它存在于大多数高血压患者中，如果采用静态示波装置自动测量和分析患者在诊室安静环境下15~20分钟的系列血压，可减轻白大衣效应（但不能消除）。在存在白大衣效应的患者中，通常存在其他危险因素，应予以相应治疗。一些白大衣高血压可进展为持续性高血压，因而对白大衣高血压患者均应随访。抗高血压药物治疗可降低诊室血压，但不影响动态血压，提示白大衣高血压的药物治疗获益小于持续性高血压。

（5）隐蔽性高血压或单纯动态监测高血压 隐蔽性高血压或单纯性高血压较白大衣高血压更少见，更难发现。表现为诊室测血压正常而其他情况下如工作中或在家中血压升高。常与生活方式有关，如饮酒、吸烟、喝咖啡以及体力活动。诊室外长期血压升高可引起相关的靶器官损害，如果患者在诊室内测量血压正常，但存在靶器官损害，是隐蔽性高血压存在的线索。有证据表明这样的高血压患者危险性增加。

（6）假性高血压 指袖带法所测血压值高于动脉内测压值的现象（SBP升高≥10mmHg或DBP升高≥15mmHg），可发生于正常血压者或高血压老年人。当周围肌性动脉由于粥样硬化（通常是钙化）变得僵硬时，袖带内必须有更高的压力去压迫。假性高血压很少见，通常见于老年患者或长期糖尿病或慢性肾衰竭患者。

（7）体位或姿势性低血压 体位性低血压的定义是安静站立3分钟，收缩压下降≥20mmHg，或舒张压下降≥10mmHg。另一种检测方法是直立倾斜60°血压有同样幅度的下降，伴或不伴有其他症状。如果是慢性体位性低血压，血压下降可能是以下疾病的一部分：单纯自主神经衰竭、多系统萎缩、帕金森病、糖尿病并发症、多发骨髓瘤和其他自主神经功能紊乱。自主神经功能衰竭的患者表现为多种自主神经功能异常，其中主要影响患者生存时间的是血压调节系统的衰竭，尤其是那些合并卧位高血压的体位性低血压患者。夜间卧位时高血压而立位时低血压导致血压的迅速大幅度波动可使患者晕厥。若合并卧位高血压使患者出现严重的靶器官损害，如左心室肥厚、冠心病、肺水肿、心力衰竭、肾衰竭、脑卒中和猝死。

（8）儿童与青少年高血压 近年来，我国儿童高血压的患病率直线攀升，目前学龄前儿童高血压患病率为2%~4%，学龄儿童为4%~9%。其中肥胖是少儿高血压的主要原因，50%以上的儿童高血压伴有肥胖。《中国高血压防治指南》（2018版）根据每岁组不同身高水平对应的血压 P_{50}、P_{75}、P_{90}、P_{95} 和 P_{99} 值（身高百分位值），以此判定儿童血压水平，以 SBP 和（或）DBP ≥ P_{95} 为高血压；P_{90}~P_{95} 或 ≥120/80mmHg 为"正常高值血压"。详见表2-1。该标准对成年心血管靶器官亚临床损害具有较好的预测价值，可用于人群流行病学调查、科学研究及临床医疗服务等场景下对高血压儿童的诊断。儿童高血压的诊断标准：2~5 岁 > 115/75mmHg，5~10 岁 > 125/80mmHg，10~14 岁 > 135/85mmHg。我国高血压的防治必须从儿童抓起，从小建立健康生活方式是防治儿童高血压的基础。

表 2-1　中国 3~17 岁儿童青少年
高血压筛查的简化公式标准

性别	SBP（mmHg）	DBP（mmHg）
男	100+2×Age	65+Age
女	100+1.5×Age	65+Age

注：Age 为年龄（岁）

（9）妊娠高血压　目前，我国妊娠高血压患病率不断上升，已经达到 5%~10%。妊娠高血压多见于孕 20 周后，尤其 32 周后最多见，孕妇水肿、头晕血压高、蛋白尿是典型的 3 大症状。主要原因包括快节奏的生活造成孕妇压力增大、孕期营养摄入不均衡、高龄孕妇数量增多等。一旦确诊，必须在医生指导下治疗以确保母子安全。预防的方法主要有定期到医院做检查以便早发现、早治疗；怀孕期间保持良好心态与精神舒缓；孕前切忌超重，控制在标准体重是妊娠准备的重要内容。

（10）盐敏感性高血压　盐（钠）的摄入量是高血压的一个重要因素，近百年来人们围绕盐与血压关系进行的研究，基本上肯定了不同人群间盐摄入量与人群平均血压水平、高血压患病率及血压随年龄增长的关系；但在同一人群内个体间对盐负荷或限盐却呈现不同的血压反应，存在盐敏感性问题，但如何确定盐敏感性尚无统一、规范性的测定方法和判定标准。应用较多的测定方法有急性盐负荷和慢性盐负荷两种方法。根据临床观察和研究，盐敏感者表现有一系列涉及血压调节的内分泌及生化代谢异常，主要表现为钠的代谢异常、肾脏潴钠倾向、交感神经系统调节

缺陷、胰岛素抗性增加和血管内皮功能失调等。

一般认为，盐敏感性高血压，包括黑人高血压、低肾素型高血压、肥胖和胰岛素抵抗型高血压皆属于 ET-1- 依赖性高血压。

（11）脏器移植后高血压　高血压是实质性脏器移植患者一个常见的临床征象，是移植脏器尔后功能衰竭的一个重要危险因素。通常与皮质甾类和钙调蛋白抑制剂的使用或（和）肾功能不全有关。对接受同种肾脏和心脏移植个体的研究证明，血压升高的程度和频率受盐摄入量的影响。移植后高血压的临床表现变异非常大。偶尔会呈现为加速性高血压，出现颅内出血和微血管病溶血性、尿毒综合征。脏器移植高血压的另一个显著特点是血压的昼夜节律改变，表现为白天血压低，而夜间血压升高。血压的这种改变可见于肾、肝和心脏等脏器移植的患者，通常出现于移植后的第一年，随后血压的昼夜节律逐渐恢复正常。

（12）合并心脏疾病性高血压　高血压患者除血压升高外往往同时合并其他一些临床状态，如心力衰竭、冠状动脉粥样硬化性心脏病等。多数高血压患者发生心力衰竭和左心室功能不全的原因是高血压和冠状动脉疾病的重叠。高血压心力衰竭患者最主要的临床特征为运动耐量降低，出现劳力性呼吸困难。冠状动脉粥样硬化是充血性心力衰竭，以及猝死、心绞痛或心肌梗死的常见原因。近年来的大规模临床试验证明，降压治疗亦可使冠心病的发生率和死亡率显著降低。此类疾病除血压升高外，其他并发症状十分明显甚至严重，临床上不难鉴别。

（13）合并代谢综合征性高血压　原发性高血压患者往往伴有糖和脂质代谢的紊乱。肥胖和胰岛素抵抗之间复杂的交互作

用是构成代谢综合征的主要发生机制。代谢综合征病理生理的中心特征：胰岛素抵抗、动脉粥样硬化性脂质紊乱（主要表现为 HDL 胆固醇降低、甘油三酯和小致密颗粒 LDL 胆固醇升高的所谓三联征）、高血压、前炎性状态［C-反应蛋白（CRP）升高］和前血栓形成状态［血浆纤维蛋白溶酶原抑制物（Pal-1）和纤维蛋白原升高］。

（14）有脑卒中倾向的高血压　高血压是造成脑血管病的主要危险因素，随着高血压患病率的升高和人口的老龄化，患病人数会进一步增加。血压与脑卒中患者之间的关系呈一条连续型曲线，即随着血压的升高，脑卒中的发生率亦相应增加；而不是依据简单、人为的高血压和血压正常范围划分。近年来的大规模临床试验证明，高血压患者经过有效的血压控制，由高血压引发的脑卒中，特别是出血性脑卒中的发生率明显降低。脂质透明性变、腔隙性脑梗死、脑出血、动脉粥样硬化、栓塞、皮层出血是高血压诱发脑血管病的最强危险因素。

（15）肾血管性高血压　肾血管性高血压在高血压人群中的比例不到2%，但在顽固性高血压、合并严重视网膜病变以及恶性高血压患者中并不少见。肾动脉狭窄通常系由动脉粥样斑块、肾动脉的纤维肌性病或多发性大动脉炎造成。肾血管性高血压的发展过程是急性期向慢性期过渡的连续病理生理变化过程。急性期的标志是血浆肾素活性和血管紧张素Ⅱ水平急剧升高，导致血管收缩和高血压的产生。由急性期向慢性期的过渡以水、钠潴留为特点，由于细胞外容量扩张，血浆肾素活性恢复至正常水平。

单侧肾动脉狭窄是由于狭窄侧肾脏的低灌注，肾小管发生萎缩，间质出现纤维化。而暴露于高压的对侧肾脏发生肾小球硬化，造成蛋白尿和肾功能的降低。狭窄

远端的血流通过血管紧张素Ⅱ对出球小动脉的血管收缩作用部分维持。这类患者使用转换酶抑制剂或血管紧张素Ⅱ受体拮抗剂由于剔除了这种作用，从而使肾小球滤过率降低和血肌酐的升高。

（16）肾实质性疾患伴发的高血压　许多肾实质性疾患均伴有高血压，包括肾小球肾炎、多囊肾、慢性肾盂肾炎、尿路阻塞等。单个肾囊肿如果足够大，压迫了局部肾组织，偶尔亦可引起血压的升高。这些疾患造成血压升高的原因，大多与肾素分泌增加有关，当然容量扩张也起着一定的作用。肾实质性高血压容易造成误诊，其主要原因是忽略了尿液和肾功能的常规检查。原发性高血压如并发良性肾硬化，半数以上患者仅有轻度蛋白尿，很少出现肾病综合征范围的蛋白尿，尿沉渣镜下检查也很少见到细胞管型。

（17）分泌肾素肿瘤引起的高血压　近球细胞瘤是肾脏近球细胞的一种少见肿瘤，能分泌大量肾素从而导致高血压。这种肿瘤多见于青少年，偶尔亦可出现于成人。多伴随血压的显著升高，并很快进入加速期。常伴随继发性醛固酮增多症表现：血清钾、钠降低和代谢性碱中毒。一般有蛋白尿，血浆肾素活性升高，用转换酶抑制剂后血压明显下降。CT 扫描有助于这种肿瘤的诊断。

（18）盐皮质醇性高血压　临床上最多见的盐皮质醇高血压是原发性醛固酮增多症。常见到的有四种情况：①分泌醛固酮的腺瘤；②良性肾上腺增生；③分泌盐皮质醇的肾上腺皮质癌；④肾上腺外肿瘤。上腺腺瘤又称 Conn's 综合征，是原发性醛固酮增多症的常见原因。伴有盐皮质激素增多的其他疾患或症候群往往同时合并有血压升高和低血钾，需要与原发性醛固酮增多症进行鉴别。原发性醛固酮增多症患者多合并有左心室肥厚、心肌缺血、脑血

管病和肾功能不全表现。醛固酮通过与盐皮质类固醇受体的快速交互作用导致血管损伤，并促进心肌和肾脏的纤维化。

（19）库欣综合征　因肾上腺腺瘤、肾上腺癌、双侧肾上腺增生或垂体ACTH产生增多等原因造成糖皮质醇分泌过多而产生的症候群称为库欣综合征或库欣病。库欣综合征患者80%伴有高血压，发生的机制：①糖皮质激素水平的增高通过与盐皮质激素受体结合或非受体机制产生的钠潴留作用；②盐皮质类固醇的产生增加；③各种血管抑制因子的活性减低，特别是内源性一氧化氮的减少；④肾素基质水平增加，并对各种加压物质反应增强。当一个高血压患者有库欣综合征的典型临床特征，如躯干部肥胖、水牛背、满月脸和皮肤的紫纹等改变时，需要进行高血压的鉴别诊断和临床评估。

（20）嗜铬细胞瘤　嗜铬细胞瘤是一种少见肿瘤，在高血压患者中的发生率不到0.05%。常见的患病年龄在40岁或50岁。临床症状和体征多与儿茶酚胺分泌过量或高血压有关，表现多种多样。高血压为发病的一个临床特有征象，但少数病例，特别是家族性嗜铬细胞瘤，血压可能一直正常。高血压的临床发作呈突发性，持续时间不一，80%的病例历时在1个小时以内。按摩腹部、改变体位、运动、焦虑、外伤、疼痛、进食或饮用含有酪胺和某些药物（组胺、高血糖素、酪胺、吩噻嗪、甲氧氯普胺和ACTH）等均有可能诱发。

（21）其他　甲状腺、甲状旁腺病和肢端肥大症，往往伴随出现高血压。在进行高血压的诊断评估之时必须考虑这些不常见的继发性高血压原因；主动脉缩窄和大动脉炎也是引起继发性高血压的因素，临床上最多见者有先天性的主动脉缩窄和后天获得性的大动脉炎；外周动脉病的主要危险因素包括传统的动脉粥样硬化危险因素，高血压患者常伴有不同程度的外周动脉疾患；此外，诸多中枢和外周神经系统的疾患可引发血压升高。造成血压升高的机制多数与颅内压增高累及血管运动中枢造成交感神经释放有关，中枢神经系统疾患通过影响血压的调控过程，也会造成血压升高。

以上原发性及继发性高血压临床上鉴别起来仅仅依靠症状判别是远远不够的，需借助实验室检查以明确诊断或进行鉴别诊断。

（二）辨证诊断

所谓辨证诊断是指通过四诊所获得的证素，综合分析，辨为中医某病某证的一种诊断方法，它是中医立法处方的根基。有是证用是药，只有辨证准确，才能恰当施治，临床才能取得满意疗效。如果临床仅明确病名，不进行辨证，则立法处方无从着手，有的医生着重辨病，忽视辨证，治疗时一方一病到底，或某些单验方滥施，非但无效，反而加重病情。另外，每一种疾病，都有其发生发展变化的规律，在其发展过程中，其证型亦是发展变化的，因此遣方选药亦不尽相同，中医治病立足辨证，只有诊断为某种证型，才能确立相应治法，然后依法组方，理法方药一线贯穿。若不明此理，不加辨证，治法失宜，一则疗效不佳，二则常打乱疾病病机，使病情更复杂。由此可见，辨证诊断是我们临床治疗的又一重要环节，是中医最根本的理论与基础，临床切不可忽视。中医辨证诊断主要通过望、闻、问、切四诊，全面了解病情，据此综合分析，辨别该病之阴阳虚实，表里寒热之变化，气血津液之盛衰，为立法处方提供依据。现将高血压有关诊察方法及辨证内容分述如下。

1.诊察方法

（1）望诊　主要通过对神、色、形、

态、五官、舌象以及分泌物、排泄物等进行有目的的观察，以了解病情，测知脏腑虚、实、寒、热等变化情况。

①望神：通过望神可了解靶器官气血阴阳之盛衰，病情之轻重，预后之好坏。若患者神志清楚，语言清晰，目光明亮，精彩内含，反应灵敏，动作灵活，呼吸平稳，肌肉不削，是谓有神。表示靶器官功能未衰，即使病情较重，预后亦好。若患者精神不振，倦怠乏力，动作迟缓，多是气血不足或脾肾亏虚之象。若患者目光晦暗，神志模糊，呼吸气微等，多见于晚期尿毒症，表示病情危重，预后不佳。

②望面色：靶器官损坏患者面色白属脾肾阳虚；面色苍白伴冷汗淋漓，多见阳气暴脱；面色黄属脾胃气虚，气血双亏之象；面色晦暗为气滞血瘀；面色黑为阴寒水盛；面色黧黑属肾精亏竭，脾肾衰败，示病情重，预后极差。

③望形态：卧时仰面伸足，身轻自能转侧，多属阳证、热证；卧时缩成团，身重不能转侧，多属阴证、寒证、虚证；四肢抽搐，颈背强直，甚至昏迷，见肾性高血压脑病；胸、背、体格矮小，发育迟缓，属先天禀赋不足，肾精亏损；病久大肉陷下，多见靶器官损害严重，预后不良。

④望五官：耳轮苍黄，属气血不足；耳轮干枯焦黑，为肾精亏耗；耳薄而白，为肾气衰败，见垂危之人。

鼻塞流清涕，为外感风寒；鼻塞流黄浊涕，为外感风热；鼻翼翕动，气不足而喘，可见各种靶器官病合并心力衰竭者。

口唇色淡，为脾虚气血不足；唇色鲜红，为阴虚火旺；唇色青紫，为血瘀；唇口青黑，为冷极；环口黑色，为肾绝；口唇干焦紫黑更是恶候。

牙龈淡白，为脾虚气血不足；牙龈出血，不红不肿，为脾不统血或肾火伤络；齿易脱落，为肾病日久，肾精亏虚，骨失

所养；牙关紧闭，为惊风之候，多见于肾性高血压脑病或尿毒症晚期。

咽喉红肿热痛，为热毒内盛，多见于各种急性感染；咽部色红娇嫩，为肾水亏虚，阴虚火旺，虚火上炎之候。

眼睑浮肿，如刚卧起之状，多为风水，常见于急性肾炎等病；眼睑内膜苍白，为气血亏虚之象；双眼上吊或斜视，为动风。

玻璃体炎性浑浊：眼内有炎性病变或病史，玻璃体内出现尘埃状浑浊或见棕黄色色素颗粒，多为湿热蕴蒸所致。玻璃体积血性浑浊：眼内有出血性病变或病史，或有外伤史，玻璃体内出现片状、条状积血性浑浊，多为肝经郁热、迫血妄行，或气滞血瘀所致。退行性浑浊：眼底呈视网膜、脉络膜萎缩等退行性改变，玻璃体内出现棉絮状或蝌蚪状浑浊，多为肝肾不足或气血虚弱所致。

视乳头充血水肿：视乳头充血水肿隆起，颜色鲜红，边缘模糊，多为肝胆实火上炎或肝气郁结，郁久化火或兼气滞血瘀所致。或为外伤后气血瘀滞所致；若继发于五风内障者，则多系玄府闭塞，目中神水瘀积，压迫视乳头所致。颜色变白：视乳头颜色淡白或苍白，生理凹陷扩大加深致视杯与视盘之比例扩大，多为肝肾不足或脾气虚弱，气血不足。

视乳头血管呈屈膝状爬出，偏向鼻侧，或见动脉搏动者，多为阴虚阳亢，肝风上扰或痰湿内阻所致。视乳头上出现点状、片状出血，多为肝经郁热，迫血妄行所致。

⑤望二便：尿液浑浊不清有泡沫，多见肾病蛋白尿；尿色鲜红或如洗肉水样，为血尿；尿黄而热，为湿热下注；尿清而长，为肾阳不足，属虚寒之证；尿如米泔或牛奶，为乳糜尿；尿中有脓样分泌物，为脓尿，见于各种泌尿系感染。

大便稀溏，为脾肾阳虚，属虚寒；大便秘结，多属热盛或津亏；大便带血或黑便

或柏油便,见于靶器官病变导致的各种出血证;或为湿热伤络,或为脾不统血。

⑥望二阴:阴囊、阴茎肿大,甚或透亮,多为肾病水肿较著时的表现;女子前阴红赤湿烂,为下焦湿热,可见尿路感染及各种性病;肛裂多为热盛,脱肛多为中气下陷。

⑦望皮肤:皮肤水肿为靶器官病变的常见症状,腰以上肿者,多为阳水;腰以下肿者,多为阴水。皮肤出现瘀点、瘀斑,为瘀血内停之象,常见于紫癜肾、溶血性尿毒症等;皮肤干枯、脱屑,为阴津不足;若伴有色素沉着,多见尿素霜;皮肤有蝶形红斑者,常见红斑狼疮肾病;皮肤有疔肿、疮疡者,为身热内盛。

⑧望舌象:舌质淡,多为外感风寒;舌质淡体胖边有齿痕,而苔白滑,为脾虚湿盛;舌质淡体瘦小苔薄白,为气血亏虚;舌质光红无苔,或苔少,为阴虚火旺;舌质红主热;舌质红苔黄而厚,多为实热证;舌质红绛,主热极,或热入营血;舌质紫暗,有瘀点、瘀斑或舌下脉络迂曲紫暗,主瘀血内停;舌体强硬,活动不灵活,为热盛伤津或气血双虚,或肝风内动;舌苔白厚而腻,为脾阳亏虚,湿热内蕴;舌苔黄厚而腻,为湿热内蕴;苔滑苔湿,主水饮;苔黄主热,深黄主热重,焦黄主热结;少苔无苔主气阴两虚。

(2)闻诊

①听声音:语声洪亮,多言躁动,多属热证、实证;语声低怯,少言而静,多属虚证、寒证;神志昏迷,胡言乱语,声高有力,属热;神志不清,言语重复,时断时续,声音低弱是郑声,为正气衰败。咳嗽声音清高伴有清涕者,为外感风寒;咳声重浊伴有浊涕者,为外感风热;咳嗽伴有喘促气逆,不能平卧者,多为肾阳不足,水气上犯,凌心射肺所致。呼吸微弱,气短,呼多吸少,皆为肾气不足,摄纳无

权之象。

②嗅气味:汗多无味,属卫阳不固;汗多有酸味,多为气分实热;汗多有"尿臊味",甚则口腔及居室均可闻及,属精气衰败,湿热浊邪内蕴。

呕吐物气味臭秽者,多因胃热或宿食积滞化热所致;若呕吐物清稀无味,或略带腥味,属脾胃虚寒,胃气上逆;呕吐物带有血腥味者,多为胃络受损,血气上冲所为。

小便腥臭,为下焦湿热;小便清长无味,多为脾肾阳虚;大便酸臭,是内有食积;大便恶臭,为湿热内蕴;大便稀溏,无臭味,为脾肾虚寒;大便带有血腥味,是湿热伤及肠络之便血证。

(3)问诊

①一般项目:包括姓名、性别、年龄、民族、职业、婚否、籍贯、工作单位、住址等内容。因许多高血压与年龄、性别、职业、周围环境等密切相关,故询问上述情况,有助于判断疾病。

②主诉:主诉是高血压患者就诊时最主要的痛苦或最明显的症状,包括持续时间。准确的主诉可帮助医生判断高血压的大致类别,也是围绕主诉进行诊断、处理的依据,因此主诉在高血压诊断方面具有重要的作用。

③现病史:现病史包括疾病从初起到就诊时整个病情演变及诊治经过,包括起病时间,当时情况,诊断治疗所用药物、效果及现在症状等。

高血压(病)是以体循环动脉压增高为主要表现的临床综合征,可导致全身各主要脏器的严重损害,引起脑血管意外、冠心病、心力衰竭、肾功能不全等并发症。因此,其临床症状多达数十种,比较常见的有眩晕、头痛、头胀、面赤、心悸、烦躁、失眠、肢体麻木、肌肉跳动、腰膝酸软等。虽然高血压的临床症状甚多,但头

为"诸阳之会""精明之府"，五脏精华之血、六腑清阳之气皆会于头部，故其中以眩晕、头痛等上部症状最为多见。

眩晕：眩晕是高血压的最常见症状之一，是目眩和头晕的总称。目眩即眼花或眼前发黑，视物模糊；头晕即感觉自身或外界景物旋转，站立不稳。二者常同时并见，故统称"眩晕"。轻者经闭目休息片刻后，可逐渐缓和减轻或消失；重者如坐舟车，旋转不定，站立不稳，或伴有恶心、呕吐、汗出，头重足轻之感；病情严重者可突然晕倒、神志不清，甚或猝死，或虽不至于死，但可遗有口眼㖞斜、语言不利、半身不遂等症，即所谓"中风"。因此，眩晕是高血压最常见的症状，中医将眩晕作为病证而论治，眩晕可以发展为中风，古代医家认为"眩晕乃中风之渐"，主要是指高血压所引起的眩晕。

头痛（含头胀）：头痛头胀是患者自觉头部疼痛、发胀的症状。头痛一证，首载于《黄帝内经》，有"脑风""首风"之名。把头痛病因，责之于外来之邪，因于风寒之气，侵犯头脑而致。《素问·风论》云："风气循风府而上，则为脑风""新沐中风，则为首风"，提出了脑风、首风的概念。中医的头痛分为外感、内伤两类，高血压所致的头痛绝大多数应属于内伤头痛的范畴，且与肝、脾、肾三脏关系密切。明·王肯堂所著《证治准绳·头痛总论》曰："头痛巅疾，下虚上实，过在足少阳、巨阳，甚则入肾，徇蒙招尤。目眩耳聋，下虚上实，过在足少阳、厥阴，甚则入肝。下虚者，肾虚也，故肾虚则头痛。上虚者，肝虚也，故肝虚则头晕。徇蒙者，如以物蒙其首，招摇不定。目眩耳聋，皆运之状也。故肝厥头晕，肾厥巅痛，不同如此。"

高血压所致的头痛部位是以全头部的自觉疼痛为主，少见固定部位的疼痛；其疼痛性质以发胀、冲逆、昏沉、钝痛等特征为主。但对于久病者，也可以见刺痛表现。病程久远或血压居高不下，出现头部胀痛剧烈而相对固定时，则往往是病情恶化的征兆，应引起临床重视，注意防范脑血管意外的发生。

心悸：心悸是指患者自觉心中悸动不安的一种症状。中医学认为，由于外界环境的刺激而引起的，称作"惊悸"；而由于内脏阴阳气血失调所致的，称作"怔忡"。惊悸与怔忡之间是相互关联的，若惊悸日久不愈，可以逐渐发展成为怔忡，故二者在习惯上统称作心悸。据临床观察，惊悸多见于临界高血压及早期高血压患者；而怔忡则多见于中、晚期高血压患者。

失眠：失眠是指经常不能获得正常的睡眠，轻者入睡困难，或睡眠不实，醒后不能再眠；重者则彻夜不眠。睡眠的好坏与高血压的减轻或加重有密切关系，故失眠可见于各期的高血压患者。高血压可影响睡眠而引起失眠，而失眠则可以导致血压进一步升高，使病情恶化。从临床实际观察，心悸与失眠常相互并见。

腰膝酸软：酸，是指酸楚不适，伴有轻度疼痛；软，是指软弱无力。发生于腰、膝部的酸楚疼痛、软弱无力，一般即称为腰膝酸软。腰为肾之府，肾主骨，肝主筋，故腰膝酸软与肝、肾的关系最为密切，是肝肾亏虚的主要临床证候之一。高血压（病）病机在脏，主要与肝、肾有关，一般认为"其本在肾，变动在肝"。临床观察，高血压（病）出现腰膝酸软，主要见于久病的中、晚期患者，或老年患者。

四肢麻木：麻木是指肌肤知觉消失，不知痛痒，见于四肢者，则称四肢麻木。麻木古代也称"不仁"，《诸病源候论》认为"不仁"之状为"搔之皮肤，如隔衣是也"。临床上四肢均见麻木者不多，而以双上肢、双下肢或单侧肢体麻木者为多见。四肢麻木的原因较多，高血压所致者多由肝风内动引起，常伴有震颤。麻木一症，历代医家把它列为中风先兆之一，如张三锡说："中年人但觉大拇指时作麻木，或不仁；或手足少力，或肌肉微掣，三年内必有中风暴病。"因此，高血压患者的麻木症状虽不多见，但应引起足够的重视。

中风：至于中风一证，部分属于高血压的一种变证，历代医家对其论述可谓百家争鸣，古今文献亦是浩如烟海，目前已经形成比较系统化标准化的共识。

（4）切诊

①脉诊：正常脉象是和缓有力，从容有节，不快不慢。对靶器官病患者，若脉见沉弱无力，多见于肺、脾、肾气虚或阳虚；脉见沉细，多是阴阳两虚，或气血双亏，或气阴不足；脉见弦滑或滑数，是内有湿热；脉见洪数，是阳热亢盛；脉弦细，是肾阴亏，或阴虚阳亢；脉见沉弦或沉涩，多为气滞血瘀；脉见浮数或浮紧，是外感风热或风寒；脉大空虚，重按无力，是脏器衰竭，阴阳离决之象。

弦：往来实而强，即端直而长如按琴弦。弦是脉气紧张的表现。肝主疏泄，调畅气机，以柔和为贵；若肝气郁结，疏泄失常，气机不利，经络拘束，或痰饮阻滞气机，脉气紧张，则脉弦。高血压的基本发病机制为阴阳失调。一般认为，高血压时，阴阳平衡失调多始于肝，产生肝阳上亢和肝阴不足两种证候。在理论上，肝阳上亢后累及肝阴和肾阴，成为肝肾阴虚，而肝肾阴虚又进一步促进肝阳上亢，从而形成阴虚阳亢。因此，高血压患者多见弦脉。春季，健康人脉弦而和缓者为平脉。《素问·玉机真脏论》曰："春脉如弦。""春者，肝也，东方木也，万物之所以始生也。故其气来软弱轻虚而滑，端直以长，故曰弦。反此者病。"

弦数：肝经有热，多为高血压患者肝阳或肝郁化热（火），往往是血压值较高时的脉象，应注意风火相扇的恶化表现，并注意发生卒中的危险。

弦迟：高血压出现弦迟脉，多是久病或高龄之人，胸阳不振，中寒较甚；或气（阳）虚痰瘀互结所致。

弦细：肝阴（血）不足，多见于久病伤阴或素体阴虚的高血压患者，由于阴虚之本难以速复，所以高血压难以速降。

弦大：弦大有力者示正气未虚，病多属实。但久病之人或老年患者出现弦大有力脉象，应防变证，多为出血性脑卒中的先兆。弦大无力多表示本虚，或久病之老年患者。

弦劲（实）：多见于顽固性或急进型高血压，中医文献中将此列为"中风"先兆之一。如《医学衷中参西录》所列的中风先兆征之首，即"其脉必弦僵而长，或寸盛尺虚，或大于常脉数倍，而无缓和之意"。

弦滑：可见于形体盛壮之高血压患者，多兼痰浊内蕴，面色红润如脂，血压不易控制者。

革：弦芤之谓革，多见于老年高血压患者，尤其是单纯收缩期高血压者，为动脉硬化的表现。

②按诊：是医生用手摸、按、压患者某一局部，用以了解冷热、润燥、软硬、压痛、肿块或其他异常变化，从而推断疾病部位、性质和病情轻重的一种诊病方法。按诊是传统"四诊"中切诊的重要组成部分，在辨证中起着至关重要的作用，是四诊中不容忽视的一环。

肌肤濡软喜按，为虚证，硬痛拒按，属实证；肌肤干燥，皮肤甲错，是阴血不足；重手按压，按之凹陷，不能即起，是水肿，多为肾阳虚所为；手足俱冷，是阳虚阴盛，属寒；手足俱热，多是阳亢或阴虚，属热。

虚里按之应手，动而不紧，缓而不急，

为健康之征。其动微弱无力，为不及，是宗气内虚。若动而应衣，为太过，是宗气外泄之象。若按之弹手，洪大而搏，属于危重的证候。若见于孕妇胎前产后或痨瘵病者尤忌，应当提高警惕。至于惊恐、大怒或剧烈运动后，虚里脉动虽高，但静息片刻即平复如常者，是生理现象。如果其动已绝，他处脉搏也停止的，便是死候。虚里按诊对于指下无脉，欲决死生的证候，诊断意义颇大。

腹部按之肌肤凉而喜温者，多属寒证；腹部按之肌肤热而喜凉者，多属热证；腹痛喜按者，多属虚证；腹痛拒按者，多属实证。腹满有虚实之别，若按之饱满充实而有弹性，有压痛者，多属实满；若按之虚软而缺乏弹性，无压痛者，多属虚满。腹部胀大如鼓者，称为鼓胀。鼓胀在鉴别为水鼓或气鼓时，主要是通过按诊。

通过按诊不仅可进一步探明疾病的部位、性质和程度，同时也使一些病证表现进一步客观化，它是对望、闻、问诊所获资料的补充和完善，为全面分析病情、判断疾病提供重要的指征和依据。

2. 辨证内容

（1）八纲辨证　表、里、寒、热、虚、实、阴、阳八纲，是中医辨证的纲领，并且较为突出地反映了中医学的辩证法思想。掌握了辨证论治，即使没有明确病名诊断，或者虽有病名诊断而目前对该病尚缺乏特殊疗法，运用辨证论治也能对这些疾病进行治疗。

①阴阳辨证：阴阳是八纲辨证的总纲，是对疾病属性总的归类，即表、热、实证属阳，里、虚、寒证属阴。

②表里辨证：高血压临床上以里证居多，但也常常会兼有表证。

③寒热辨证：寒证与热证反映了机体阴阳的偏盛与偏衰。阴盛或阳虚表现为寒证；阳盛或阴虚表现为阳证。高血压临床

以热证多见，肝阳上亢、痰郁、血瘀均可化热；寒证可有寒从外来，寒自内生，寒邪直中。

④虚实辨证：虚实辨证是辨别邪正盛衰的两个纲领，正气不足为虚，邪气亢盛为实，高血压以虚实夹杂居多，临床亦有以实证为主者。虚证包括了气、血、阴、阳之虚损，实证多指水湿、痰饮、瘀血、湿热等有形实邪，临床可据正邪之盛衰以辨之。

（2）脏腑辨证　在高血压中，常常累及靶器官损害，脏腑辨证以心、脾、肾、肝为核心，但由于五脏六腑之关联，亦常涉及其他脏腑，临床常见有以下证型：

①肝火上炎（肝火亢盛、肝经热盛）

辨证要点：以头晕，头胀痛，耳鸣为主。伴见目赤肿痛，烦躁易怒，面红口苦，胁肋胀痛，口干口渴，小便短赤，大便秘结。舌红苔黄，脉弦数。以中青年为主，亦可见于更年期女性。

②肝阳上亢

辨证要点：以眩晕，耳鸣，头痛且胀，面赤烘热为主。伴见失眠多梦，烦躁易怒，头重脚轻，咽干口燥。舌质红，脉弦数。可见于中青年高血压患者。

③肝阳化风（风阳上扰，肝风上扰）

辨证要点：以头痛如掣，眩晕欲仆为主。伴见抽搐，拘挛，肢体麻木，甚至口眼歪斜，言语不利，半身不遂，腰膝酸软，面红口干，甚则神志不清。舌红绛，脉弦。以老年患者多见，多有长期的血压控制不良病史。

④风痰上扰（肝风痰浊）

辨证要点：以眩晕欲仆，头重如蒙，体形肥胖为主。伴见项背强硬，耳鸣重听，肢体沉重倦怠、麻木，胃脘痞闷，食少，口中黏腻。舌胖苔浊腻，脉弦滑或濡滑。

⑤胆郁痰扰

辨证要点：以头晕目眩，心悸，胸闷，

失眠，多梦为主。伴见胁肋胀闷，善太息，性情急躁。舌红，苔黄腻，脉弦数。

⑥心肾不交

辨证要点：以心烦惊悸，健忘，失眠多梦为主。伴见眩晕耳鸣，口干咽燥，潮热盗汗，五心烦热，腰膝酸软，遗精，溲黄便干。舌红无苔，或苔薄少津，脉细数。

⑦阴虚阳亢（肝肾阴虚）

辨证要点：以头昏痛，眩晕，耳鸣，咽干口燥，五心烦热为主。伴见视物模糊，活动或情绪波动则易面赤，形瘦，腰腿酸软，遗精盗汗，月经量少。舌质红、少苔，脉细弦数。多见于中老年患者及更年期女性。

⑧心火亢盛（心经热盛）

辨证要点：以口舌生疮，心悸失眠，烦躁不安为主。伴见面赤口渴，胸中烦热，尿赤，甚则狂躁谵语，昏不知人，大便秘结。舌红或舌尖独赤，脉数有力。多见于中青年患者。

⑨阴阳两虚（肾阴阳两虚）

辨证要点：以头晕目眩，畏寒肢冷为主。伴见倦怠乏力，少气懒言，自汗盗汗，形体羸弱，精神萎靡，心悸失眠，五心烦热。舌体胖嫩，脉细数无力。可见于围绝经期女性及老年患者。

⑩肾阳虚衰

辨证要点：以畏寒肢冷，头晕目眩，肢体水肿为主。伴见倦怠乏力，面色㿠白，口淡不渴，颜面水肿，小便清长或尿少甚至尿闭，大便溏薄。舌质淡白，苔薄白或水滑，脉虚迟或沉弱。

⑪阴寒凝滞（心阳虚衰）

辨证要点：以形寒肢冷，畏冷蜷缩，头痛恶风，面色青灰为主。伴见胸闷不舒，指端麻痹，遇冷则加重，入冬则血压居高难下。舌淡苔白，脉沉迟。

（3）气血津液辨证

①气阴两虚

辨证要点：以头晕目眩，自汗或动则汗出，盗汗为主。伴见神疲乏力，气短懒言，口干咽燥，心悸，腰酸耳鸣，潮热。舌红，少苔或苔剥脱，脉细数。多见于中老年患者，尤以老年患者多见。

②痰湿壅盛

辨证要点：以眩晕头痛，视物旋转，头重如裹为主。伴有胸闷腹胀，食欲缺乏，恶心呕吐，心悸失眠，或神疲懒言，便溏肢重。舌体胖大，苔白腻，脉弦滑。

③瘀血阻络

辨证要点：以眩晕头痛，痛如针刺，痛有定处为主。伴有失眠，心悸，健忘，耳鸣或耳聋，面唇发绀，女性可见月经不调，行经腹痛或夹有血块，闭经等。舌质紫暗或有瘀斑，舌下络脉迂曲，脉弦涩或细涩。以中老年患者多见，尤其是老年患者。

④气虚血瘀

辨证要点：以疲倦乏力，胸闷，头晕为主。伴见肢体麻木，唇甲瘀暗。舌质淡暗、苔薄白，脉细或细涩。血压一般为轻中度的老年高血压，或者为单纯收缩期高血压。

⑤气滞血瘀

辨证要点：以胸闷，容易烦躁为主。伴见面色晦暗，表情郁闷，喜叹息，胁胀嗳气。舌质紫暗或有瘀斑，舌下脉络瘀滞，脉弦涩。常见于40~50岁中青年患者。

⑥气虚痰浊

辨证要点：以体形肥胖，怠惰懒言，头晕耳鸣为主。伴见纳呆呕恶，常伴气短，夜眠不佳。舌淡红、苔白腻，脉弦滑、轻取力尚可、重按则虚。

第三章 治疗原则与用药规律

一、治疗原则

（一）辨病治疗

辨病治疗是西医学的治疗原则。高血压的症状在早期是比较隐匿的，如果不了解相关知识，往往会放过这些预警信号，延误治疗。高血压的常见症状有以下几个方面：①神经系统异常，如头痛、头晕、注意力不集中、记忆力减退、烦躁、失眠、易激动等。②心血管系统异常，如心悸、胸闷，冠心病患者可能发作心绞痛。③高血压的症状还可为运动系统异常，如肢体麻木、乏力、颈背肌肉紧张、酸痛等。④血液系统异常，如高血压合并肾功能损害时可出现贫血，鼻中隔部位血管存在缺陷的患者易发生鼻出血等。⑤泌尿系统异常，如夜尿增多、蛋白尿、水肿、高尿酸血症、肾功能异常，男性勃起功能障碍（ED）等。⑥眼底血管异常也是常见高血压的症状之一。这些症状在不同类型的高血压中可单独出现，亦可同时或先后出现，因疾病类型不同而处理亦有所不同。如果出现以上情况，需积极对症治疗。

高血压属慢性疾病，多数患者需长期、终身治疗，采用药物控制高血压，能产生持续、可靠的降压作用，并降低心、脑血管疾病的发生率和死亡率。减轻体重、控制饮食、适量运动、限制饮酒、戒烟及松弛疗法等非药物措施是控制高血压的基础疗法，必要时要及时给予降压药物治疗，积极对靶器官损害、继发性高血压病因进行对症治疗。本章仅简单介绍常规治疗原则。

1. 按低危、中危、高危及很高危分级

应全面评估患者的总体危险程度，并在危险分级的基础上作出治疗决策。

（1）很高危患者 立即对高血压及并存的危险因素和临床情况进行综合治疗。

（2）高危患者 立即对高血压及并存的危险因素和临床情况进行药物治疗。

（3）中危患者 先对患者的血压及其他危险因素进行为期数周的观察，评估靶器官损害情况，然后决定是否以及何时开始药物治疗。

（4）低危患者 对患者进行较长时间的观察，反复测量血压，尽可能进行24小时动态血压监测，评估靶器官损害情况，然后决定是否以及何时开始药物治疗。

2. 调整膳食结构

膳食结构的调整不仅是短期内在食物中增减某些营养成分，而且需要长期坚持改变不良的生活方式，必须持之以恒才能见成效。单纯的饮食治疗不能完全代替对部分患者必要的药物治疗，但饮食能加强和巩固药物治疗的效果。因此，对所有高血压患者而言，不论是否用药，均应接受改善饮食的建议、劝告和具体指导。饮食治疗主要包括通过合理膳食减重、限盐和限酒。

3. 劳逸结合

合理的休息及运动（松弛疗法）对于血压的调节至关重要。规律的生活及休息、合理的运动及锻炼，均能有效调节血压水平。松弛疗法具有良好的抗应激效果。在进入放松状态时，交感神经活动功能降低，表现为全身骨骼肌张力下降，即肌肉放松，呼吸频率和心率减慢，血压下降，并有四肢温暖、头脑清醒、心情轻松愉快、全身舒适的感觉。同时加强了副交感神经系统的活动功能，促进合成代谢及有关激素的分泌。经过放松训练，通过神经、内分泌及自主神经系统功能的调节，可影响机体各方面的功能，从而达到增进心身健康和防病治病的目的。

4. 病因治疗

每一种高血压的发生均有一定病因，只有针对病因治疗，才是治疗疾病的根本手段：原发性高血压及时给予降压药物治疗，继发性高血压患者应积极治疗原发病。

5. 对症治疗

无论是原发性还是继发性高血压，在疾病的发生发展过程中，常有许多症状的发生，而这些症状反过来除加重原有病情外，又是致死的重要原因。因而，在积极进行病因治疗外，常配合对症治疗，如电解质紊乱时及时纠正、水肿严重时配合应用利尿剂、血糖高时给予降糖药物等，均是对症治疗，如此才能提高疗效，缩短病程。

6. 手术

肾动脉原发性疾病通常累及大的肾动脉，而继发性疾病常累及小血管和肾内血管。肾动脉粥样硬化性狭窄、纤维肌性发育不良和大动脉炎是最常见的肾动脉原发性疾病，常与高血压和缺血性肾病这两个常见的临床综合征有关。临床上通过介入治疗与外科治疗（肾动脉重建术）治疗高血压。

（二）辨证治疗

辨证施治是中医治病之精髓。中医治疗高血压最常规的手段，亦是辨证治疗，其总的治疗原则不外乎治病求本，扶正祛邪，调理脏腑功能，使之阴阳平衡。但由于每种疾病临床表现各异，阴阳寒热虚实不同，脏腑阴阳气血盛衰多少各异，因此治疗法则又各有所异，现将常用的治疗法则简介如下。

1. 清肝泄热法

"清肝"是治疗高血压最常用的法则之一。清法是通过清热、泻火、凉血等方法，使在里之热邪得以解除的一种治疗方法。清法可直折热势，迅速起效，使症状消除，血压下降。需要注意的是，清法不可过用，因其药物多为苦寒之性，过用、久用须防化燥伤阴，伤及脾胃，变生他证。故清法在热去后即应停用，或根据患者的不同情况，在清热的同时兼以滋阴、养肝、益肾。临床以头晕、头胀痛、耳鸣、目赤肿痛、烦躁易怒、面红口苦、胁肋胀痛、口干口渴、舌红苔黄、脉弦数为特点。

2. 活血化瘀法

在原发性高血压早期即存在瘀血阻滞的病理改变，血瘀证贯穿高血压始终且影响预后，在常规治疗基础上加用活血化瘀药可以改善症状，提高降压疗效，故在没有明显血瘀表现时，也可加以活血化瘀药物，以提高疗效。需要注意的是，对兼有热证患者应用活血化瘀法时应尽量选择丹参、赤芍等性质凉润的活血之品，避免使用川芎之类的辛燥药物，以防助热化火。活血化瘀是高血压的重要治则，临床应加重视。

3. 平肝潜阳法

平肝潜阳法即平抑上亢之肝阳，缓解高血压交感神经亢奋的症候群的一种方法。肝阳上亢的病机多为素体阴虚或肝郁化火，暗耗其阴，"水不涵木"，不能制阳，以致阴虚于下，阳亢于上。因阳亢之标和阴虚之本都为热象，故用药多寒，使亢逆于上的阳气能够消降。需要注意的是，本类药物性质寒凉，使用时应注意顾护胃气，不能滥用龙骨、牡蛎等镇肝之品，因此类药物的重镇之性有碍肝调畅疏达，且易阻遏脾胃受纳运化。临床以眩晕、耳鸣、头痛且胀、面赤烘热、舌质红、脉弦数为特点。

4. 滋水涵木法

滋水涵木即滋肾阴以润养肝阴，此法多用于肝肾阴亏、肝肾不足、髓海失养的证候，如头目眩晕、眼干发涩、耳鸣、颧红、口干、五心烦热、腰膝酸软、男子遗精、妇女月经不调、苔少而舌质红、脉细弦数等。运用之时可稍佐柴胡、陈皮、玫瑰花等解郁之品，一则顺应肝木调达之性，二则防补阴药物滋腻碍胃。因本病乃渐积而来，故治疗不可求之过急，虚则缓图，守方守法，长期服药方可巩固疗效，减少变证发生。

5. 祛湿化痰法

本法以化痰为主，适用于痰浊内阻，上扰清窍之证，临床多见眩晕头痛、胸闷不舒、恶心呕吐等。化痰时应注意辨虚实，实证者多为肥甘厚味太过或暴饮暴食所致，治宜消导；虚证者多为脾虚不运，治宜健脾化痰。还应该辨寒热，若寒痰冷饮，则用温化，如二陈汤；若为热痰，则用清化，如温胆汤。"湿邪得温而化"，但过用温燥可致阴伤，变生他证。临证应权衡加减。同时应在化痰的同时健脾，以杜绝生痰之源。另外，此类患者多伴血脂异常，可随证加入荷叶、泽泻等具有调脂作用的药物。

6. 宁心安神法

本法以宁心安神为主，必要时可佐以重镇安神之品。适用于高血压早期患者，在其他证型中出现心悸不宁等兴奋之症时亦可选用。

交通心肾法：若因心火亢盛，致使心阳不能下降于肾的心肾不交，证属于实，治当清心火为急。若因肾水不足，无以上济于心，致使心火偏亢，心肾不交，证属于虚，治当补肾清心兼顾之。

7. 清热泻火法

清热泻火法是使用寒凉性质的药物，以清热、泻火的一种治法。本法多可直折热势，迅速缓解症状，但不可长期持续应用，一旦热势消减，血压下降，应该立即停用，以防过用寒凉伤及正气。

8. 利水渗湿法

利水渗湿法是用利水渗湿中药使体内湿邪经小便排出的一种治法。适用于体内水湿壅盛相关疾病。常用的有温阳利水、滋阴利水、淡渗利水及攻逐水饮等法。

9. 益气养阴法

益气养阴法适用于气阴两虚、心失所养证。临床上多见于患病多年的中老年人，血压以收缩压升高为主，危险分级较高。常伴有冠心病，甚至心力衰竭等多种临床疾病。

10. 补肾法

所谓"久病伤肾"，高血压周期长，疾病后期肝肾阴虚进一步发展，不但阴中之水虚，同时阴中之火亦虚，火不归宅，虚阳浮越于上。"阳虚则阴盛"，阳气虚则阴寒内生，寒性凝滞，气血运行不畅，瘀滞脉中。根据阴阳损及的程度，酌情补之。

阴阳双补法：适用于肾脏阴阳双亏，包括气阴两虚之证，临床上以既有肾阳不足之特点，又有阴虚特征为辨证要点。

温补肾阳法：适用于肾阳亏虚，气化无权所致的腰膝酸软、肢冷畏寒、小便不利或频数等症。

调摄冲任法：适用于肾阴、肾阳不足，而虚火上炎所致的头晕耳鸣、面色浮红、腰酸腿软等上热下寒证。

（三）病证结合治疗

所谓病证结合治疗，指中西医结合治疗高血压，以减少毒副作用，防止病情恶化或复发，提高临床疗效为目的。目前主要在以下方面取得了较为满意的成果。

（1）中医辨证施治能有效避免长期服用降压药物所产生的毒副作用。如影响水、电解质代谢，影响血脂、血糖代谢，有的药物长期使用还可影响性功能。

（2）减少疾病的复发率。改善症状效果明显，能有效提高患者的生活质量；降压作用和缓，稳定血压效果好。

（3）中药在对某些靶器官损害的逆转以及并发症的防治方面有一定作用。

总的来说，在中西医结合治疗高血压中，要发挥中医治病求本，改善症状，减少并发症，减少西药用量，降低副作用等积极作用，克服中药降压效果慢、幅度小等不足，取西药降压迅速，控制紧急病情之优势。中西医结合用药仍是目前高血压治疗的有效方法，较之单纯的中医或西医具有明显优势。

二、用药规律

（一）辨病用药

西医学治疗高血压因病而异，常用降压药物包括利尿剂、钙通道阻滞剂、血管紧张素转换酶抑制剂（ACEI）、血管紧张素受体拮抗剂（ARB）、β受体拮抗剂和血管扩张剂等，以及由上述药物组成的固定配比复方制剂。此外，联合应用降压药物已成为降压治疗的基本方法。许多高血压患者，为了达到目标血压值需要应用2种或2种以上的降压药物。2级高血压和（或）伴有多种危险因素、靶器官损害或临床疾患的高危人群，往往初始治疗即需要应用2种小剂量降压药物，如仍不能达到目标水平，可在原药基础上加量，或可能需要3种，甚至4种以上降压药物。两药联合时，降压作用机制应具有互补性，因此具有相加的降压，并可互相抵消或减轻不良反应。

（二）辨证用药

中医治疗高血压是以辨证为基础，从整体出发，根据证型确定治则治法，然后依证出方，辨证用药，兹将常用方及常用降压用药规律介绍如下。

1. 清肝泄热

代表方龙胆泻肝汤、当归芦荟丸。常用药有龙胆草、夏枯草、柴胡、栀子、黄芩、绿萼梅、菊花、豨莶草、草决明、青葙子、千里光、木贼、苦丁茶、腊梅花、鬼针草、罗芙木等。

2. 活血化瘀

代表方通窍活血汤、血府逐瘀汤。常用药有川芎、赤芍、桃仁、丹参、益母草、牛膝、当归、生地、茺蔚子、红花、蒲黄、延胡索、羌活、银杏叶、鹿衔草、田七、景天三七、毛冬青、牡丹皮等。

3. 平肝潜阳

代表方天麻钩藤饮、羚角钩藤汤。常用药有天麻、钩藤、石决明、磁石、龙齿、龙骨、珍珠母、牡蛎、代赭石、水牛角、罗布麻、刺蒺藜等。

4. 滋阴潜阳

代表方镇肝熄风汤或左归丸。常用药有熟地、山药、牛膝、龟甲、山茱萸、牡丹皮、磁石、鳖甲等。

5. 祛湿化痰

代表方二陈汤、温胆汤、半夏白术天麻汤。常用药有半夏、陈皮、白术、茯苓、竹茹、枳实、胆星、厚朴、枳壳、山楂、樱桃叶、莱菔子、防风、秦艽、桑枝、豨莶草、海桐皮、蚕沙、青风藤、臭梧桐、徐长卿、海藻、昆布等。

6. 宁心安神

代表方天王补心丹、安神定志丸。常用药有熟地、阿胶、酸枣仁、茯神、夜交藤、鸡血藤、五味子、珍珠母、朱砂、磁石等。

7. 清热泻火

代表方白虎汤、黄连上清丸。常用药有大黄、郁李仁、番泻叶、玄参、白花蛇舌草、生石膏、知母、天花粉。

8. 利水渗湿

代表方真武汤、五苓散。常用药有泽

泻、车前子、木通、茯苓、猪苓、泽泻、玉米须、半边莲、车前草、萹蓄、瞿麦、防己、葶苈子、玉米须、黄瓜藤、猫须草等。

9. 益气养阴

代表方炙甘草汤、归脾汤。常用药物有黄芪、红参、党参、西洋参、龙眼肉、柏子仁、酸枣仁、木香等。

10. 填补肾精

代表方右归丸、二仙汤。常用药有熟地、枸杞、女贞子、杜仲、川续断、龟甲、山萸肉、山药、人参、何首乌、桑寄生、巴戟天、淫羊藿、党参、紫河车。

（三）其他用药

中西医治疗高血压多以口服给药为主要途径，随着广大医务工作者的共同努力，临床上出现了一些新的用药方法，且取得了满意疗效，现介绍如下。

1. 穴位注射

穴位注射即在穴位上进行药物注射，经过针刺和药液对穴位的刺激及药物本身的药物作用，从而达到调节机体功能，改善病理状态的一种治疗方法。选择的注射剂有丹红注射液、参附注射液、当归注射液、川芎嗪、乐卡地平等，根据证型辨证取穴。

2. 中药外敷

中医外敷是指在一定的穴位上贴敷药物，通过药物和穴位的共同作用治疗疾病的一种外治方法。临床上多用吴茱萸、白芥子、细辛为主的发疱药或用冰片等芳香开窍类药物研末调制，外敷穴位贴敷。取穴多选用涌泉、神阙、曲池、太冲等。此外，耳穴压丸法也是常用的降压方法，即将王不留行籽贴敷耳部心、肝、肾、交感、皮质下、神门、降压点等穴位。

3. 药物灌肠

中药灌肠疗法常用于高血压危象，如高血压合并脑出血、急性心衰、肾损害等。中药灌肠操作简便，患者存在意识昏迷、吞咽障碍时仍可操作。临床多选用通腑开窍中药，如大黄、芒硝、生地、石菖蒲、郁金等。

4. 药浴

中医认为人体精气起源于足底部，在足底，人体的五脏六腑均有与之相对应的穴位。临床研究表明，高血压点位于大脚趾粗横纹中央，长期按压可以增强神经的敏感性，使机体处于阴阳气血的动态平衡状态，起到循经导气的作用。足浴时通过药物对足部皮肤的不断刺激，在皮肤感觉、渗透、吸收、排泄等功能的作用下，使药物从皮肤表面通过穴位进入体内，药物选择遵循上述辨证论治的原则，达到治疗目的。

参考文献

[1]张曼，石彦会，封亚丽，等. 穴位贴敷联合中药足浴干预阴虚阳亢型高血压患者的研究[J]. 现代中西医结合杂志，2022，31（21）：3048-3051.

[2]张硕，陈震霖，唐于平. 中医药辨治高血压的认识与发展[J]. 世界科学技术－中医药现代化，2020，22（12）：4139-4146.

[3]何梦玲，宁海莉，叶夏燕. 中药保留灌肠和刺络放血联合常规疗法干预高血压脑出血急性期术后高热效果分析[J]. 新中医，2020，52（10）：135-138.

[4]贺雅琪，梁冰雪，冯文岳，等. 穴位贴敷治疗高血压临床选穴及用药规律研究[J]. 中国针灸，2020，40（5）：565-569.

[5]雷贻禄，卢健棋，李成林，等. 足三里穴位注射丹红注射液治疗血瘀质老年高血压的临床观察[J]. 中国老年学杂志，2019，39（19）：4643-4646.

[6]杨风菊，刘远杰. 中药通腑开窍液灌肠

在高血压性脑出血治疗中的应用［J］. 中国中医急症，2015，24（4）：608-610，621.

［7］陈红梅，陈民. 中药穴位贴敷治疗老年人高血压病临床观察［J］. 辽宁中医药大学学报，2013，15（4）：190-191.

［8］朱东晓. 肾俞穴注射川芎嗪对高血压病降压作用的临床观察［J］. 中国实用医药，2009，4（15）：38-40.

［9］黄小平，赵静，古学文，等. 五子散外敷涌泉穴对高血压昼夜节律影响的临床观察［J］. 按摩与导引，2004（3）：25-26.

［10］吕琪泳，钱军. 穴位注射治疗颈性高血压54例［J］. 上海针灸杂志，2000（S1）：15-79.

第四章 提高临床疗效的思路与方法

如何提高中医治疗高血压的疗效，是中医临床面临的重要问题。目前，西药降压迅速、可靠，且高血压循证医学取得了长足进展。中医通过辨证论治多层次、多环节、多靶点的综合调理，使高血压患者在改善症状，提高生活质量，减轻或逆转终末器官损伤，防止严重并发症的出现等方面，有着一定的优势。但是中医的临床疗效仍有较大差距，现将高血压中医治疗的思路与方法总结如下。

一、辨证准确，辨证与辨病相结合

把握高血压病机特点，辨证用药是中医治疗高血压的基础。中医治病是以辨证施治为原则，但辨证之法最为讲究，辨证准确与否，直接影响立法遣药，亦是治疗成败之关键。临床辨证首先审证仔细，全面分析，尽可能详细地收集病材，不可因某些材料之遗漏而致辨证不准，甚至误诊，尤其注意以往诊断治疗及用药情况，仔细分析前法何以不效，症结何在。其次，临证不惑，对临床繁杂的症状进行去伪存真，透过现象，抓疾病的本质，尤其善抓主证，切中病机，对病情兼夹之症，可适当予以兼顾。只有辨证准确，才能采取针对性治疗措施，而获得良好的治疗效果。

辨病用药是西医学治疗的原则，中西医结合治疗高血压首先就体现在辨病与辨证相结合。与其他疾病不同，中医学中没有与高血压完全相对等的病名。对"眩晕""头痛""心悸""肝阳上亢""肝风内动"等病证虽与高血压及其并发症的临床表现密切相关，但均不能作为高血压的中医病名。因为它既不能概括和把握高血压的共同病因、病机、临床表现、发展趋势、预后，又不能通过现代中医不断的临床实践和理论研究发现其共同的中医病机、共同的治疗法则以指导临床实践。目前，对高血压的辨证论治是以中西医结合的"二级诊断"模式，疗效仍以高血压某一阶段的"对症"治疗效果为主，远未达到"对病"诊治的深度。因此，我们提倡对高血压首先辨病，诊断是否是高血压，鉴别诊断是否是原发性高血压或继发性高血压以及进一步诊断为哪一种继发性高血压；其次是根据有无心、脑、肾等靶器官损害对高血压进行分期；然后在以上的基础上，进行中医辨证分型、辨证施治。我们在诊治高血压的过程中变换着中医思维和西医思维，在不断的临床实践和实验研究中，探讨发现高血压病证之间，疾病分期和证治分型之间的内在联系，从中医的角度去讨论研究高血压的发病机制。这对我们建立在总的西医辨病、中医辨证的基础上更具有主动性、预见性和预防作用；对于解决高血压当前主症及防止病证进展和恶化均非常有益。

二、知常达变，标本兼治

高血压有一定的生理、病理变化规律，临床在掌握证候病机动态变化规律时，要突出治疗个体化特点，做到因病制宜、因时制宜、因动制动、因势利导等原则。在临床中常见到同病异治、异病同治。疾病本身就是一个动态发展的过程，我们临证之时切不可一成不变、一法到底，不应仅囿于"眩晕""头痛"而千篇一律应用天麻钩藤饮、镇肝熄风汤之类，应随病情变化而随时改变立法处方；在标急（症状明显或严重）时以治标为主，而症状相对缓和或无症可辨时则以治本为主，防止高血压向中风、胸痹等病进一步发展，要分清标本，权衡轻重缓急，或寓攻于补，或寓补于攻，或攻补兼施；一般情况下，若正气虚弱较重，正虚不能运药，或因虚而致病者，应先治其虚，治法以补虚为先，但若标实较重，如不及时解决，可危及患者生命或影响疾病治疗时，又当急则治其标，治法以祛邪为先。只有做到证型改变，立法亦变，处方亦随之改变，知常达变，圆机活法，标本缓急，治有先后，才能提高临床疗效。

三、遣药精当，平稳为上

在辨证准确、立法无误的前提下，精当遣药亦为疗效发挥之关键。于此，首先要熟识药性，掌握对于某证，何药为首选，何药可用可不用，何药决不可用。对有毒副作用之品，应随机佐入他药，以制约其副作用。其次，要注意用药平稳，大毒攻邪，衰半即止。不可过量，以防矫枉过正，后患无穷。若迫不得已，必须选用时，应注意随机加入扶正之品，寓攻于补，方致不谬。再次，选药之时，应优先选用一药多用、一举多得之药。如是精妙配伍，参机佐使，方达良效。应尽量选用既对证又降压的中药，少用只对证不降压的中药，尽量避免使用升压的中药。降压药配降压药，做到降降结合，防止升降抵消。高血压患者需要长期服药，所选药物更应要安全有效，不能用有毒副作用的中药，如青木香、广防己，虽都有较好的降压作用，由于含有马兜铃酸对肾脏有毒性，久服将会导致肾衰竭，故应在慎用之列。

四、参考微观辨证，提高宏观辨证准确性

近年来许多学者在探索中医证型与实验室指标的内在联系，众多研究表明，高血压不同的中医证型，其临床及生化常规检查指标的变化不尽相同。

大量研究结果表明，不同的辨证分型，动态血压的变化也不同，如肝阳上亢型血压昼夜变化大，而阴虚阳亢型变化较小；肝阳上亢型以舒张压负荷升高为主，而阴虚阳亢型以收缩压负荷升高为主；肝阳上亢型血压多呈杓形分布，痰浊型则多呈非杓形或反杓形分布，且两者都以舒张压增高为显著；阴阳两虚型多呈非杓形，阴虚阳亢型则多呈反杓形分布，而二者均以收缩压增高显著为特点，且脉压增大。不同证型的心率变异性、血流动力学、血管重构也不同。如原发性高血压4型的心率变异性（TP、VLF、LF、HF）均有不同程度的降低；肝火亢盛型、阴虚阳亢型高血压大脑中动脉（MCA）、大脑前动脉（ACA）的平均血流速度（Vm）均偏高，气血两虚型的大脑后动脉（PCA），痰湿内阻型的MCV、ACA及PCA的Vm则偏低，血管搏动指数偏高；各中医证型高血压常有不同程度的颈动脉血管重构、左室重构和血流速度异常表现，其中颈动脉血管重构以气血两虚证和痰湿内阻证最显著。通过微观分子生物学方法研究血脂、胰岛素抵抗、血管内皮功能、C反应蛋白、血尿酸等方面与高血压证型关系则更为深入。这些参考指数能一定程度地反映高血压证型与机体结构、代谢、功能等方面的物质变化水平，但仍需要在统一辨证分型标准、证候诊断标准及疗效评价标准的前提下，进行前瞻性、大样本、多中心的临床研究，方能真正得出确凿可信的结果。

总之，高血压微观辨证研究已广泛结合西医学的客观指标和量化手段，弥补了传统中医宏观辨证手段的不足，为揭示中医证候本质也提供了一定的客观依据。临床通过参考微观辨证，可大大增加宏观辨证的准确性，无疑对提高临床疗效具有十

分重要的意义。

五、参考实验室检查及现代中药药理研究

中医治疗虽以辨证施治为原则，但临床若能结合实验检查及现代中药药理研究成果，则能明显提高临床疗效。如经药理研究证明具有降压作用的中药中，具有利尿作用的如茯苓、泽泻、桑寄生、杜仲、防己、茵陈蒿、罗布麻等；具有钙通道阻滞作用的如当归、川芎、红花、赤芍、丹参、三七、前胡、肉桂、羌活、独活、葶苈子、桑白皮、五味子、防己、茵陈蒿、海金沙等；具有β受体拮抗作用的如葛根、淫羊藿、佛手等；具有影响血管紧张素Ⅱ形成作用的如板蓝根、瓜蒌、法半夏、胆南星、青木香、海风藤、山楂、红花、何首乌、白芍、牛膝、泽泻、海金沙、降香、木贼等；具有血管扩张作用的如黄芩、钩藤、赤芍、防己、益母草、罗布麻叶等；具有中枢性降压作用的如远志、酸枣仁、钩藤、桑寄生、全蝎、地龙等；能减慢心率而降压的中药有黄连、黄芩、黄柏、玄参、天麻、葛根、三七、益母草、蒲黄等；具有扩血管作用而降压的中药有野当归、川芎、银杏叶、葛根、钩藤、桑寄生、杜仲、菊花、白芍等。黄连、钩藤、葛根、人参等具有直接或间接抑制交感神经兴奋而降低血压的作用。

在选用西药时，除依据其药理作用外，还可利用现代中西医结合研究的新理论、新成果，例如在治疗前，将高血压分为阳证（包括肝火上炎、肝阳上亢、肝肾阴虚）和阴证（痰浊中阻、水饮内停），对阳证患者选用西药β受体拮抗剂和（或）钙通道阻滞剂效果良好，而阴证患者在用中药的同时加用血管紧张素转换酶抑制剂和（或）利尿剂为最佳组合。

六、内外结合，注重调养与护理

内服药物虽是治疗高血压的主要手段，但内服药首先要通过消化道吸收，才能发挥作用，同时还要从其他方面协同治疗，才能提高临床疗效。如调节情志，防止七情内伤；遵循科学的睡眠和饮食，要及时纠正高血压患者高盐、高脂、高蛋白、低钙、低纤维素、低维生素不合理的饮食习惯。提倡宝塔型饮食结构；戒烟限酒、控制体重，有利于降压；提倡体育锻炼，增强体质。练气功、太极拳、散步也有利于高血压的防治；中医医疗保健方法如体针疗法、鼻嗅疗法、艾灸疗法、足浴法、药枕法、推拿疗法、贴脐法、音乐疗法等。

中医历来重视疾病的调养与护理工作。调养与护理的好坏，直接影响临床疗效的高低。中医护理除了常规临床护理外还包括病室环境起居、情志等内容，根据不同的病情给予正确的护理，能调理阴阳、保养精气，为病者造良好的条件，使其心情畅达，安心接受治疗，促使病情尽快痊愈。

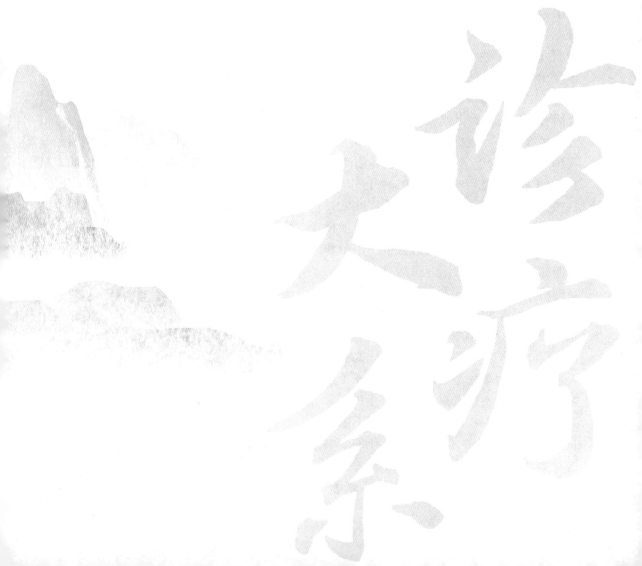

临床篇

第五章　原发性高血压

原发性高血压是指以体循环动脉压的持续增高、周围小动脉阻力增高，同时伴有不同程度的心排血量和血容量增加为主要表现的临床综合征。高血压不仅是中国患病人数最多的慢性非传染性疾病，也是导致城乡居民心血管疾病死亡的最重要的危险因素。长期高血压可影响心、脑、肾等器官的功能，最终导致这些器官功能衰竭，是最常见的心血管疾病。

高血压是一种世界流行病，不分地区、种族、年龄、性别。据世界卫生组织报告，欧美国家成人高血压患病率在 20% 以上，美国男性患病率为 23.5%，芬兰为 45.3%，日本为 25%。在我国，高血压病的发病率 20 世纪 50 年代为 5.9%，70 年代为 8%，90 年代为 11.88%，《中国心血管健康与疾病报告 2022》显示高血压患者高达 2.45 亿。我国曾进行过四次大规模高血压患病率的人群抽样调查，数据显示，2012—2015 年我国 18 岁及以上居民高血压患病粗率为 27.9%（标化率 23.2%），与 1958—1959 年、1979—1980 年、1991 年、2002 年和 2012 年进行过的 5 次全国范围内的高血压抽样调查相比，虽然各次调查总人数、年龄和诊断标准不完全一致，但患病率总体呈增高的趋势。按 2022 年我国人口的数量与结构，估计目前我国约有 2.45 亿高血压患者，每 10 个成年人中就有 2 人患有高血压，约占全球高血压总人数的 1/5。在我国高血压人群中，绝大多数是轻、中度高血压（占 90%），轻度高血压占 60% 以上。血压正常高值水平人群占总成年人群的比例不断增长，尤其是中青年，已经从 1991 年的 29% 增加到 2002 年的 34%，是我国高血压患病率持续升高和患病人数剧增的主要来源。

估计我国每年新增高血压患者 1000 万人。

流行病学调查还显示，我国高血压患病率随年龄增长而升高；女性在更年期前患病率略低于男性，但在更年期后迅速升高，甚至高于男性；高纬度寒冷地区患病率高于低纬度温暖地区；盐和饱和脂肪摄入越高，平均血压水平和患病率也越高。我国人群高血压流行有两个比较显著的特点：从南方到北方，高血压患病率呈递增趋势，可能与北方年平均气温较低以及北方人群盐摄入量较高有关；不同民族之间高血压患病率也有一些差异，生活在北方或高原地区的藏族、蒙古族和朝鲜族等患病率较高，而生活在南方或非高原地区的壮族、苗族和彝族等患病率则较低，这种差异可能与地理环境、生活方式等有关，尚未发现各民族之间有明显的遗传背景差异。

原发性高血压临床以眩晕、头痛、心悸、耳鸣、水肿、失眠、健忘、记忆力减退、注意力不集中等为主要症状。中医学文献中并无原发性高血压的病名，但依据其眩晕、头痛为主要临床表现的特点，多将其归入"眩晕""头痛""肝风""肝阳""头风"等证的范畴。

一、病因病机

（一）西医学认识

1. 发病机制

高血压的发病机制极为复杂，其发生、发展往往是多种因素综合作用的结果。

（1）心输出量改变　早期高血压患者常有心输出量增加，表明心输出量增加在原发性高血压的始动机制中起到一定作用，可能与交感兴奋、儿茶酚胺类活性物质分泌增多有关。

（2）肾脏因素　肾脏是调节水、电解质、血容量和排泄体内代谢产物的主要器官，肾功能异常可导致水、钠潴留和血容量增加，引起血压升高。肾脏还能分泌加压和降压物质。因此，肾脏在维持机体血压内平衡中占有重要地位。肾近球细胞能合成和排泄肾素，肾素对血压有明显调节作用，通过肾素－血管紧张素－醛固酮系统调节血压；肾脏也能分泌降压物质，如肾髓质间质细胞能产生前列腺素 PGA、PGE 等，它们具有调节肾血流分布、抑制钠的再吸收和扩张血管降压之作用。任何原因导致肾脏排泌升压物质增多或降压物质减少，以及两者比例失调，均可影响血压水平。

（3）肾素－血管紧张素－醛固酮系统（RAAS）　本系统由一系列激素及相应的酶所组成，在调节水、电解质平衡以及血容量、血管张力和血压方面具有重要作用。肾素主要由肾近球细胞合成和分泌，其能促进主要由肝脏合成的血管紧张素原（AN）转变为血管紧张素Ⅰ（Ang Ⅰ）。Ang Ⅰ生物活性极少，必须由血管紧张素转换酶转换成血管紧张素Ⅱ（Ang Ⅱ），才能对血管平滑肌、肾上腺皮质和脑发挥作用。Ang Ⅱ在氨基肽酶作用下可转变成血管紧张素Ⅲ（Ang Ⅲ），但 Ang Ⅲ收缩血管能力仅为 Ang Ⅱ的 30%~50%，其加压作用仅为 Ang Ⅱ的 20%。Ang Ⅱ为强力加压物质，能使小动脉平滑肌直接收缩，也可通过脑和自主神经系统间接加压，并能促进肾上腺皮质球状带排泌醛固酮，后者具有潴留水钠、增加血容量的作用。正常情况下，肾素、血管紧张素和醛固酮三者处于动态平衡之中，相互反馈和制约。病理情况下，RAAS 可成为高血压发生的重要机制。近年来研究证实，不同组织内（心脏、血管壁、肾、脑等）能自分泌和旁分泌 RAAS。上述组织内 RAAS 排泌异常，在导致血管平滑肌细胞增殖、血管收缩、心肌细胞肥厚和心肌细胞纤维化，使血管壁增厚，血管阻力增高，左心室肥厚和顺应性降低，以及血压持续升高方面具有更重要的作用。

（4）细胞膜离子转运异常　通过细胞膜两侧钠与钾离子浓度及梯度的研究，已证实原发性高血压患者存在着内向的钠、钾协同运转功能低下和钠泵抑制，使细胞内钠离子增多。后者不仅促进动脉管壁对血中某些收缩血管活性物质的敏感性增加，同时增加血管平滑肌细胞膜对钙离子的通透性，使细胞内钙离子增加，加强了血管平滑肌兴奋－收缩耦联，使血管收缩或痉挛，导致外周血管阻力增加和血压升高。细胞膜离子转运异常的基本原因是先天性遗传缺陷，而内分泌因素可能加重这一缺陷。

（5）交感神经活性增加　在高血压形成和维持过程中，交感神经活性亢进起了极其重要的作用。交感神经广泛分布于心血管系统中。交感神经兴奋性增高作用于心脏，可导致心率增快、心肌收缩力加强和心输出量增加；作用于血管 α 受体可使小动脉收缩，外周血管阻力增加和血压升高。作为交感神经递质的去甲肾上腺素具有强烈缩血管和升压作用，表明交感神经功能紊乱和活性增加在高血压发病机制中具有一定作用。

（6）血管张力增高、管壁增厚　血液循环自身调节失衡，导致小动脉和小静脉张力增高，是高血压发生的重要原因。高血压患者由于血管平滑肌对血管活性物质（尤其是升压物质）的敏感性和反应性增高，导致血管张力增高，外周血管阻力增加和血压升高。高血压患者血管平滑肌敏感性增高的主要原因是细胞膜特性改变和离子转运异常，尤其是膜对钙离子通透性增加，膜电位和膜稳定性降低，以及膜对钠离子通透性增加有关。

（7）血管扩张物质　机体内除升血压物质和系统外，尚有许多内源性减压（扩血管）物质和系统予以拮抗，以保持血压相对稳定。体内减压物质缺乏或功能降低也可能是导致血压升高的另一原因。激肽-前列腺素系统功能缺陷，缓激肽释放减少，具有强烈扩血管作用的前列腺素（PG）类物质（如 PGI_2、PGF_2 和 PGA_2 等）减少，可增加外周血管阻力，从而使血压升高。此外，体内尚存在众多扩血管和降压物质，如心房肽（心钠素）、降钙素基因相关肽、尿排钠激素、降压多肽以及肾髓质产生的降压物质减少，均可导致血压升高。血管内皮排泌的内皮细胞舒张因子（主要是 NO）和前列环素也具有强烈扩血管作用，一旦释放减少，由内皮细胞生成的血栓素和内皮素类缩血管物质则增多，也是造成血压升高的原因之一。

（8）遗传因素　原发性高血压有遗传和家族聚集倾向，可能与同一家族成员具有相同的基因结构、环境及生活习惯有关。实验性自发性高血压大鼠株的建立，为高血压与基因的研究开辟了新途径，目前认为人类原发性高血压是一种多基因遗传性疾病，基因的表达在很大程度上受环境因素的影响，其基因偏差原因不明。

（9）神经、精神因素　中枢神经系统功能紊乱在高血压发病机制中的作用早已被人们所认识，精神紧张可促进肾上腺素释放，大脑皮质兴奋与抑制失调，引起皮层下血管舒缩中枢功能紊乱，交感兴奋和外周血管持续性收缩，导致血压升高。中枢神经系统内存在不少调节血压的活性物质，诸如血管紧张肽、血管加压素、内啡肽、P 物质（substance P）、脑啡肽，以及神经降压肽和神经肽 Y（neuropeptide Y）等。这些物质在心血管系统功能调节和血压水平调控中起一定作用。

（10）受体比例异常　据报道，血压正常大鼠与盐敏感高血压大鼠的心脏 β 受体总体数目相同，但 β1 与 β2 受体的比例相差较大。盐敏感大鼠 β1 受体数目下调，而 β2 受体数目增多，表明这类高血压鼠在发生高血压过程中心脏 β 亚型受体（β2 和 β1）发生不同调整。有人对 15 例中年盐敏感高血压患者和 15 例血压正常者进行心肌纤维母细胞培养，测定 α2、β2 受体总数，结果受体数目不增加，高血压组 β2 受体数目较正常人减少一半。从上述资料表明，高血压患者心脏和血管的 α 和 β 受体数目和比例与正常者存在差异，这些差异也可能是产生高血压的原因之一。

（11）高胰岛素血症　近年的研究证实，高血压患者常伴有高胰岛素血症和胰岛素抵抗。高胰岛素血症引起高血压的机制包括：

①胰岛素引起肾小管重吸收钠增加，使体内总钠增加，导致细胞外液容量增多，机体为维持钠平衡，通过提高肾小球灌注压促进尿液排泄，从而使血压升高。

②胰岛素增强交感神经活性，交感神经活性增强可增加肾小管钠的重吸收，提高心输出量和外周血管阻力，导致血压升高。

③胰岛素刺激 H^+-Na^+ 交换活性，该过程与 Ca^{2+} 离子交换有关，使细胞内 Na^+ 离子、Ca^{2+} 离子增加，由此增强血管平滑肌对血管加压物质（如去甲肾上腺素、血管紧张素 II）和血容量扩张的敏感性，促进血压升高。

④胰岛素可刺激血管壁增厚，血管腔变窄，使外周血管阻力增加而导致血压升高。

（二）中医学认识

在中医学文献中并无高血压病名，近代学者依据其证候特点，将其归纳为"眩晕""头痛""肝阳""肝风"等范畴，随病程发展，又归纳于"心悸""怔忡""胸痹""饮证""水肿"及"脑卒中"等。本病最早记载于《黄帝内经》，称之为"眩""眩冒""眩转"等，书中还分析眩晕的病因病机，《素问·至真要大论》谓"诸风掉眩，皆属于肝"，《素问·生气通天论》谓"阳气者，大怒则形气绝；血菀于上，使人薄厥"，《灵枢·海论》谓"髓海不足，则脑转耳鸣，胫酸眩晕"，说明眩晕与肝风内动、正气不足、髓海空虚有关。《伤寒杂病论》描述为"眩""目眩""头眩""身为振振摇""振振欲僻地"等，认为痰饮内停，清阳不升或阳虚水泛，是导致眩晕的重要病机。《备急千金要方》载"肝厥头痛，肝为厥逆，上亢头脑也"，认为肝阳上亢是高血压的病机。金元时期，不同流派均以所创学说为中心分析眩晕的病因病机，朱丹溪在《丹溪心法·头眩》提出"无痰不作眩"的观点，认为脾虚痰湿是导致本病的主要原因，强调痰浊致眩。《医宗金鉴》载"瘀血停滞，神迷眩晕，非用破血行血之剂，不能攻逐荡平也"，认为血瘀是眩晕的主要原因，主张以活血化瘀法治疗眩晕。刘完素力主火热致眩，在《素问玄机原病式·五运主病》载"所谓风气甚而头目眩运者，由风木旺，必是金衰，不能制木，而木复生火，风火皆属阳，多为兼化；阳主呼动，两动相搏，则为之旋转"，指出眩晕的病因病机应从"火"立论。而张从正主张痰实致眩。张景岳在《景岳全书·眩运》指出"无虚不能作眩""眩运一证，虚者居其八九，而兼火兼痰者，不过十中一二耳"，强调因虚致眩。

二、临床表现

（一）辨病诊断

1.临床表现

（1）诊所血压 亦称诊所偶测血压，一般是在门诊或病房，由医护人员在标准条件下采用标准水银血压计测量所得，一般测的数值比较准确，但不一定代表患者真实的血压数值。该方法简单、方便、易学，精确度及可信度高，是高血压诊断和治疗观察的主要测量方法，在医院中最为常用。但由于其测血压差异大，重复性差，且易受体位、周围环境、医务人员影响，故测得血压不能全面反映患者日常血压波动情况，有时易得出错误诊断。

（2）自测血压 即自我测量血压，由于通常在家中进行，所以也称为家庭血压监测。大部分自测血压采用电子血压计，简便直观，无主观偏差。自测血压在反映血压水平和评价降压治疗过程方面能弥补诊所血压的不足和缺陷，有利于提高患者依从性和血压控制率以及对疾病处理的参与意识。

（3）动态血压 动态血压监测包括直接（动脉内）和间接（无创性）动态血压记录两种，目前已广泛应用于临床。动态血压监测不仅真实地反映了各时间点的血压状况，而且揭示了高血压患者血压波动特点及昼夜变化规律，较偶测血压有诸多优点，有助于筛选临界高血压及轻度高血压，鉴别"白大衣高血压"，预示靶器官损害程度还能更好地评价降压药的疗效，指导合理降压治疗。但动态血压不能取代诊所血压。

诊室血压与动态血压相比更易实现，与家庭血压相比更易控制质量，因此，仍是目前评估血压水平的主要方法。但如果能够进行24小时动态血压监测，则以24小时动态血压为诊治依据。

（4）高血压分级 根据2018年《中国高血压防治指南》，血压水平分为正常、正常高值血压和1、2、3级高血压，同时保留了单纯收缩期高血压的概念。该指南将120~139/80~89mmHg定为正常值，将高血压的诊断标准定在收缩压 ≥ 140mmHg 和（或）舒张压 ≥ 90mmHg。收缩压 ≥ 140mmHg 和舒张压 < 90mmHg 为单纯性收缩期高血压。患者既往有高血压史，目前正在用降压药，血压虽低于 140/90mmHg，亦应诊断为高血压。（表5-1）

表 5-1　2018 年《中国高血压防治指南》血压水平的定义与分级

类别	收缩压（mmHg）	舒张压（mmHg）
正常血压	< 120	< 80
正常高值	120~139	80~89
高血压	≥ 140	≥ 90
1 级（轻度）	140~159	90~99
2 级（中度）	160~179	100~109
3 级（重度）	≥ 180	≥ 110
单纯收缩期高血压	≥ 140	< 90

注：当收缩压和舒张压分属于不同分级时，以较高的级别作为标准。

（5）危险分层　原发性高血压的严重程度不仅与血压升高的水平有关，还需结合患者具有的心血管危险因素及合并的靶器官损害作全面的评价，危险度分层亦是治疗的目标及预后判断的必要依据。

1）危险度的分层依据

①依据高血压水平分为 1、2、3 级。

②心血管疾病的危险因素：吸烟、高脂血症（总胆固醇 > 5.72mmol/L）、糖尿病、年龄（男性 > 55 岁，女性 > 65 岁）、早发心血管疾病家族史（发病年龄女性 < 65 岁，男性 < 55 岁）。

③靶器官损害及合并临床疾病。

2）危险度的分层

①低度危险组：高血压 1 级，不伴有心血管疾病危险因素，治疗以改善生活方式为主，如 6 个月后无效，再予药物治疗。10 年随访发生主要心血管事件的危险 < 15%。

②中度危险组：高血压 2 级或高血压 1 级伴 1~2 个危险因素者，治疗除改善生活方式外，给予药物治疗。10 年随访发生主要心血管事件的危险约 15%。

③高度危险组：高血压 3 级或高血压 1~2 级伴至少 3 个危险因素者或患糖尿病或靶器官损伤者，必须药物治疗。10 年随访发生主要心血管事件的危险 20%~30%。

④极高危险组：高血压 3 级同时伴有 1 种以上危险因素，或伴靶器官损害或糖尿病，或高血压 1~3 级伴有相关的临床疾病者，必须尽快给予强化治疗。10 年随访发生主要心血管事件的危险约 30% 以上。

2. 相关检查

凡遇到高血压患者，应详细询问病史，全面系统检查，以排除症状性高血压。实验室检查可帮助原发性高血压的诊断和分型，了解靶器官的功能状态，尚有利于治疗时正确选择药物。血尿常规、肾功能、尿酸、血脂、血糖、电解质（尤其血钾）、心电图、胸部 X 线和眼底检查应作为高血压病患者的常规检查。

（1）血常规　红细胞和血红蛋白一般无异常，但急进型高血压时可有 Coombs 试验阴性的微血管病性溶血性贫血，伴畸形红细胞、血红蛋白高者血液黏度增加，易有血栓形成并发症（包括脑梗死）和左心室肥大。

（2）尿常规　早期患者尿常规正常，肾浓缩功能受损时尿比重逐渐下降，可有少量尿蛋白、红细胞，偶见管型。随肾病变进展，尿蛋白量增多，在良性肾硬化者如 24 小时尿蛋白在 1g 以上时，提示预后差。红细胞和管型也可增多，管型主要是透明和颗粒者。

（3）肾功能　多采用血尿素氮和肌酐来估计肾功能。早期患者检查并无异常，肾实质受损到一定程度可开始升高。成人肌酐 114.3mmol/L，老年人和妊娠者

91.5mmol/L 时提示有肾损害。酚红排泄试验、尿素清除率、内生肌酐清除率等可低于正常。

（4）胸部 X 线检查　可见主动脉，尤其是升、弓部迂曲延长，其升、弓或降部可扩张。出现高血压性心脏病时有左心室增大，有左心衰竭时左心室增大更明显，全心衰竭时则可左右心室都增大，并有肺淤血征象。肺水肿时则见肺间明显充血，呈蝴蝶形模糊阴影。应常规行 X 线摄片检查，以便前后检查时比较。

（5）心电图　左心室肥厚时心电图可显示左心室肥大或兼有劳损。心电图诊断左心室肥大的标准不尽相同，但其敏感性和特异性相差不大，假阴性为 68%~77%，假阳性为 4%~6%，可见心电图诊断左心室肥大的敏感性不是很高。由于左心室舒张期顺应性下降，左心房舒张期负荷增加，心电图可出现 P 波增宽、切凹、PV1 的终末电势负值增大等，上述表现甚至可出现在心电图发现左心室肥大之前。可有心律失常如室性早搏、心房颤动等。

（6）超声心动图　左心室肥厚早期虽然心脏的整体功能如心排血量、左室射血分数仍属正常，但已有左心室收缩期和舒张期顺应性的减退，如心肌收缩最大速率（V_{max}）下降、等容舒张期延长、二尖瓣开放延迟等。在出现左心衰竭后，超声心动图检查可发现左心室、左心房心腔扩大，左心室壁收缩活动减弱。

（7）眼底检查　测量视网膜中心动脉压可见增高，在病情发展的不同阶段可见下列的眼底变化。

Ⅰ级：视网膜动脉痉挛。

Ⅱ级 A：视网膜动脉轻度硬化。

　　　 B：视网膜动脉显著硬化。

Ⅲ级：Ⅱ级加视网膜病变（出血或渗出）。

Ⅳ级：Ⅲ级加视乳头水肿。

（8）其他检查　患者可伴有血清总胆固醇、甘油三酯、低密度脂蛋白胆固醇的增高和高密度脂蛋白胆固醇的降低，及载脂蛋白 A Ⅰ 的降低。亦常有血糖增高和高尿酸血症。部分患者血浆肾素活性、血管紧张素 Ⅱ 的水平升高。

（二）辨证诊断

中医学依据其眩晕、头痛为主要临床表现的特点，多将原发性高血压归入"眩晕""头痛""肝风""肝阳""头风"等证的范畴。临床以眩晕、头痛、心悸、耳鸣、水肿、失眠、健忘、记忆力减退、注意力不集中等为主要症状，次症为头如裹、面红目赤、口苦口干、耳鸣耳聋、汗出、腰膝酸软等。各证型的临床表现及辨证要点如下：

1. 肝火亢盛型

临床证候：以头晕胀痛、面红目赤、烦躁易怒为主症，兼见耳鸣如潮、胁痛口苦、便秘溲黄等症，舌红，苔黄，脉弦数。

辨证要点：①主症：头痛、头晕，面红目赤，急躁易怒。②次症：口干口苦，便秘溲赤，舌红苔黄，脉弦有力，或左关脉实有力。③具备脉象 1 项＋主症 2 项＋次症 1 项或脉象 1 项＋主症 1 项＋次症 2 项即可诊断。

2. 痰湿内阻型

临床证候：头重如裹为主症，兼见胸脘痞闷、纳呆恶心、呕吐痰涎、身重困倦、少食多寐等症，苔腻，脉滑。

辨证要点：①主症：头重如裹，胸闷，舌胖苔腻。②次症：心悸失眠，呕吐痰涎，口淡食少，大便不畅，脉滑有力或沉实有力。③具备主症 2 项＋次症 1 项＋脉象 1 项即可诊断。

3. 瘀血内阻型

临床证候：以头痛如刺、痛有定处为主症，兼见胸闷心悸、手足麻木、夜间尤甚等症，舌质暗，脉弦涩。

辨证要点：①主症：头痛如刺、痛有定处。②次症：胸闷心悸、手足麻木、夜间尤甚等症，舌质暗，脉弦涩。③具备主症1项+次症至少2项，诊断成立。

4. 阴虚阳亢型

临床证候：以眩晕、耳鸣、腰酸膝软、五心烦热为主症，兼见头重脚轻、口燥咽干、两目干涩等症，舌红，少苔，脉细数。

辨证要点：①主症：眩晕、耳鸣、腰酸膝软、五心烦热。②次症：头重脚轻、口燥咽干、两目干涩等症，舌红，少苔，脉细数。③具备主症2项+次症至少2项，诊断成立。

5. 肾精不足型

临床证候：心烦不寐、耳鸣腰酸、心悸健忘、失眠梦遗、口干口渴等症，舌红，脉细数。

辨证要点：①主症：心烦不寐、耳鸣腰酸。②次症：心悸健忘、失眠梦遗、口干口渴等症，舌红，脉细数。③具备主症1项+次症至少2项，诊断成立。

6. 气血两虚型

临床证候：眩晕时作、短气乏力、口干心烦、面白、自汗或盗汗、心悸失眠、纳呆、腹胀便溏等症，舌淡，脉细。

辨证要点：①主症：眩晕时作、短气乏力、口干心烦。②次症：面白、自汗或盗汗、心悸失眠、纳呆、腹胀便溏等症，舌淡，脉细。③主症中任何2项+次症1项+脉象中1项即可诊断。

7. 冲任失调型

临床证候：头晕头痛，阵阵面部潮红，有时烘热汗出、畏寒肢冷、腰酸腿软，筋惕肉瞤，心烦自汗，失眠，舌红少津，脉弦细而有力或沉实。

辨证要点：①头晕头痛，阵阵面部潮红，有时烘热汗出，畏寒肢冷。②次症：腰酸腿软，筋惕肉瞤，心烦自汗，失眠，舌红少津，脉弦细而有力或沉实。③主症中畏寒肢冷+主症中任何2项+次症1项+脉象中1项即可诊断。

三、鉴别诊断

1. 肾实质性高血压

肾实质性高血压包括急慢性肾小球肾炎、肾盂肾炎、多囊肾等。多有链球菌感染史或反复浮肿史，在血压升高之前尿常规已有明显改变（蛋白尿、血尿）和贫血，以肾小球滤过功能损害为主。原发性高血压有高血压的危险因素（烟酒、肥胖、超重等），很少出现明显的蛋白尿，早期以肾小管功能损害为主（夜尿增多等），肾脏超声、肾盂造影有助于诊断。

2. 肾血管性高血压

肾血管性高血压是一种常见的继发性高血压。各种病因引起的一侧或双侧肾动脉及其分支狭窄进展到一定的程度，即可引起肾血管性高血压，经介入或手术治疗后血压可恢复正常或改善。戈登综合征是高血钾、高血氯、低肾素型高血压，也称为家族性高钾性高血压或Ⅱ型假性醛固酮减低症。肾动脉狭窄多有舒张压中、重度升高。

3. 嗜铬细胞瘤

嗜铬细胞瘤的典型表现为阵发性血压升高伴心动过速、出汗、面色苍白等症状，降压药物治疗一般无效，发作间期血压正常。发作时测定血或尿中儿茶酚胺及代谢产物3-甲氧基-4羟基苦杏仁酸（VMA）有助于诊断。超声、CT、MRI检查可显示肿瘤部位。

4. 原发性固酮增多症

原发性固酮增多症以轻中度高血压伴顽固性低血钾为特征，女性多见。常有多饮、多尿、肌无力、周期性瘫痪、低血钾、高血钠、代谢性碱中毒、血浆肾素活性降低。血尿醛固酮增高、尿钾增多。螺内酯试验有意义。超声、放射性核素、CT、MRI可确诊。

5. 库欣综合征

库欣综合征可见满月脸、水牛背、向心性肥胖、痤疮、毛发增多等体征。24小时尿17-羟类固醇、17-酮类固醇增多，地塞米松抑制试验阳性。颅内蝶鞍X线检查、肾上腺CT可定位诊断。

6. 医源性高血压

医源性高血压常见于应用某些药物如糖皮质激素、避孕药、非类固醇消炎镇痛药、甘草制剂等。有明确的用药史，停用相关药物后血压逐渐恢复正常，可以诊断。

四、临床治疗

（一）提高临床疗效的基本要素

1. 师古不泥古，圆机活法

中医治病贵在四诊合参，机动灵活，有是证用是方。高血压的模式化辨证分型有利于理清思路，起到指导示范作用。而疾病之临床，纷繁复杂，病因不同，病机多样，又有并发症等夹杂其中。因此，辨证论治高血压应在继承历代医家理论和经验基础上，有所发扬，有所创新。一般而言，患者眩晕、头痛等不适主诉与血压高低呈正比，即血压越高症状越重，此时依据四诊合参辨证论治符合常理。而部分患者临床表现与血压高低并不一致，如有些中青年患者，机体自体调节机制正常，虽血压已达180/110mmHg，甚或更高，但无任何不适，偶于体检或诊治其他疾病时被发现。有些老年患者，经合理治疗后血压虽恢复正常，机体自体调节机制不健全，不能适应新的血压水平，致使眩晕、头昏、乏力等不适症状反而加重或新发。前者血压升高却"无证可辨"，后者血压"正常"反而新增不适，均需临证详审，充分了解高血压的发生发展规律及病理机制，结合

年龄、性别、症状、舌脉、血压分级、分层等情况综合分析，制订合理治疗方案。

2. 分级兼分层，巧用指南

众多临床研究表明，高血压的危害性除与患者的血压水平相关外，还取决于同时存在的其他心血管危险因素以及合并的其他疾病情况。因此，高血压的治疗不仅要参照血压水平，还要根据其危险度分层以及患者个人情况及经济条件等综合考虑。一般而言，1、2级高血压无或仅有1~2个其他心血管危险因素，不伴靶器官损害或心脑血管病、肾病及糖尿病等临床情况，大多属低危或中危患者。在决定药物干预之前须密切观察其危险因素数周，并予以健康指导，改善生活方式。此时也是中医干预的绝好时机。中医认为，血压的升高是机体为了克服诸多致病因素引起的阴阳失调、气血逆乱、脏腑经脉失于荣养所致自稳调节机制失衡的一种代偿反应。当这种反应过于强烈或失代偿时，机体就会出现高血压或靶器官损害或发生临床情况。因此，通过中医有针对性的综合调整，补益肝肾，平肝潜阳，疏肝理气，调畅情志，改善睡眠，化痰活血，以燮理阴阳，调和气血，"以平为期"，使阴阳气血、脏腑功能恢复新的动态平衡，血压趋于平稳或正常。此阶段多见于中青年患者，病程短，病情轻，预后较好。常见症状有眩晕、头痛、心烦失眠、项背强硬、肢体麻木、大便秘结。中医辨证多见肝阳上亢、肝火内盛、痰湿内阻等证，病在肝肾，病性属实或虚实夹杂、以实为主。治疗重在泻实佐以补虚。常用方药有镇肝熄风汤、龙胆泻肝汤、知柏地黄丸、半夏白术天麻汤。而1、2级高血压伴有3个以上其他心血管危险因素或靶器官损害或糖尿病或并存心脑血管病、肾病等以及3级高血压，大多属高危或很高危患者。治疗策略是立即开始对高血压及并存的危险因素和临床情况进行药物治疗，

同时改善生活方式。此阶段多见于中老年患者，病程长，病情重，并发症或合并病多，病情复杂，预后较差。常见症状有眩晕、头痛、头昏头蒙、心烦失眠、心悸气短、胸闷憋气、半身不遂、腰膝酸软、手足麻木、下肢浮肿等。中医辨证多见血脉瘀涩、阴阳两虚等，病在肝、肾、心、脾，病性属虚或虚实夹杂、以虚为主。治疗重在补虚佐以泻实。常用方药有杞菊地黄汤、参芪地黄汤、瓜蒌薤白半夏汤、血府逐瘀汤、桂附地黄丸、补阳还五汤、真武汤。

3. 遣方用药不避温热，调和阴阳

一般认为，高血压的发生与患者情绪激动、所愿不遂，致肝气郁结、气郁化火；或中年以后肝肾阴虚、阳失潜藏致肝阳上亢、气血逆乱；或饮食不节、肥甘厚味致痰浊内生、痹阻血脉；或劳神过度、思虑忧伤致心血耗损、心脉失养；或气滞痰阻、气虚失用致血脉瘀涩、虚实相因等密切相关。病位在肝、肾、心，病性以虚为主或虚实夹杂，以肝肾阴虚、肝阳上亢、肝火上炎、痰瘀阻络证为常见。治疗总以滋补肝肾、育阴潜阳、清肝泻火、化痰通络为法。方药常用六味地黄汤、镇肝熄风汤、天麻钩藤饮、龙胆泻肝汤、黄连温胆汤、血府逐瘀汤等，天麻、黄芩、栀子、夏枯草、菊花、钩藤、天冬、玄参、生地黄、熟地黄、丹参、赤芍、牡丹皮、山茱萸、珍珠母、石决明等阴柔、苦寒、泻火之品更是医生常用之品。同时，参、芪、桂、附等温热药，也是很好的"降压"药。原因在于，高血压病程长，发展缓慢，随着病变进展，"由阴及阳""由气及血"的情况终会发生。高血压引发的冠心病、急性心肌梗死、心力衰竭、心律失常、脑卒中等临床情况不可避免。此时，眩晕耳鸣、头重脚轻、心悸气短、疲倦乏力、下肢浮肿、尿少便溏、形寒肢冷、舌质淡胖、苔白腻等心气亏虚、脾肾阳虚之证占据优势。

防己黄芪汤、参芪生脉散、苓桂术甘汤、真武汤等补气温阳、利水消肿之方可建殊功。而且，参、芪、桂、附的大剂量疗效往往优于小剂量，以 10~30g 为佳。研究表明，此类中药可强心利尿、扩张血管、双向调节肾素–血管紧张素–醛固酮系统和交感神经对心脑血管的影响，双向调节血压的升降。因此，参、芪、桂、附等温热之品用于高血压的治疗，关键在于辨证论治，"有是证用是方，用是药"。虽养阴平肝之法为其常，而补气温阳之法是其变，以图阴阳调和，以平为期。

4. 中西医结合、扬长避短

西药治疗高血压具有降压速度快的绝对优势，在高血压的治疗中占有重要的地位。但是西药降压主要是对抗作用，治标不治本，不能停药。一旦停药，血压会反弹，而且长期服用，可能会产生耐药而降低降压效果，同时会产生不同的毒副作用，因此具有一定的局限性。中药降压虽速度慢，但具有整体观念，同时又强调个体化治疗，改善患者临床症状明显，对高血压并发症具有治疗作用，而且中药副作用比西药小，因此中西医结合治疗，既能协同降压作用，又能增效减毒，减少西药副作用，提高临床疗效。

（二）辨病治疗

1. 治疗目标

高血压患者的主要治疗目标是最大程度地降低心血管并发症发生与死亡的总体危险。需要治疗所有可逆性心血管危险因素、亚临床靶器官损害以及各种并存的临床疾病。降压目标：在患者能耐受的情况下，逐步降压达标。一般高血压患者，应将血压（收缩压/舒张压）降至140/90mmHg 以下；65 岁及以上的老年人收缩压应控制在 150mmHg 以下，如能耐受还可进一步降低；伴有肾脏疾病、糖尿病或

病情稳定的冠心病的高血压患者治疗更宜个体化，一般可以将血压降至130/80mmHg以下，脑卒中后的高血压患者一般血压目标为 < 140/90mmHg。处于急性期的冠心病或脑卒中患者，应按照相关指南进行血压管理。舒张压低于60mmHg的冠心病患者，应在密切监测血压的情况下逐渐实现降压达标。

2. 治疗策略

应全面评估患者的总体危险，并在危险分层的基础上作出治疗决策。

很高危患者：立即开始对高血压及并存的危险因素和临床情况进行综合治疗。

高危患者：立即开始对高血压及并存的危险因素和临床情况进行药物治疗。

中危患者：先对患者的血压及其他危险因素进行为期数周的观察，评估靶器官损害情况，然后决定是否以及何时开始药物治疗。

低危患者：对患者进行较长时间的观察，反复测量血压，尽可能进行24小时动态血压监测，评估靶器官损害情况，然后决定是否以及何时开始药物治疗。

3. 非药物治疗（生活方式干预）

非药物治疗主要指生活方式干预，即祛除不利于身体和心理健康的行为和习惯。它不仅可以预防或延迟高血压的发生，还可以降低血压，提高降压药物的疗效，从而降低心血管风险。具体内容简述如下：

（1）减少钠盐摄入　钠盐可显著升高血压以及高血压的发病风险，而钾盐则可对抗钠盐升高血压的作用。我国各地居民的钠盐摄入量均显著高于目前世界卫生组织每日应少于6g的推荐，而钾盐摄入则严重不足，因此，所有高血压患者均应采取各种措施，尽可能减少钠盐的摄入量，并增加食物中钾盐的摄入量。

（2）控制体重　超重和肥胖是导致血压升高的重要原因之一，而以腹部脂肪堆积为典型特征的中心性肥胖还会进一步增加高血压等心血管与代谢性疾病的风险，适当降低升高的体重，减少体内脂肪含量，可显著降低血压。最有效的减重措施是控制能量摄入和增加体力活动。在饮食方面要遵循平衡膳食的原则，控制高热量食物（高脂肪食物、含糖饮料及酒类等）的摄入，适当控制主食（碳水化合物）用量。在运动方面，规律的、中等强度的有氧运动是控制体重的有效方法。减重的速度因人而异，通常以每周减重 0.5~1kg 为宜。对于非药物措施减重效果不理想的重度肥胖患者，应在医生指导下，使用减肥药物控制体重。

（3）不吸烟　吸烟是一种不健康行为，是心血管病和癌症的主要危险因素之一。被动吸烟也会显著增加心血管疾病危险。吸烟可导致血管内皮损害，显著增加高血压患者发生动脉粥样硬化性疾病的风险。戒烟的益处十分肯定，而且任何年龄戒烟均能获益。烟草依赖是一种慢性成瘾性疾病，不仅戒断困难，复发率也很高。因此，医生应强烈建议并督促高血压患者戒烟，并鼓励患者寻求药物辅助戒烟（使用尼古丁替代品、安非他酮缓释片和伐尼克兰等），同时也应对戒烟成功者进行随访和监督，避免复吸。

（4）限制饮酒　长期大量饮酒可导致血压升高，限制饮酒量则可显著降低高血压的发病风险。所有高血压患者均应控制饮酒量。每日酒精摄入量男性不应超过25g；女性不应超过15g。不提倡高血压患者饮酒，如饮酒，则应少量：白酒、葡萄酒（或米酒）与啤酒的量分别少于50ml、100ml、300ml。

（5）体育运动　一般的体力活动可增加能量消耗，对健康十分有益。而定期的体育锻炼则可产生重要的治疗作用，可降低血压、改善糖代谢等。因此，建议每天应进行适当的 30 分钟左右的体力活动；而每周则应有 1 次以上的有氧体育锻炼，如步行、慢跑、骑车、游泳、做健美操、跳舞和非比赛性划船等。典型的体力活动计划包括三个阶段：① 5~10 分钟的轻度热身活动；② 20~30 分钟的耐力活动或有氧运动；③放松阶段，约 5 分钟，逐渐减少用力，使心脑血管系统的反应和身体产热功能逐渐稳定下来。运动的形式和运动量均应根据个人的兴趣、身体状况而定。

（6）减轻精神压力，保持心理平衡　心理或精神压力引起心理应激，即人体对环境中心理和生理因素的刺激作出的反应。长期、过量的心理反应，尤其是负性的心理反应会显著增加心血管风险。精神压力增加的主要原因包括过度的工作和生活压力以及病态心理，包括抑郁症、焦虑症、A 型性格、社会孤立和缺乏社会支持等。应采取各种措施，帮助患者预防和缓解精神压力以及纠正和治疗病态心理，必要时建议患者寻求专业心理辅导或治疗。

4.高血压的药物治疗

（1）降压的目的和平稳达标

①降压治疗的目的：对高血压患者实施降压药物治疗的目的是通过降低血压，有效预防或延迟脑卒中、心肌梗死、心力衰竭、肾功能不全等心脑血管并发症发生；有效控制高血压的疾病进程，预防高血压急症、亚急症等重症高血压发生。较早进行的以舒张压（≥ 90mmHg）为入选标准的降压治疗试验显示，舒张压每降低 5mmHg（收缩压降低 10mmHg）可使脑卒中和缺血性心脏病的风险分别降低 40% 和 14%；稍后进行的单纯收缩期高血压（收缩压 ≥ 160mmHg，舒张压 < 90mmHg）降压治疗试验显示，收缩压每降低 10mmHg 可使脑卒中和缺血性心脏病的风险分别降低 30% 和 23%。

②降压达标的方式：将血压降低到目标水平，可以显著降低心脑血管并发症的风险。但在达到上述治疗目标后，进一步降低血压是否仍能获益，尚不确定。有研究显示，将冠心病患者的舒张压降低到 60mmHg 以下时，可能会增加心血管事件的风险。

应及时将血压降低到上述目标血压水平，但并非越快越好。大多数高血压患者应根据病情在数周至数月内将血压逐渐降至目标水平。年轻、病程较短的高血压患者，降压速度可快一点；但老年人、病程较长或已有靶器官损害或并发症的患者，降压速度则应慢一点。

③降压药物治疗的时机：高危、很高危或 3 级高血压患者，应立即开始降压药物治疗。确诊的 2 级高血压患者，应考虑开始药物治疗；1 级高血压患者，可在生活方式干预数周后，血压仍 ≥ 140/90mmHg 时，再开始降压药物治疗。

（2）降压药物应用的基本原则　降压治疗药物应用应遵循以下 4 项原则，即小剂量开始，优先选择长效制剂，联合应用及个体化。

①小剂量：初始治疗时通常应采用较小的有效治疗剂量，并根据需要，逐步增加剂量。降压药物需要长期或终身应用，药物的安全性和患者的耐受性，重要性不亚于或甚至更胜过药物的疗效。

②尽量应用长效制剂：尽可能使用一天一次给药而有持续 24 小时降压作用的长效药物，以有效控制夜间血压与晨峰血压，更有效预防心脑血管并发症发生。如使用中、短效制剂，则需每天 2~3 次用药，以达到平稳控制血压。

③联合用药：以增加降压效果又不增加不良反应，在低剂量单药治疗疗效不满意时，可以采用两种或多种降压药物联合治疗。事实上，2 级以上高血压为达到目标血压常需联合治疗。对血压

≥ 160/100mmHg 或中危及以上患者，起始即可采用小剂量两种药联合治疗，或用小剂量固定复方制剂。

④个体化：根据患者具体情况和耐受性及个人意愿或长期承受能力，选择适合患者的降压药物。

（3）常用降压药物的种类和作用特点 常用降压药物包括钙通道阻滞剂（CCB）、血管紧张素转换酶抑制剂（ACEI）、血管紧张素受体拮抗剂（ARB）、利尿剂和β受体拮抗剂5类，以及由上述药物组成的固定配比复方制剂。此外，血管紧张素受体脑啡肽酶抑制剂（ARNI）是近年来推出的作用于HFrEF（射血分数降低的心力衰竭）患者的一类新型药物，代表药物沙库巴曲缬沙坦为缬沙坦和沙库巴曲的共晶体，可同时作用于肾素血管紧张素醛固酮系统（RAAS）和利钠肽系统，发挥利尿、利钠、舒张血管、拮抗RAAS等作用，可以控制血压、改善心血管病预后。α受体拮抗剂或其他种类降压药有时亦可应用于某些高血压人群。

钙通道阻滞剂、ACEI、ARB、利尿剂和β受体拮抗剂及其低剂量固定复方制剂、ARNI，均可作为降压治疗的初始用药或长期维持用药，单药或联合治疗。五大类降压药物均可作为初始和维持用药，应根据患者的危险因素、亚临床靶器官损害以及合并临床疾病情况，合理使用药物，优先选择某类降压药物。

①钙通道阻滞剂：主要通过阻断血管平滑肌细胞上的钙离子通道发挥扩张血管降低血压的作用。包括二氢吡啶类钙通道阻滞剂和非二氢吡啶类钙通道阻滞剂。前者如硝苯地平、尼群地平、拉西地平、氨氯地平和非洛地平等。我国以往完成的较大样本的降压治疗临床试验多以二氢吡啶类通道阻滞抗剂为研究用药，并证实以二氢吡啶类钙通道阻滞剂为基础的降压治疗方案可显著降低高血压患者脑卒中风险。

此类药物可与其他4类药联合应用，尤其适用于老年高血压、单纯收缩期高血压、伴稳定型心绞痛、冠状动脉或颈动脉粥样硬化及周围血管病患者。常见副作用包括反射性交感神经激活导致心率加快、面部潮红、脚踝部水肿、牙龈增生等。二氢吡啶类钙通道阻滞剂没有绝对禁忌证，但心动过速与心力衰竭患者应慎用。急性冠脉综合征患者一般不推荐使用短效硝苯地平。

临床上常用的非二氢吡啶类钙通道阻滞剂主要包括维拉帕米和地尔硫䓬两种药物，也可用于降压治疗，常见副作用包括抑制心脏收缩功能和传导功能，有时也会出现牙龈增生。二三度房室传导阻滞、心力衰竭患者，禁止使用。因此，在使用非二氢吡啶类钙通道阻滞剂前应详细询问病史，应进行心电图检查，并在用药2~6周内复查。

②血管紧张素转换酶抑制剂：作用机制是抑制血管紧张素转化酶阻断肾素血管紧张素系统发挥降压作用。常用药包括卡托普利、依那普利、贝那普利、雷米普利、培哚普利等，在欧美国家人群中进行了大量的大规模临床试验，结果显示此类药物对于高血压患者具有良好的靶器官保护和心血管终点事件预防作用。ACEI单用降压作用明确，对糖脂代谢无不良影响。限盐或加用利尿剂可增加ACEI的降压效应。尤其适用于伴慢性心力衰竭、心肌梗死后伴心功能不全、糖尿病肾病、非糖尿病肾病、代谢综合征、蛋白尿或微量白蛋白尿患者。最常见不良反应为持续性干咳，多见于用药初期，症状较轻者可坚持服药，不能耐受者可改用ARB。其他不良反应有低血压、皮疹，偶见血管神经性水肿及味觉障碍。长期应用有可能导致血钾升高，应定期监测血钾和血肌酐水平。禁忌证为双侧肾动脉狭窄、高钾血症，妊娠妇女亦禁用。

③血管紧张素受体拮抗剂：作用机制

是阻断血管紧张素1型受体发挥降压作用。常用药包括氯沙坦、缬沙坦、厄贝沙坦、替米沙坦等，也在欧美国家进行了大量较大规模的临床试验研究，结果显示，ARB可降低高血压患者心血管事件危险；降低糖尿病或肾病患者的蛋白尿及微量白蛋白尿。尤其适用于伴左室肥厚、心力衰竭、心房颤动预防、糖尿病肾病、代谢综合征、微量白蛋白尿或蛋白尿患者，以及不能耐受ACEI的患者。不良反应少见，偶有腹泻，长期应用可升高血钾，应注意监测血钾及肌酐水平变化。双侧肾动脉狭窄、妊娠妇女、高钾血症者禁用。

④利尿剂：通过利钠排水、降低高血容量负荷发挥降压作用。主要包括噻嗪类利尿剂、袢利尿剂、保钾利尿剂与醛固酮受体拮抗剂等几类。用于控制血压的利尿剂主要是噻嗪类利尿剂。常用的噻嗪类利尿剂主要是氢氯噻嗪和吲达帕胺。PATS研究证实吲达帕胺治疗可明显减少脑卒中再发危险。小剂量噻嗪类利尿剂（如氢氯噻嗪6.25~25mg）对代谢影响很小，与其他降压药（尤其ACEI或ARB）合用可显著增加后者的降压作用。其不良反应与剂量密切相关，故通常应采用小剂量。噻嗪类利尿剂可引起低血钾，长期应用者应定期监测血钾，并适量补钾。痛风者禁用；对高尿酸血症，以及明显肾功能不全者慎用，后者如需使用利尿剂，应使用袢利尿剂，如呋塞米等。保钾利尿剂如阿米洛利、醛固酮受体拮抗剂如螺内酯等有时也可用于控制血压。在利钠排水的同时不增加钾的排出，在与其他具有保钾作用的降压药如ACEI或ARB合用时需注意发生高钾血症的危险。螺内酯长期应用有可能导致男性乳房发育等不良反应。

⑤β受体拮抗剂：主要通过抑制过度激活的交感神经活性、抑制心肌收缩力、减慢心率发挥降压作用。常用药物包括美托洛尔、比索洛尔、卡维地洛和阿替洛尔等。

美托洛尔、比索洛尔对β1受体有较高选择性，因阻断β2受体而产生的不良反应较少，既可降低血压，也可保护靶器官、降低心血管事件风险。β受体拮抗剂尤其适用于伴快速性心律失常、冠心病心绞痛、慢性心力衰竭、交感神经活性增高以及高动力状态的高血压患者。常见的不良反应有疲乏、肢体冷感、激动不安、胃肠不适等，还可能影响糖、脂代谢。高度心脏传导阻滞、哮喘患者为禁忌证。慢性阻塞型肺病、运动员、周围血管病或糖耐量异常者慎用；糖脂代谢异常时一般不首选β受体拮抗剂，必要时也可慎重选用高选择性β受体拮抗剂。长期应用者突然停药可发生反跳现象，即原有的症状加重或出现新的表现，较常见有血压反跳性升高，伴头痛、焦虑等，称之为撤药综合征。

⑥α受体拮抗剂：不作为一般高血压治疗的首选药，适用高血压伴前列腺增生患者，也用于难治性高血压患者的治疗，开始用药应在入睡前，以防体位性低血压发生，使用中注意测量坐立位血压，最好使用控释制剂。体位性低血压者禁用。心力衰竭者慎用。

⑦血管紧张素受体脑啡肽酶抑制剂：代表药物沙库巴曲缬沙坦钠，其降压机制一方面通过沙库巴曲增强利钠肽的有益作用，起到排钠利尿、舒张血管和保护心脏等作用；另一方面缬沙坦是血管紧张素受体抑制剂。二者共同作用产生利尿、扩张血管、降低血压以及交感神经活性作用。

以上内容见表5-2。

表5-2　常用药物名称、剂量及用法

药物分类	药物名称	单次剂量（mg）	用法（每日）
钙通道阻滞剂	硝苯地平	5~10	3次
	硝苯地平缓释片	10~30	2次
	硝苯地平控释片	30~60	1次
	尼群地平	10	2次

药物分类	药物名称	单次剂量（mg）	用法（每日）
钙通道阻滞剂	尼卡地平	40	2次
	氨氯地平	5~10	1次
	左氨氯地平	1.25~5	1次
	拉西地平	4~8	1次
	乐卡地平	10~20	1次
	非洛地平缓释片	5~10	1次
	维拉帕米缓释片	240	1次
	地尔硫䓬缓释片	90~180	1次
	盐酸地尔硫䓬	30~60	3~4次
血管紧张素转换酶抑制剂	卡托普利	12.5~50	2~3次
	依那普利	10~20	2次
	贝那普利	10~20	1次
	赖诺普利	10~20	1次
	雷米普利	2.5~10	1次
	福辛普利	10~20	1次
	西拉普利	2.5~5	1次
	培哚普利	4~8	1次
血管紧张素Ⅱ受体拮抗剂	氯沙坦	50~100	1次
	缬沙坦	80~160	1次
	厄贝沙坦	75~300	1次
	替米沙坦	40~80	1次
	奥美沙坦	20~40	1次
	坎地沙坦	8~16	1次
	阿利沙坦	240	1次
利尿剂	氢氯噻嗪	12.5	1~2次
	氨苯蝶啶	50	1~2次
	阿米洛利	5~10	1次
	呋塞米	20~40	1~2次
	吲达帕胺	1.25~2.5	1次

药物分类	药物名称	单次剂量（mg）	用法（每日）
利尿剂	螺内酯	20~40	1次
β受体拮抗剂	普萘洛尔	10~20	2~3次
	美托洛尔	25~50	2次
	阿替洛尔	50~100	1次
	比索洛尔	5~10	1次
	拉贝洛尔	100	2~3次
	倍他洛尔	10~20	1次
	卡维地洛	12.5~25	1~2次
α受体拮抗剂	特拉唑嗪	1~4	1次
	多沙唑嗪	1~4	1次
血管紧张素受体-脑啡肽酶抑制剂	沙库巴曲缬沙坦钠	50~200	1次

（三）辨证治疗

1.辨证论治

（1）肝火亢盛型

治法：清肝泻火。

方药：龙胆泻肝汤加减。龙胆草 6g，柴胡 12g，泽泻 12g，车前子 9g（包煎），生地黄 9g，当归 3g，栀子 9g，黄芩 9g，甘草 6g。

加减：头痛，头晕甚，加石决明 30g（先煎），珍珠母 30g（先煎）以平肝潜阳；目赤耳鸣，头痛偏甚，加菊花 10g，蝉蜕 9g，决明子 9g，夏枯草 9g 以平肝息风；急躁易怒，胁肋灼痛甚，加白芍 9g，香附 6g，川楝子 12g 以理气止痛；大便不爽，舌苔黄腻，加胆南星 6g，黄连 9g 以清热化痰；心烦，小便黄，舌红，口舌生疮，加穿心莲 15g，石膏 30g；大便秘结，加当归龙荟丸 3g，或加柏子仁 9g，瓜蒌仁 15g。

（2）痰湿内阻型

治法：化痰祛湿，和胃降浊。

方药：半夏白术天麻汤加减。清半夏10g，白术15g，天麻10g，陈皮10g，茯苓10g，甘草6g，钩藤15g（后下），珍珠母30g（先煎），郁金10g。

加减：胸痹心痛，加丹参9g，延胡索9g，瓜蒌12g，薤白9g以活血通痹；眩晕较甚，加代赭石30g（先煎），竹茹12g，生姜6g，旋覆花12g（包煎）以化痰；脘闷纳差，加砂仁6g（后下），豆蔻12g（后下），焦三仙10g以健胃；耳鸣重听，加石菖蒲9g，葱白9g以开窍；烦热呕恶，胸闷气粗，舌质红，苔黄腻，加天竺黄12g，黄连6g以清热化痰；身重麻木甚者，加胆南星6g，僵蚕9g以化痰通络。

（3）瘀血内阻型

治法：活血化瘀。

方药：通窍活血汤加减。地龙9g，当归9g，川芎5g，赤芍6g，桃仁12g，红花9g，白芷9g，石菖蒲6g，老葱5g，全蝎3g。

加减：兼神疲乏力，少气自汗，加黄芪10g，党参12g以益气行血；兼畏寒肢冷，感寒加重，加附子3g（先煎），桂枝6g以温经活血。

（4）阴虚阳亢型

治法：平肝潜阳，清火息风。

方药：天麻钩藤饮加减。天麻9g，钩藤12g（后下），石决明18g（先煎），牛膝12g，杜仲9g，桑寄生9g，黄芩9g，栀子9g，茯神9g，夜交藤9g，益母草9g。

加减：肝火上炎，口苦目赤，烦躁易怒，酌加龙胆草10g，牡丹皮9g，夏枯草9g以清肝火；目涩耳鸣，腰膝酸软，舌红少苔，脉弦细数，加枸杞子12g，制何首乌9g，生地黄9g，麦冬6g，玄参6g以补肝肾；目赤便秘，加大黄3g（后下），芒硝6g（冲服）或用当归龙荟丸以通腑泄热；眩晕剧烈，兼见手足麻木或震颤，加羚羊角粉0.6g（冲服），龙骨15g（先煎），牡蛎15g（先煎），全蝎3g，蜈蚣3g以镇肝息风，清热止痉。

（5）肾精不足型

治法：滋养肝肾，益精填髓。

方药：左归丸加减。熟地黄24g，山萸肉12g，山药12g，龟甲12g（先煎），鹿角胶12g（烊化），枸杞子12g，菟丝子12g，牛膝9g。

加减：五心烦热，潮热颧红，舌红少苔，脉细数，加鳖甲12g（先煎），知母9g，黄柏6g，牡丹皮9g，地骨皮12g以滋阴降火；兼见失眠，多梦，健忘，加阿胶12g（烊化），鸡子黄1枚，酸枣仁12g，柏子仁12g以交通心肾，养心安神；四肢不温，形寒怕冷，精神萎靡，舌淡脉沉，可用右归丸，或酌加巴戟天12g，淫羊藿9g，肉桂6g以温补肾阳，填精益髓；兼下肢浮肿，尿少，加桂枝9g，茯苓12g，泽泻9g以通阳利水；兼便溏，腹胀食少，可加白术15g，茯苓12g以补脾健胃。

（6）气血两虚型

治法：补益气血，调养心脾。

方药：归脾汤加减。党参9g，白术9g，黄芪12g，当归9g，龙眼肉12g，大枣10g，茯神9g，远志6g，酸枣仁12g。

加减：兼纳少神疲，便溏，脉象无力，可合用补中益气汤；自汗出，易于感冒，当重用黄芪24g，加防风9g，浮小麦12g以固表止汗；腹泻或便溏，腹胀纳呆，舌淡胖，边有齿痕，当归宜炒用，加薏苡仁12g，白扁豆12g，泽泻9g以健脾利湿；兼形寒肢冷，腹中隐痛，脉沉，加桂枝6g，干姜3g以温中助阳；血虚较甚，面色㿠白，唇舌色淡，加阿胶12g（烊化），紫河车粉3g（冲服）以填精补血；兼心悸怔忡，少寐健忘，加柏子仁12g，合欢皮9g，夜交藤15g以养心安神。

（7）冲任失调型

治法：调摄冲任。

方药：二仙汤加减。仙茅、淫羊藿、当归、巴戟天、黄柏、知母各9g，白芍12g，丹参、益母草各30g，车前子10g（包煎）。

加减：烘热，汗出，加黄芪15g，牡丹皮20g，浮小麦15g以益气清热固表；若心悸、乏力、气短，加党参15g，麦冬12g，五味子6g以益气宁心；失眠、心烦，加黄连6g，阿胶9g（烊化），肉桂3g，酸枣仁30g以交通心肾，养血安神；悲伤欲哭，情绪低落，加浮小麦30g，大枣9g，甘草重用10g，香附6g，郁金9g，柴胡12g以养心解郁。

2.外治疗法

（1）毫针刺法

①肝肾阴虚型：取心俞、膈俞、肝俞、肾俞为主穴，合谷、曲池、阳陵泉、悬钟、三阴交、太冲、足三里、风池为辅穴，每次选穴6~8个，采用强刺激手法，留针10~20分钟。隔日1次，15天1个疗程。

②气虚痰浊型：取曲池、足三里、风池、太冲为主穴，百会、关元、丰隆、三阴交、太溪、阳陵泉为辅穴，采用强刺激手法，但对阴阳两虚患者改用轻刺激手法，每日或隔日针刺1次，10次为1个疗程。

（2）推拿疗法

①自我按摩：两手掌相对搓热，从前额向下推至喉前，再从颈项向下推搓4~6次；两手拇指按在两侧太阳穴，点揉10次，再沿头部临泣穴推至风池穴，重复4~6次；两手分别按摩左右耳轮，反复摩擦半分钟，然后用中指尖插入耳孔内震动数次；两手在头顶部合拢做雀啄式叩击，重复2~3次。

②足部推拿：足部基本反射区：肾、输尿管、膀胱；关联反射区：垂体、腹腔神经丛、甲状腺、甲状旁腺、生殖腺、上下身淋巴结、前列腺或子宫、内耳迷路；

重点反射区：大脑、三叉神经、小脑、心、颈项、肾上腺。

用中等力度手法刺激基本反射区和关联反射区各10次，20分钟。用重手法刺激重点反射区各20次，10分钟。

（3）耳针治疗

方法一：心、耳尖（放血）。每次取一侧耳穴，双耳交替施治。

肝火亢盛型取肝、肾、角窝上、结节、耳背心、耳背肝、耳背肾、耳背沟；阴虚阳亢型取肾、交感、皮质下、耳背心、耳背肝、耳背肾、耳背沟；阴阳两虚型取心、肾、耳背心、耳背肝、耳背肾、耳背沟；痰湿壅盛型取脾、三焦、耳背心、耳背肝、耳背肾、耳背沟。耳廓常规消毒，用耳毫针刺入所选穴位。肝火亢盛型、痰湿壅盛型用泻法，阴阳两虚型、阴虚阳亢型用补法。留针30分钟，每日或隔日1次，10次1个疗程。

方法二：主穴：耳尖（放血）、心、额、皮质下、肝、交感；配穴：阴阳两虚型、肝肾阴虚型加肾，头晕加外耳、枕。每次取一侧耳穴，双耳交替施治。耳廓常规消毒，用耳毫针刺入所选穴位。中等刺激，留针15~30分钟，平补平泻法或补法，每日或隔日1次，10次1个疗程。

方法三：取降压点、交感、神门，刺入所选穴位。实证用强刺激，留针15~30分钟，虚证用中等刺激，留针15~30分钟，每日或隔日1次，10次为1个疗程。

方法四：主穴取心、肝、肾、肾上腺、脑、枕、交感、皮质下、内分泌、降压沟。配穴：失眠加神门、神经衰弱点；目涩加眼、耳、便秘点。每次取一侧耳穴，双侧交替使用。耳廓常规消毒，用耳毫针刺入所选穴位。实证用强刺激，留针15~30分钟；虚证用中等刺激，留针15~30分钟。每日或隔日1次，10次为1个疗程。

（4）耳穴压豆法　患者耳廓常规消毒，

用耳穴诊疗仪在耳廓寻找耳穴敏感点，电刺激10分钟，再用胶布裁成3mm×3mm大小方块，每块粘上1粒王不留行籽，贴压于敏感点。隔日换1次，嘱患者每日自行按压耳贴数次。10次为1个疗程。

（5）耳穴放血法

方法一：取神门、肾、肝；或耳尖、结节、神门、肾。每次取1侧耳穴，双侧交替使用。耳廓常规消毒，用三棱针对准所选穴位，点刺放血各3~4滴。每隔3天治疗1次，中病即止。

方法二：取耳背沟小血管1根。耳廓常规消毒，用小手术刀片将血管切开，放血10滴左右，用消毒干棉球压迫止血，用1小方块消毒纱布覆盖、固定。每隔4天治疗1次，4次1个疗程。

（6）刮痧疗法

刮拭经络：颈背部督脉、足太阳经。

刮拭腧穴：印堂、人迎、风池、曲泽、曲池、合谷、太冲、丰隆。

患者取适当体位，擦干净施术部位，医者以光滑的陶瓷片等器具，蘸少许植物油或凡士林，用泻法线状刮拭颈背部督脉（自上而下）、足太阳经（自下而上）；用泻法点状刮拭印堂、人迎、风池、曲泽、曲池、合谷、太冲、丰隆，使"痧痕"显现。每一次施术部位10分钟，7次为1个疗程。

（7）穴位贴敷疗法　穴位贴敷疗法以中医理论为基础，从整体出发，在相应的穴位上进行药物贴敷，达到治疗疾病的目的。可避免口服药物对疗效的影响，能维持较长且恒定的有效血药浓度，还具有操作方便、价格便宜等优点，提高药物的生物利用度、治疗效果并能降低药物不良反应。

河南省中医药研究院高血压科研制的神阙降压贴（药物组成：龙胆草、黄芩、钩藤、丹参、牛膝、吴茱萸、川芎、泽泻、草决明、杜仲、红花、何首乌、麝香），每日1次，贴敷于神阙穴，或涌泉穴、大椎穴，每次2~4小时，20天为一疗程，临床应用4年、1000余人次。总有效率80.0%以上。

无锡市中医院处方：①吴茱萸、川芎颗粒剂各3g，混匀，白醋调成糊状，每天晚间临睡前贴敷双侧涌泉穴，次日去除，2周为一个疗程。功效：平肝降逆，用于眩晕肝阳偏亢伴有头晕者。②决明子10g焙干研末，以绿茶水调成糊状，贴敷两侧太阳穴，干后更换。功效：清肝降火，用于肝阳上亢证头痛明显者。

司氏用吴茱萸、川芎、白芷各30g研末，每次取黄豆大用棉花包裹，敷脐，外贴胶布固定，每日1次，连贴5~10次，至血压降至正常。然后选用菊花干品1000g，川芎400g，决明子200g，白芷200g，做成药枕，使药物缓慢挥发，达疏风散热，清理头目之功效，使血压缓慢下降。

辽宁中医药大学附属医院处方：阴虚阳亢证和肾精不足证：吴茱萸散（吴茱萸1份，清醋1份），取涌泉、太溪、太冲穴贴敷；痰湿壅盛证：用吴茱萸散取内关、丰隆、解溪穴贴敷；肝火亢盛证：用清肝散（吴茱萸1份，黄连6份，清醋1份），取涌泉、太溪、太冲穴贴敷。操作流程：①将胶布剪成2cm×2cm小方块，将吴茱萸散或清肝散贴在胶布中央备用。②用75%乙醇棉球消毒穴位，将贴有散剂的胶布对准穴位贴压。③每个疗程为4周。

（8）药枕疗法　药枕的治疗原理是以混成的中草药作用于头部，因头为精明之府，十二经脉、三百六十五络的气血皆聚于头部，头与全身紧密相连，故在睡眠中可对全身疾病进行了药疗。

清肝降压药枕：夏枯草、罗布麻叶、野菊花、淡竹叶、冬桑叶、生石膏、白芍、川芎、磁石、蔓荆子、青木香、晚蚕沙。清肝明目药枕：菊花、夏枯草、木香、蔓荆子、蚕沙、川芎、红花、决明子、薄荷等。

中药降压药枕：桑寄生、丹参、杭白菊、益母草、罗布麻、夏枯草、钩藤、川芎、石决明、磁石。

将药物粉碎后的颗粒直径＜0.5cm。选用棉质布缝制成小袋，将上述经粉碎后的药物全部装入袋中，以药枕替代日常睡枕。

（9）穴位埋线疗法　埋线疗法是针刺疗法的一种发展，用羊肠线做穴位埋藏，使其在软化吸收过程中对穴位产生持续刺激，激发经气运行，从而产生"长效针感"效应。其作用机制与针刺基本相同，是通过穴位的刺激，激发经络功能、调节经络失衡、调和气血，使机体经络、阴阳平衡。西医学研究认为其主要通过对中枢、外周神经及递质、肾素-血管紧张素-醛固酮系统、血管内皮细胞活性、外周血管阻力等方面的综合调节，从而达到降压作用。河南省中医药研究院高血压科采取穴位埋线治疗高血压，主穴：选取双侧心俞、肝俞、肾俞、降压点（在第六、七颈椎棘突之间，旁开2cm）。配穴：肝火亢盛型配合太冲、曲池；阴虚阳亢型配合三阴交、太冲；痰湿内阻型配合脾俞、丰隆；阴阳两虚型配合命门、三阴交。每次取6个穴位。

四川省中医药科学院中医医院以太冲、三阴交、足三里等为主穴位埋藏医用铬制羊肠线治疗高血压，均取得了满意疗效。操作方法：患者取卧位或坐位，医生选取专用埋线针1支，前端置入已消毒羊肠线1.5cm长，常规消毒局部皮肤，左手拇、食指绷紧或提起进针部位皮肤，右手持针，对准选定穴位，快速进针过皮，送针至一定深度，当出现针感后即酸、麻、胀等后，缓慢退针。边退针，边推针芯，将羊肠线埋植在穴位内，针孔涂以碘酒，盖上消毒纱布。注意事项：①严格无菌操作，防止感染。②埋线最好在皮下组织与肌肉之间，

羊肠线头不可暴露在皮肤外面。③注意术后反应。由于刺激损伤及羊肠线刺激，在1~5天内，局部出现红、肿、热、痛等无菌性炎症反应属于正常反应。少数病例反应较重，切口处有少量渗出液，亦属正常现象，一般不需要处理，若渗液较多凸出皮肤表面时，可将乳白色渗液挤出，用70%乙醇棉球擦去，覆盖消毒纱布。④少数患者因治疗中无菌操作不严或伤口保护不好，造成感染，一般在治疗后3~4天出现局部红肿，疼痛加剧，并可伴有发热，应予局部热敷及抗感染处理。⑤个别患者对羊肠线过敏，治疗后出现局部红肿、瘙痒、发热等反应，应适当予抗过敏处理。

3.成药应用

（1）牛黄降压丸

药物组成：牛黄、羚羊角、珍珠、冰片、郁金、黄芪、白芍、水牛角粉、雄黄、草决明、党参等。

功能主治：清心化痰、镇静降压。主要用于治疗高血压，阴虚阳亢型高血压所引起的头眩晕、心烦易怒、心悸失眠等症。

用法：小蜜丸20~40丸/次，2次/日，口服；大蜜丸1~2丸/次，1次/日，口服。

使用注意：腹泻者忌服。

（2）松龄血脉康胶囊

药物组成：葛根、珍珠层粉等。

功能主治：平肝潜阳、镇心安神。

用法：胶囊一次3粒，一日3次。4周为1个疗程。口服。

（3）清脑降压胶囊

药物组成：黄芩、磁石、地黄、钩藤、珍珠母、夏枯草、牛膝、丹参、决明子、槐米、当归、水蛭、地龙。

功能主治：平肝潜阳、清脑降压。适用于肝阳上亢、头昏头晕、失眠健忘的高血压患者。

用法：胶囊每次4~6粒，每日3次。

使用注意：孕妇忌用。

（4）天麻钩藤颗粒

药物组成：天麻、钩藤、石决明、栀子、黄芩、牛膝、丹参、决明子、槐米、当归、水蛭、地龙。

功能主治：平肝息风、清热安神。用于高血压所引起的头痛、眩晕、耳鸣、眼花、震颤、失眠。

用法：每次10g（1袋），每日3次。

使用注意：舌绛无苔之阴虚动风证不宜服用。

（5）礞石滚痰丸

药物组成：煅青礞石、黄芩、大黄、沉香、朴硝。

功能主治：降火逐痰。用于高血压痰火壅盛者。

用法：每次3g，每日4次。

（6）复方羚羊降压片

药物组成：羚羊角、桑寄生、夏枯草、黄芩。

功能主治：平肝潜阳，清肝热，降血压。用于高血压头晕目眩、烦躁失眠等。

用法：每次4片，每日3次。

（7）龙胆泻肝丸

药物组成：龙胆、黄芩、栀子、泽泻、木通、车前子、当归、生地、柴胡、甘草。

功能主治：清肝火，泄湿热。用于年龄较轻，病程较短，并见头痛、头胀、头热，小便短赤、舌红苔黄等肝经湿热的高血压患者。

用法：每次6~9g，每日2~3次。

（8）降压宝黄片（河南省中医药研究院院内制剂）

药物组成：黄芪、何首乌、女贞子、香附、红花、蒲黄、丹参、赤芍、半夏、白附子、全蝎、钩藤。

功能主治：益气活血。用于年龄较大，病程较长，气虚血瘀型高血压患者。

用法：片剂，每片0.31g。每次2片，每日2次。

（9）降压宝绿片（河南省中医药研究院院内制剂）

药物组成：何首乌、女贞子、龙骨、牡蛎、全蝎、钩藤、酸枣仁、合欢皮、首乌藤、冬瓜皮、半夏、白附子。

功能主治：滋阴潜阳。用于阴虚阳亢型高血压患者。

用法：片剂，每片0.31g。每次2片，每日2次。

（10）降压宝蓝片（河南省中医药研究院院内制剂）

药物组成：龙胆、黄芩、黄柏、知母、栀子、猪苓、泽泻、防己、车钱子、茯苓、生地黄、甘草。

功能主治：清肝泻火、通腑化痰。用于肝火亢盛型高血压患者。

用法：片剂，每片0.31g。每次2片，每日2次

4. 单方验方

（1）莱菔子900g水煎过滤，浓缩，浸膏，干燥，研粉，压片，分30次服用，每日3次。

（2）菊花、槐花、绿茶各等份，煎水代茶饮。

（3）杏仁12g，桃仁12g，栀子3g，胡椒7粒，糯米14粒，捣烂加蛋清1个调糊状，分3次于睡前敷脚心。

（4）山楂15g，菊花10g，草决明15g，水煎300ml，分2次服。（《高血压病人与中医药保健》）

（四）新疗法选粹

1. 邓铁涛浴足方

根据内病外治的原理，中药浴足亦有较好的降压作用，且无副作用、安全可靠。

处方：怀牛膝30g，川芎30g，天麻10g，钩藤10g（后下），夏枯草10g，吴茱萸10g，肉桂10g。按水煎剂配方制成粉剂，每袋110g。

操作方法：每次用2剂，予沸水冲泡，冲散、搅拌后静置5分钟，加入适量凉水，至水温为42~45℃时开始沐足。浴足的时间安排在每天下午3时，浴足时间持续20分钟。

适应证：肝阳上亢型（肝火亢盛型）。主症：眩晕，头痛，目胀，耳鸣，急躁易怒，头重足轻。次症：口苦口干，心慌，心悸，健忘，失眠多梦。舌脉：舌质红，苔薄黄，脉弦有力或滑数。

注意事项：糖尿病周围神经病变、下肢皮肤破损或感染者不适用沐足疗法。（《保健与生活》2019年第2期）

2. 息风降压膏

河南省中医药研究院高血压科应用息风降压膏治疗阴虚阳亢型高血压患者疗效满意，该膏方对改善症状、降低血压、调整全身状况明显。

处方：女贞子200g，旱莲草150g，生地200g，白芍200g，天麻150g，钩藤300g，川牛膝150g，龟甲胶100g，蜂蜜200g。

操作方法：上药除龟甲胶、蜂蜜外加水煎煮3次，滤汁去渣，合并滤液，加热浓缩为清膏，再将龟甲胶烊炖，冲入清膏和匀，最后加入蜂蜜收膏即成。每次10~20g，每日2次，用温开水冲服。

适应证：阴虚阳亢型高血压患者，症见头晕耳鸣、腰膝酸软、烦躁失眠、舌红少苔、脉弦细数。

注意事项：瓷罐或玻璃器皿收储备用。夏季放冰箱内存放。每次10g，每日3次，用温开水冲服。

3. 和畅膏

处方：生地、熟地、山药、白术、山茱萸、杜仲、旱莲草、女贞子、怀牛膝、枸杞、菊花、龟甲、煅龙骨、丹参、川芎、牡丹皮、白芍、赤芍、茯神、远志。

操作方法：将以上药物加水反复熬制，

去渣浓缩至稠厚状清膏，配合糖和胶类。每日2次，早餐、晚餐后服用，一次20g，温水搅匀稀释后服用。12周为1个疗程。

适应证：阴虚阳亢型高血压。主症：眩晕、头痛、腰酸、膝软、五心烦热；次症：耳鸣、健忘、心悸、失眠；舌脉：舌红少苔、脉弦细而数。

注意事项：瓷罐或玻璃器皿收储备用。夏季放冰箱内存放。每次10g，每日3次，用温开水冲服。

（五）医家诊疗经验

施今墨认为，原发性高血压治法本着一个"通"字，消除壅阻，非通不可。但通之不易用动药，宜用静通之法。所以忌用动药者，以血压过分上升即是动，故不可再用动药。静以治动，故以静通以胜之，去有余，补不足，即是通。此通字必须活看，且将通药分动与静而别之。如无瘀血症状，不宜妄用活血破血之药，以防鼓荡血流，反致伤及已硬化与狭窄之血管，而成血管破裂之弊。但脑出血之后，血管内有凝瘀，则需参用活血化瘀之药以通之。又有加厚血管壁能力的胶类药也不轻用，否则血液通行愈受壅阻，于病更为不利。

王仲英认为，病邪入脑是原发性高血压的基本病机，脑为元神之府，只需清阳之气以熏养，而不容半点阴浊之邪以侵犯，邪犯则病发。如无肝风之上行入脑，无气之与血并走于上，无痰浊之阻脑络，原发性高血压何由而作；且其肝风、痰浊、气血并上，三者之间，又相互为因。在临床上，针对其发病的病机而制定了清脑息风法。

祝谌予认为原发性高血压致病因素复杂，尤其以精神因素即忧思、恼怒等七情关系密切，同时，脏腑虚损、饮食劳倦及人体禀赋等多种因素，均可引起人体阴阳失调，气血紊乱而发生本病。强调其本以肝肾为主，肾阴亏损，水不涵木或肝阴不足，肝阳偏亢；在标以肝阳上亢，升动无制，肝风内动，上扰清空而作眩晕。病变后期阴虚日久，阴损及阳，发展为阴阳两虚，脏器受损之晚期原发性高血压。辨证论治时，根据病因、病机、病症不同，分为三型，并结合临床表现为有虚有实、虚中夹实、实中加虚、治实碍虚、治虚碍实的特点，强调首先要辨别虚实。

朱良春认为气虚、血瘀、痰浊兼夹高血压病患者往往伴高血黏、高血脂特点。对于气虚血瘀，痰浊夹杂证，采用益气活血、化痰泄浊法，自拟"双降汤"，方药组成为水蛭（粉碎装胶囊）、生黄芪、丹参、生山楂、稀莶草各30g，广地龙、当归、赤芍、川芎各10g，泽泻18g，甘草6g组成，临床研究表明本方具有改善微循环、增加血流量、改变血液黏稠度、改善脂质代谢等作用，降脂通脉，防止心脑血栓梗阻，又能减肥轻身，治疗高血压病伴高血黏并高血脂病例甚众。

刘渡舟自拟三草汤（夏枯草、龙胆草、益母草，配以芍药、甘草）治疗本病，可随症加减，如加牛膝引火下行，加石决明、珍珠母平肝潜阳；加黄芩、栀子清肝火，加大黄泄实热；加丹皮凉血；加钩藤、菊花息风；加茯苓、泽泻、滑石利湿；加茺蔚子治目珠疼痛，按之如石；加石斛、玄参以养肝阴。

邓铁涛根据不同虚证高血压病患者，自拟多个临床疗效确切的经验方，如肝肾阴虚者，用自拟"莲椹汤"，药为莲须、桑椹子、女贞子、旱莲草、山药、龟甲、牛膝；阴阳两虚者，用自拟"肝肾双补汤"，药用桑寄生、何首乌、川芎、淫羊藿、玉米须、杜仲、磁石、生龙骨，若兼气虚者，加黄芪；肾阳虚为主者，可用"附桂十味汤"，药用肉桂、熟附子、黄精、桑椹、牡丹皮、茯苓、泽泻、莲须、玉米须、牛膝；

若肾阳虚甚兼浮肿者用真武汤加杜仲、黄芪，临床应用，疗效满意。

陈可冀认为，肝阳上亢为中青年原发性高血压常见证型，然夹痰夹瘀者亦不少见。可用平肝潜阳化痰法治之，选用半夏白术天麻汤、瓜蒌薤白半夏汤加减治疗。

周仲瑛认为肾阳虚者多见于高血压病后期，此时血压虽高，但全身症状却是一派阳虚的表现，治疗时若拘泥于苦寒清火或滋阴潜阳之法，则易抑遏或损伤阳气，反使病情加重。治当温养肾气、潜纳虚阳，以金匮肾气丸为基础方治疗。妇人因肝肾不足而冲任不调、月经失常者，尤其是更年期高血压而见肾阳虚之患者，可用二仙汤加杜仲、肉苁蓉、桑寄生、茺蔚子之类。

五、预后转归

高血压病患者由于动脉压持续性升高，引发全身小动脉硬化，从而影响组织器官的血液供应，造成各种严重的后果，成为高血压病的并发症。在高血压的各种并发症中，以心、脑、肾的损害最为显著。

1. 脑血管意外

脑血管意外亦称中风，病势凶猛，致死率极度高，即使不死，也大多数致残，是急性脑血管病中最凶猛的一种。高血压患者血压越高，中风的发生率越高。高血压患者都有动脉硬化的病理存在，如脑动脉硬化到一定程度时，再加上一时的激动或过度的兴奋，如愤怒、突然事故的发生、剧烈运动等，使血压急骤升高，脑血管破裂出血，血液便溢入血管周围的脑组织，此时，患者立即昏迷，倾跌于地，所以俗称中风。凡高血压病患者在过度用力、愤怒、情绪激动的诱因下，出现头晕、头痛、恶心、麻木、乏力等症状，要高度怀疑中风的可能，此时，应立即将患者送往医院检查。

2. 肾动脉硬化和尿毒症

高血压合并肾衰竭约占10%。高血压与

肾脏有着密切而复杂的关系，一方面，高血压引起肾脏损害；另一方面肾脏损害加重高血压病。高血压与肾脏损害可相互影响，形成恶性循环。急骤发展的高血压可引起广泛的肾小动脉弥漫性病变，导致恶性肾小动脉硬化，从而迅速发展为尿毒症。

3. 高血压性心脏病

动脉压持续性升高，增加心脏负担，形成代偿性左心肥厚。高血压患者并发左心室肥厚时，即形成高血压性心脏病。该病最终导致心力衰竭。

4. 冠心病

血压变化可引起心肌供氧量和需氧量之间的平稳失调。高血压患者血压持续升高，左心室后负荷增强，心肌肌力增加，心肌耗氧随之增加，合并冠状动脉粥样硬化时，冠状动脉血流储备功能降低，心肌供氧减少，因此出现心绞痛、心肌梗死、心力衰竭等。

六、预防调护

（一）预防

高血压病的预防不仅是要降低高血压病患病率，更重要的是减少或延缓心、脑血管并发症的出现。高血压病预防分为三级：一级预防既针对高血压病高危人群，也针对普通人群，是在存在危险因素而尚未发生高血压时采取预防措施。二级预防是针对已诊断高血压病患者进行系统的有计划的全面治疗，以防止病情加重或发生并发症，实质上就是动脉硬化、脑卒中、冠心病等的一级预防。三级预防是指高血压病危重患者的抢救，防止并发症的发生，减少死亡，同时也包括抢救成功后的康复治疗。显然，高血压病的预防重点在一级预防和二级预防。

1. 高血压的一级预防措施

（1）减轻体重　超重和肥胖是高血压的主要危险因素，按我国最新标准，体质量指数 $> 23kg/m^2$ 时称为超重。减重的主要措施是限制过量进食、增加运动量。

（2）合理膳食　包括减少钠摄入，适当增加钾、钙、镁摄入，减少膳食中的脂肪。

（3）限制饮酒　有研究认为，饮酒与血压呈 U 型曲线关系，并存在阈值反应（40g 酒精为阈值），为预防高血压最好不饮酒；有饮酒习惯者，应戒酒或尽量少饮酒。

（4）增加体力活动　体力活动少者发生高血压的危险是体力活动多者的 1.52 倍，因此提倡坚持经常性的体力活动，尤其是有氧运动。

（5）平衡心理　个人因素及环境因素造成的心理压力常使患者采取不良生活方式，后者与高血压及心血管病的危险性升高有关，因此应正确对待及设法缓解各种心理压力。

2. 高血压的二级预防措施

高血压的合理治疗包括：

（1）应用简便、有效、安全、价廉的降压药物使血压降至正常。

（2）保护靶器官。

（3）兼顾其他危险因素的治疗。

（4）提高生活质量。

总之，应采取综合性措施，因人而异进行个体化治疗，以达最佳疗效。

3. 开展高血压社区综合防治是根本途径

（1）医院健康教育　各级各类医疗保健机构及其工作人员，在临床实践中施行医疗保健的同时，实施健康教育，通过健康教育实现三级预防。

（2）社区综合防治　建立防治网络，并进行人员培训。进行流行病学调查，包括基线调查及前瞻性心、脑血管病调查。人群分组和实施干预措施，对参加防治的对象进行随机分组，对干预组实施三级预防措施。

（二）调护

1. 合理饮食

（1）控制碳水化合物的摄入　提倡吃复合糖类，如标准面粉、玉米、小米、燕麦等植物纤维含量较多的食物，促进肠道蠕动，有利于胆固醇的排泄；少进食葡萄糖、果糖、蔗糖等单糖。

（2）减少脂肪的摄入　减少动物脂肪的摄入，烹调时尽量使用植物油，胆固醇控制在每日 300mg 以下。

（3）适量摄入蛋白质及微量元素　每日摄入蛋白质的总量以每千克体重 1g 为宜。其中植物蛋白应占 50%，最好用大豆蛋白。减少钠盐的摄入，多吃钾、钙丰富而含钠低的食物，如土豆、芋头、茄子、莴笋、冬瓜等。

2. 规律的生活作息

保持环境安静，避免噪音干扰，温湿度适宜；避免过分劳累、紧张、用脑过度。

3. 合理运动及锻炼

根据自己的年龄、体质、病情等适量参加运动和体力活动，如散步、慢跑、太极拳、八段锦、保健操、气功等。

七、专方选要

1. 降压方

药物组成：生石决明、罗布麻、豨莶草各 30g，白芍、益母草、汉防己各 10g，桑寄生、丹参各 15g。

加减：头痛甚、项强加葛根、藁本；面红目赤、便闭、肝火旺盛者，加黄芩、生大黄；阴虚火旺者，加生地、玄参、麦冬、石斛、黑豆衣、浮小麦；肝肾阴虚者，加枸杞、女贞子、旱莲草、熟地、酸枣仁、炙远志；心悸怔忡、脉结代者，加炙甘草、桂枝、大枣、阿胶；腰痛、夜尿增多加川续断、益智仁、黄精；胸闷、心前区疼痛，加全瓜蒌、郁金、失笑散、延胡索；血脂

增高者，加山楂、泽泻、茵陈、制首乌、决明子。（《湖北中医杂志》）

疗效观察：治疗 103 例，一般在服药 1 周后，头痛、头晕、项强等症状都能得到明显缓解，大多数患者在持续治疗 1 个月后，血压即下降，舒张压降低 1.33~2.67kPa（10~20mmHg）或降至正常范围，其中 5 例在用药 2 周后，血压即降至正常范围。103 例中，显效：舒张压下降 2.67kPa（20mmHg）以上，症状改善明显者 44 例，占 42.7%；有效：舒张压下降 1.33kPa（10mmHg）以上，症状部分改善者 52 例，占 50.5%；无效 7 例，占 6.7%，总有效率为 93.2%。（《湖北中医杂志》）

2. 远菊二天散

药物组成：生远志、菊花、天麻、川芎各 15g，天竺黄 12g，柴胡、石菖蒲、僵蚕各 10g。

用法：共为细末，装入胶囊，每次餐前半小时服 2g，每日 3 次。

疗效观察：治疗 151 例，服药 3 周。显效率为 65.56%。总有效率达 92.72%，与复方降压片对照组相比有显著差异（$P < 0.05$）。一年后随访，52 例显效患者，其中 48% 未用其他降压药物而血压仍稳定在正常范围。（《辽宁中医杂志》）

3. 清脑降压汤

药物组成：珍珠母 20g，石决明 25g，何首乌 50g，白菊花、钩藤各 15g。

加减：肝阳上亢者加玄参 40g，白芍、牛膝、蒺藜、地龙、云苓、夏枯草各 15g；肝肾阴虚者加淫羊藿、巴戟天、金樱子各 15g，黄芪、茯苓、杜仲各 2g，熟地 50g。

疗效观察：治疗 76 例，显效率为 86.8%，总有效率为 98.6%。疗程最短半个月，最长 2 个月，多数为 1 个半月。（《河南中医》）

4. 元参钩藤汤

药物组成：玄参 30g，生地 20g，山药、

丹参、夏枯草各5g，钩藤、白芍、菊花、麦冬、丹参、木香、茯苓、泽泻各9g。

加减：头痛加川芎、白芷各9g；耳鸣加磁石15g，五味子9g；眼花加枸杞子12g，女贞子9g；心烦加黄芩、栀子各9g；心悸加柏子仁、桂圆肉各15g；失眠加炒枣仁、夜交藤各15g；气短加党参、五味子各9g；恶心加代赭石30g，竹茹12g；肢体麻木加全蝎3g，鸡血藤15g；腰酸腿软加杜仲、桑寄生各15g；尿频加菟丝子15g，补骨脂9g；肢冷加仙茅、淫羊藿各9g；半身不遂加川芎、桃仁、红花、地龙各9g。

疗效观察：治疗80例，降压疗效：显效率为50%，总有效率为94%，收缩压和舒张压平均下降值为4.13/3.07kPa（31/23mmHg）。症状疗效：显效率为69%，总有效率为96%。（《山西医药杂志》）

八、研究进展

（一）病因病机

1. 脏腑学说

中医认为高血压病因七情过激，内伤虚损，饮食失节，以及先天禀赋不足、妇女冲任失调等，导致阴阳失衡、脏腑阴阳失调、清窍失于濡养而出现的一种病候。其病位在肝、肾、心三脏，以肝、肾为主，证属阴虚阳亢，本虚标实。但由于本病在发病过程中病因多端、病变错综，故常表现为主次、兼夹的不同。张磊等认为，高血压病是水火失济，相火妄动，鼓动血脉偾张，气血逆乱，或相火虚衰，水寒湿盛，阻塞脉道，导致气血失和，供求失衡而致。潘善余认为，情志失调伤肝，饮食失节或过劳或过逸伤脾是高血压病的病机特点。情志失调致肝郁气滞，继而肝郁化火出现肝火上炎或肝阳上亢，若进一步发展亦可致阴虚阳亢，阳盛则化火化风，日久则灼津成痰，气滞又可致血瘀、饮停。后者脾

虚失运可致气虚、痰湿中阻或阻络，气虚也可致血瘀。所以认为痰瘀既是脏腑功能虚损的病理产物，又是高血压病进一步发展的新的病因。李运伦等认为，原发性高血压的热毒证有火热性、兼夹性、从化性、广泛性和复杂多变性的特点。张晓磊等认为原发性高血压的热毒证伊始，是各种因素致热象渐生，热入气分，导致脏腑气机紊乱，气机冲逆于上，发为眩晕。付长庚等认为，高血压病其基本病机为阴阳失调、气血失其冲和，而非肝阳上亢一端，痰浊中阻、瘀血阻脉、冲任失和、肝郁气滞等亦为常见。治当以上亢者平之、潜之，痰浊者燥之、化之，瘀阻者活之、通之，冲任失和者调之、和之，肝郁者达之、疏之。在病程晚期以虚为主虚实兼杂，当根据气血阴阳的虚损不同，采用阴中求阳、阳中求阴、补气生血、补气助阳诸法，并结合兼夹病邪的性质，采用相应的祛邪之法，则高血压病诸症自可痊愈。

2. 络病学说

2011年吴以岭院士在《脉络论》一书中，提出了有关血管疾病的中医脉络学理论体系。该理论归纳和论述了古今有关心、血、脉的生理功能和解剖结构的研究成果。把营卫的和调运行，交汇生化的生理机制，以及营卫的失调，血脉不通的病理机制进行高度概括创建了"营卫承制调平"理论。高度概况了脉络（人体心血管）的生理、病理机制。阐明了阴阳平衡失调，五行生克制化异常，气机升降出入逆乱，以及营卫失调导致脉络功能异常的病理机制，对于治疗当今的血管疑难疾病开辟了一条新的治疗道路。

河南省中医药研究院程广书、王玉民副主任医师对高血压从络病论治进行了深入研究，亦认为络病学说更符合高血压的临床特点，丰富了高血压的理论与治疗策略。指出高血压的络脉病机在于：

①络脉气滞。主要见于高血压病不久的初期的一级高血压病阶段，此期由于络脉气滞而导致血压升高，络脉气滞是形成高血压病的关键。临床表现为血压的不稳，时高时低，有时候正常，有时候升高：或虽然升高，但是高低变化波动较大，而表现为血压不稳。主要的病变在气分，符合气滞的病机表现特点。高血压病的络脉病机特点：血压升高的开始即是直接发生在络脉的病变——络脉气机不畅，而非是由血脉之外的他病导致的久病入络，所以高血压病开始就需要选用通络药物。此期大概相当于良性高血压的功能紊乱期，是高血压病的早期阶段，全身细小动脉间歇性痉挛收缩，血压升高，痉挛缓解后血压可恢复正常。临床表现为血压波动性升高，可伴有头晕、头痛，经过适当休息和治疗血压可恢复正常，一般不服用西药降压药物。②络脉瘀阻。见于高血压病的形成之后的二级、三级高血压病阶段，表现为血压相对稳定而血压持续的升高且波动较小，有别于血压升高初期的时高时低，血压不稳。病机是由气及血。络脉瘀阻是在络气阻滞的基础上久病不愈发展而来，是由功能性到器质性损伤的重要阶段。高血压病形成之后，营卫失调，营卫交会生化异常导致脉络末端气血津液物质代谢与能量转换失常，滋生痰浊、瘀血、热毒等继发性致病因素。痰浊、瘀血、热毒等继发性致病因素，长期淤积于脉络之内，损伤脉络形体导致脉络狭窄血行受阻的病理改变。③络脉瘀塞。是指高血压病时脉络完全性阻塞或闭塞导致血液中断的病理改变。由高血压病，脉络瘀阻和脉络绌急导致血行障碍，血行滞缓的基础上发展成脉络闭塞，血行停止，血流中断而来。营卫以气血之体，以作流通之用，并在脉络末端完成交会生化，维持气血津液的物质代谢，与能量转换，营卫失调，运行障碍，是导致血流壅

滞的重要原因。此病机多见于三级高血压病的并发症，如中风、心痛，以及因下肢动脉狭窄而闭塞的疼痛跛行等。络脉瘀塞，主要见于高血压病的内脏病变期：包括部分高血压导致心脑肾血管发生硬化而狭窄的冠心病、肾动脉硬化症，以及脑梗死、脑软化、脑出血等。④络脉绌急。是在脉络瘀阻的基础上，突然外感寒邪，或五志过极，过度劳累等各种原因引起的气机逆乱，导致卫气逆行，络脉收引、挛缩、痉挛状态。临床可见剧烈的情绪反应，以及寒冷季节，气候剧烈变化的时候，感受寒冷刺激导致气机逆乱，卫气逆行，脉络绌急而突然导致血压升高，见头痛头晕、眼花头胀、视力下降、恶心欲吐甚至意识障碍、颤抖抽搐或伴有肢体麻木，或四肢逆冷，活动不利，语言不利，胸闷胸痛频频发作，脉实大或沉伏等气机上逆，脉络绌急的表现。这是由于血压持续升高，或突然升高导致脑细小动脉硬化造成的局部组织缺血，毛细血管通透性增加，脑部发生病变。发生高血压脑病：由于脑小动脉硬化和痉挛，局部组织缺血，毛细血管通透性增加，发生脑水肿，称高血压危象，可见于高血压病的各期。急进型高血压又称恶性高血压病。多见于青少年，血压高达230/130mmHg，病变进展迅速，可出现高血压脑病、肾衰竭。⑤络脉损伤。各种原因导致的络体损伤，或破损导致脉络破损。高血压患者长期血液壅滞，鼓胀脉络，突发气机逆乱，气火旺盛，导致营血壅塞，郁而化热，内生毒邪，损伤脉络，而在营血的过度鼓胀下，脉络胀破，血溢脉外而导致出血。或者是长期瘀血阻络，血液不能循经络而行，溢出络外，而致出血。或者是阴虚火旺，灼伤络脉，血热迫血妄行而出血。高血压患者常见的脉络损伤出血主要有高血压病脑出血、鼻出血、眼底出血等。此期是高血压病的内脏病变期。主

要是高血压导致的脑血管的细小动脉硬化使血管壁变脆，当压力突然升高时引起破裂出血。也可由于血管壁弹性下降，局部膨出形成小动脉瘤和微小动脉瘤，当压力突然升高时，破裂出血。以及视网膜中央动脉发生细动脉硬化，导致血管迂曲，视盘水肿，视网膜出血。⑥络息成积。见于高血压病3级，可见心脏肥大，心功能不全。其病机是在络脉郁滞的基础上，络脉功能失调，津血互换失常，日久痰瘀凝滞，停息于络脉，痰瘀积聚而成。此期大致属于高血压病的内脏病变期，主要是因为血压长期升高，心肌负荷增大，左心室代偿性肥大。早期心腔不扩大，向心性肥大；晚期心肌收缩力降低，心腔扩大，离心性肥大，甚至心力衰竭。⑦络虚不荣。是指气血阴阳不足，络脉失荣，导致络气虚滞而不通。阳气对络脉有温煦的作用，阳气不足，卫气不能温养脉络，寒邪侵袭则脉弦紧，气虚推动无力则血行迟缓，而络脉气机不畅。营血对络脉有濡润的功效，营阴亏虚，脉络失去濡养则拘急而脉络变细表现为脉象细而面色无华。常见久坐少动的肥胖高血压病患者，形盛气虚，可见动则气喘心慌，乏力。更年期妇女常见潮热汗出肢冷的阴阳失调的上热下寒、阳虚相火旺盛证，用二仙汤治疗，或潮热、盗汗、腰酸疼的肾阴虚证用知柏地黄汤治疗，临床常见这些证候而导致发生更年期高血压。以及常见老人高血压患者，血压不稳，稍一活动血压就波动很大而升高，出现头晕心慌，潮热心烦，肢冷不温，脉虚滑而数或洪大无根，或脉沉小坚而无力，表现为气阴两虚的证候，选用益气温阳的淫羊藿、杜仲、桑寄生、黄芪、人参，或滋阴养血的熟地、枸杞子、当归等治疗而血压降低稳定。此期既可出现在高血压病的早期，由于久坐少动、形体肥胖的形盛气虚的患者，也可以出现在后期心功能下降的患者，

或者是老年高血压病患者。

（二）分型证治

目前，临床上高血压的辨证分型差异很大，缺乏统一标准，有分四型、五型、六型、七型、八型等。如陈氏将高血压病分为五型：肝阳上亢、肝肾阴虚、痰浊中阻、瘀血头痛、肾精不足，分别用天麻钩藤饮以平肝潜阳，滋养肝肾；杞菊地黄丸以滋水涵木；半夏白术天麻汤以燥湿祛痰，健脾和胃；通窍活血汤以活血化瘀；左归丸以补肾滋阴，右归丸以补肾助阳。付氏分为肝阳上亢、痰浊中阻、气血亏虚、痰瘀阻络、肾阴不足、肾阳不足六型。分别用天麻钩藤饮平肝潜阳，清风息火；半夏白术天麻汤燥湿祛痰，健脾和胃；归脾汤补益气血；通窍活血汤活血化瘀，行气通络；左归饮补肾滋阴；右归饮补肾助阳。郜氏对肝火亢盛者常用天麻钩藤饮加减治疗；阴虚阳亢者常用镇肝熄风汤加减治疗；阴阳两虚者常用地黄饮子加减治疗；瘀血内阻者常用通窍活血汤加减治疗。丁氏将高血压病分为以下证型：肝风上扰治以平肝息风，方用天麻钩藤饮；肝阳上亢治以重镇潜阳，方用镇肝熄风汤；痰湿壅塞者治以化痰利湿，方用半夏白术天麻汤；肝肾阴虚治以滋阴补肾，方用六味地黄丸。蔡光先等采用流行病学调研方法，对1038例高血压患者现场采用统一诊断标准和处理方法，调查高血压不同病程的中医证候，结果表明，以所占构成比大于5%者作为高血压的证候，依次为肝阳上亢（22.9%）、痰浊中阻（17.2%）、阴虚阳亢（15.6%）、肝肾阴虚（13.9%）、肝风上扰（9.6%）、瘀血阻络（8.1%）。范军铭等通过对1760例高血压患者中医证候分布规律及构成模型研究明确中医证型为肾精亏虚，心肝火旺证；心阴亏虚，心神失养证；气阴两虚证；肝肾不足，心脉瘀阻证；肝阳上亢证；肝

肾阴虚证；肝火亢盛证；痰瘀内阻证；肝火上炎证。结论：高血压中医证候病位在心、肝、肾，以虚证为主、虚实夹杂。河南省中医药研究院高血压科将高血压分为六个证型：①气虚血瘀；②阴虚阳亢；③肝火亢盛；④痰湿壅盛；⑤肝肾阴虚；⑥阴阳两虚。分别给予降压宝黄片、降压宝绿片、降压宝蓝片、半夏白术天麻汤、杞菊地黄丸、二仙汤治疗。国家中医药管理局"十一五"高血压重点专科协作组建设单位山东中医药大学附属医院、河南省中医药研究院、福建医科大学附属第一医院、无锡市中医院、芜湖市中医院和黑河市中医院的诊疗方案，以及国家中医药管理局"十一五"老年病重点专科协作组眩晕（老年高血压）分组建设单位山东中医药大学附属医院、四川省中医药科学院中医医院、辽宁中医药大学附属医院、重庆医科大学附属第一医院和安徽中医药大学第一附属医院的诊疗方案，并注意吸收部分候选单位的特色诊疗方案，满足第三类要求：有一定共识度，但需整合的，可整合形成新的诊疗方案进行验证——经协作组工作会议讨论和牵头单位梳理重点病种评价分析报告，基本达成共识：

1. 肾精不足型

肾虚型宜平补肾气，方选补肾和脉方1号（山东中医药大学附属医院处方）；肾阴虚证宜育阴涵阳，方选补肾和脉方2号；肾阳虚证宜扶阳配阴，方选补肾和脉方3号。

基本方：生黄芪30g，黄精15g，桑寄生15g，淫羊藿30g，炒杜仲15g，女贞子15g，怀牛膝15g，泽泻30g，川芎12g，当归15g，地龙10g。（1号方）

肾阴虚型：加熟地15g，枸杞子15g。（2号方）

肾阳虚型：加炮附子9g。（3号方）

2. 痰瘀互结型

瘀血阻络型：活血通络，方选通窍活血汤加减（福建医科大学附属第一医院处方）：桃仁10g，红花10g，当归15g，赤芍10g，川芎10g，枳壳10g，地龙10g，郁金10g，茺蔚子10g。

痰浊壅盛型：祛痰化浊，方选半夏白术天麻汤加减：党参30g，生半夏15g（洗），苍术30g，天麻10g，陈皮15g，大枣12枚（擘），茯苓10g，生甘草10g，生姜15g（黑河市中医院处方）；或石菖蒲20g，半夏20g，陈皮15g，枳实10g，苍术15g，白术15g，茯苓15g，薏苡仁15g，天麻15g，蔓荆子15g。（辽宁中医药大学附属医院处方）

气虚血瘀型：益气活血，方选补中益气汤合通窍活血汤加减（安徽中医药大学第一附属医院处方）：桃仁10g，红花10g，丹参10g，赤芍10g，川芎6g，当归10g，党参10g，黄芪20g，白术10g，陈皮10g，升麻6g，地龙10g，水蛭3g，菖蒲10g。

3. 肝火亢盛型

清肝泻火，佐以疏肝凉肝，方选调肝降压方（山东中医药大学附属医院处方）：柴胡15g，香附15g，佛手9g，夏枯草30g，栀子12g，黄芩12g，丹皮15g，菊花30g，双钩藤30g（后下）。

4. 阴虚阳亢型

肝肾阴虚型（阴虚偏重）：方选滋肾潜阳汤（重庆医科大学附属第一医院处方）：太子参15g，熟地12g，山茱萸15g，山药15g，鹿角胶9g（烊化），枸杞子15g，菟丝子15g，龟甲15g（先煎），牛膝15g，鸡血藤30g，川芎15g。

肝阳上亢型（阳亢偏重）：平肝潜阳，方选加味天麻钩藤合剂（山东中医药大学附属医院处方）：明天麻12g，双钩藤30g（后下），石决明30g（先煎），山栀子12g，黄芩9g，川牛膝30g，炒杜仲15g，益母草30g，桑寄生12g，夜交藤30g，茯神12g，牡丹皮15g；配合降压调脂茶（芜湖市中医院处方）：罗布麻叶15g，贡菊10g，生山楂12g，灵芝12g，决明子12g，茉莉花10g。每日2次，每次1包，沸水冲泡10分钟后饮用。

阴虚阳亢并重：滋阴潜阳，方选降压宝绿片（河南省中医药研究院处方）：何首乌15g，女贞子15g，龙骨、牡蛎各30g（先煎），全蝎10g，钩藤30g，酸枣仁30g（杵碎），合欢皮30g，首乌藤15g，冬瓜皮15g，半夏10g，白附子10g。

（三）中药研究

1. 对交感神经的抑制作用

苦马兰黄酮有阻断颈上交感神经节作用，能降低狗、自发性高血压大鼠（SHR）、猫及正常大鼠血压，2分钟内降至最低水平，降压幅度18%~50%。葛根素腹腔注射能降低SHR的血压、心率、血浆肾素活性，作用机制为拮抗β受体。

2. 钙通道阻滞作用

龙眼参使SHR及SD大鼠的血压和心率均明显降低。龙眼参具有与钙通道阻滞剂相似的药理作用。大蒜的降压作用可能与其钙拮抗作用有关。

3. 利尿降压作用

利尿药用药初期可减少细胞外液容量及心输出量，长期使用可降低血管阻力。一些中药可以通过排钠利尿造成体内钠和水的负平衡，使细胞外液和血容量减少而使血压下降。天麻水提液可使麻醉大鼠动脉血压分别下降15%和38%，同时尿量分别增加11%和84%，尿钠排泄分别增加28%和43%。

4. 对肾素－血管紧张素系统影响作用

血灵口服液使SHR大鼠的血压显著下降，静脉药能使犬的正常血压显著下降且作用随着剂量的增大而增强，多次反复注射也不产生耐受性，并对心率无明显影响。在降低肾性高血压大鼠血压的同时，也降低血浆肾素活性和Ang Ⅱ水平，而对其他指标如血栓素 B_2、6-酮-前列腺素F1a、内皮素、降钙素基因相关肽（CGRP）、心钠素（ANP）无影响。丹参具有预防和逆转自发性高血压大鼠心肌纤维化作用，其机制可能与抑制胶原合成、促进心脏局部胶原分解、抑制心肌局部醛固酮生成、改善心肌血液供应、调节氧自由基代谢等多方面的作用有关。不同剂量的复方决明提取物均能降低SHR大鼠血浆的Ang Ⅱ含量和肾素活性（RA），但血压相关物质内皮素（ET）、ANP、ALD含量及尿量均无影响。

5. 对心脏血流动力学的影响作用

沙苑子总黄酮灌胃使清醒SHR大鼠血压明显下降，对麻醉SHR大鼠心输出量和心率影响不大，但可显著降低SHR大鼠的总外周阻力，从而引起SHR大鼠收缩压、舒张压显著下降，其中舒张压的下降更为明显。

6. 对血液流变学的影响作用

息化饮2号具有降低二肾一夹型肾性高血压模型大鼠血压，减慢心率，提高纤溶活性及红细胞变形能力，增加抗凝能力，防止机体血栓形成，延缓心室肥厚发生等方面的重要作用，并减轻并发症的发生。补肾益气活血汤治疗高血压相关性中风，高血压患者红细胞超氧化物歧化酶活性、红细胞谷胱甘肽过氧化物酶及红细胞过氧化脂质、红细胞比容、全血黏度、红细胞电泳时间（EET）、血小板电泳时间（PET）、纤维蛋白质、血浆黏度明显低于及高于健康人，EET、PET较健康人明显延长；治疗后上述指标均有改善，疗效确切，作用机制与抗氧自由基损伤有关。

7. 血管内皮功能改善作用

中药可以通过调节物质分泌平衡，改善血管的内皮功能，降低血压。淫羊藿总黄酮对大鼠血清中ACE活性无影响，对ET有抑制作用：NO含量明显降低。天麻钩藤饮治疗肝阳上亢证患者后，患者血压及 ET 水平均明显降低。川芎嗪具有调节患者血浆 ET-1 与 NO 浓度，减少尿蛋白排泄，改善肾功能的作用。降脂调压颗粒治疗原发性高血压病患者 30 例，可降低血浆 ET 水平及 ET/CGRP 比值，升高血浆 CGRP 水平，降压总有效率为 90%，症状改善总有效率为 90%。

8. 对胰岛素抵抗的改善作用

中药治疗从降低高血压患者的胰岛素水平，改善胰岛素抵抗入手，可以起到一定的降压作用。胰敏胶囊可阻止果糖诱导的胰岛素抵抗大鼠模型高血压的发生，其作用机制可能是通过阻止了胰岛素抵抗综合征大鼠胰岛素抵抗的发生。针箭颗粒治疗 SHR 大鼠后空腹胰岛素（I），CHO、TG 较治疗前有不同程度下降。清脑降压汤治疗原发性高血压患者 56 例，患者收缩压及舒张压均显著下降，空腹及餐后 2 小时胰岛素明显下降。

9. 多种降压途径的协同作用

大量动物实验及临床试验表明，中药尤其是复方中药的降压机制往往是多方面的，中药通过其多途径、多环节、多靶点发挥降压疗效。如益肾降压方可显著降低肾实质性高血压（RPH）大鼠的血压，升高血浆 6-Keto-PGF1a 含量。

（四）评价及瞻望

大量文献表明，中医药治疗原发性高血压是有效的，尤其在控制血压、稳定血压、改善临床症状方面有着特殊作用，而且相对安全，没有明显的毒副作用，这是中医药独有的临床优势。具体表现：重视治未病思想；重视病机的整体性；重视治疗的个体化；相对安全。

但同时中医药治疗高血压又有概念不清、机制不明、降压速度慢等原因，制约了中医药优势的发挥。由于中西医在治疗本病方面存在诸多临床难题，致使其防治工作不尽如人意。应通过在理论、方法学、临床实践方面的研究，在高血压的中医概念及病因病机、中医药治疗效果评价体系、中药新药开发等方面取得重大突破，将在中医和中西医结合方面走出一条高血压防治的新路子，在提高防治水平、临床疗效方面发挥更大的作用。

主要参考文献

［1］薛慧，张永刚. 吴茱萸贴敷涌泉穴治疗高血压疗效观察［J］. 世界最新医学信息文摘，2016，16（81）：171.

［2］许海芹，甘敏勇. 中药穴位敷贴对肝肾阴虚型原发性高血压患者血压及临床症状的影响［J］. 光明中医，2017，32（17）：2519-2521.

［3］季蓉，孙田雨，孙洁，等. 刮痧配合放痧治疗轻度高血压临床观察［J］. 中国针灸，2015，35（3）：275-278.

［4］李丽. 循经刮痧联合子午流注择时穴位按摩法对阴虚阳亢型眩晕的临床干预效果［J］. 中西医结合心血管病电子杂志，2017（24）：3-4，6.

［5］白源，李晓云，许文静，等. 八段锦联合盐酸地尔硫草缓释胶囊治疗 I～II 级原发性高血压患者的疗效［J］. 中国疗养医学，2020，29（1）：46-47.

［6］郑永才，陈亮，杨建全. 太极拳对原发性高血压患者血压及生活质量影响系统评价［J］. 辽宁中医药大学学报，2015，17（4）：143-146.

［7］冯丽娟，关历，章代亮，等. 24 式太极拳对老年原发性高血压患者降压效果及血脂水平的临床疗效评价［J］. 中国疗养医学，2018，27（10）：1009-1013.

［8］袁勇凡. 天麻钩藤汤联合原络配穴针刺治疗肝阳上亢型原发性高血压的临床

研究[J]. 四川中医，2017，35（9）：53–55.

[9] 王永正. 加味镇肝熄风汤治疗原发性高血压阴虚阳亢型临床效果[J]. 中医中药，2017（29）：111–112.

[10] 刘树华，李彦龙. 加味半夏白术天麻汤治疗痰湿壅盛型原发性高血压合并高尿酸血症的干预作用[J]. 辽宁中医杂志，2015（1）：121–123.

[11] 宋云兰. 牛黄降压丸治疗原发性高血压患者的临床疗效研究[J]. 海峡药学，2017，29（7）：171–172.

[12] 郭茜茜，任晓红，刘晓萍. 原发性高血压常见中医体质的中医食疗研究进展[J]. 临床医药文献电子杂志，2019，6（94）：185.

[13] 刘希奇. 和畅膏对阴虚阳亢型高血压病合并慢性脑供血不足的疗效观察[D]. 福州：福建中医药大学，2019.

第六章　继发性高血压

高血压分为原发性与继发性高血压两种。继发性高血压又称症状性高血压，是指由于某些确定的疾病或原因引起的血压升高，此种高血压存在明确的病因。继发性高血压因为漏诊、误诊等原因，发病率尚无准确的统计，以前认为继发性高血压占所有高血压患者的5%~10%，随着高血压专科建立以及诊断水平的提高，继发性高血压的检出率大大提高，如国内王志华等在2274例高血压患者中发现继发性高血压占14%。新疆维吾尔自治区高血压诊疗中心发现在4514例高血压患者中继发性高血压占17.9%。继发性高血压常是临床综合征的表现，与原发性高血压症状相似，临床容易误诊为原发性高血压。由于许多继发性高血压可以通过去除诱因或手术治疗而阻止病情发展，避免对靶器官造成更大损害，因此，在临床工作中对继发性高血压的早期诊断十分重要。

继发性高血压的原因很多，常见的有以下几类：①肾实质性病变，如各类肾炎、肾盂肾炎、多囊肾、肾结核、肾结石、肾肿瘤等。②肾血管性疾病，如大动脉炎、肾动脉纤维性结构不良、肾动脉粥样硬化、肾动脉血栓等。③内分泌疾病，如原发性醛固酮增多症、嗜铬细胞瘤、库欣综合征等。④心血管性疾病，如主动脉缩窄、主动脉瓣关闭不全等。⑤精神类疾病，如抑郁症、焦虑症等。⑥其他类，如药物、呼吸睡眠综合征等。

继发性高血压的初步筛查思路：对所有就诊的高血压患者都应该想到继发性高血压的可能性，而且继发性高血压通常具有以下共同特征：①年轻患者血压中、重度升高。②老年患者原来血压正常，突然出现高血压。③对降压药物疗效差。④急进性或恶性高血压。⑤具有继发性高血压的线索，如肌无力、周期性四肢麻痹、阵发性头疼、心悸、多汗、腹部血管杂音、蛋白尿、血尿、低血钾等。因此，临床医师首先要详细询问病史、仔细进行体格检查并有选择地进行一些常规检查，如血常规、尿常规、粪常规、血脂、血糖、肾功能、电解质、心电图、腹部彩超等，必要时查血醛固酮/肾素比值（ARR）、肾上腺CT、肾动脉造影等，或转高血压专科检查。以下对常见的继发性高血压进行分述。

第一节　肾实质性高血压

在全部高血压患者中，肾实质疾病继发高血压占5%~10%，发病率仅次于原发性高血压，占第2位，而在继发性高血压中则居首位。在成人高血压中约占5%，而在儿童高血压中约占2/3，为第一位。如不积极治疗控制好血压，肾实质性高血压将会引起严重心、脑血管并发症，并加速肾损害进展，促进慢性肾衰竭发生。

一、病因病机

（一）西医学认识

1.病因病理

引起高血压的常见肾实质性病因为急性和慢性肾小球肾炎、慢性肾盂肾炎、妊娠高血压综合征、先天性肾脏病变（多囊肾、马蹄肾、肾发育不全）、肾结核、肾结石、肾肿瘤、继发性肾脏病变（各种结缔组织病、糖尿病性肾脏病变、肾淀粉样变、放射性肾炎、创伤和泌尿道阻塞所致的肾脏病变）等。常引起高血压的肾实质疾病见表6-1。

表6-1　引起高血压的肾实质疾病

单侧肾脏疾病	IgA 肾病（40%~50%）
反流性肾病（20%~50%）	微小病变病（20%~30%）
慢性肾盂肾炎（10%~30%）	继发性肾小球疾病
肾盂积水（10%~20%）	糖尿病肾病（70%~75%）
双侧肾脏疾病	狼疮性肾炎（常见）
原发性肾小球疾病	慢性间质性肾炎（约50%）
毛细血管内增生性肾炎（约80%）	成人型多囊肾（60%~75%）
新月体肾炎（60%~70%）	溶血性尿毒症综合征（约70%）
局灶节段肾小球硬化（75%~80%）	硬皮病肾损害（常见）
膜增生性肾炎（60%~80%）	终末期肾脏病
膜性肾病（40%~60%）	慢性肾衰竭（80%~90%）
系膜增生性肾炎（30%~45%）	肾移植后（第1年50%~60%）

注：括号内百分数为高血压发病率。

肾实质性高血压的发生主要是由于肾小球玻璃样变性、间质组织和结缔组织增生、肾小管萎缩、肾细小动脉狭窄等导致肾单位大量丢失。肾脏既有实质性损害也有血液供应不足，后者为肾内血管病变所引起。在造成肾缺血缺氧的情况下，肾脏可以分泌多种升高血压的因子，主要是肾小球旁细胞分泌大量肾素。过多的血管紧张素Ⅱ通过直接缩血管作用、刺激醛固酮分泌导致水钠潴留和兴奋交感神经系统使血压升高。高血压反过来又可引起肾细小动脉病变，进一步升高肾小球内囊压力，加重肾脏缺血。这样互相影响，遂使血压持续增高，形成恶性循环，加重肾脏病变。近年的研究结果提示，一些抗高血压因子的缺乏可能也参与肾性高血压的发病。与同等水平的原发性高血压比较，肾实质性高血压的药物疗效较差，眼底病变更重，心血管并发症多且严重，更易进展成恶性高血压。值得强调的是，肾实质性高血压又将反过来危害肾脏，明显加速肾实质损害的进程，形成恶性循环。

许多肾实质疾病都能引起高血压，其患病率高低与肾实质疾病种类、病理改变及肾功能状态均相关。就原发性、继发性肾小球疾病而言，病理表现呈增殖性或（和）硬化性病变者高血压患病率高；无论哪种肾脏病当其发展至肾功能不全时，高血压患病率均显著增加。美国2004年"国家健康及营养调查"（NHANES）显示，慢性肾脏病患者高血压患病率与肾小球滤过率（GFR）成负相关，当 GFR < 30ml/（min·1.75m^2）时，75% 的患者具有高血压。在慢性肾衰竭透析患者中，高血压患者甚至可达 80%~90%。

2. 发病机制

血压靠血容量及血管阻力两大因素维系。在肾实质性高血压中，单纯的容积性高血压或单纯的阻力性高血压均少见，绝大多数患者是两者并存。但是，与原发性高血压相比，肾实质性高血压中容积因素权重常较高，而且在大多数维持性透析患者中，高血压主要由容积因素引起。

（1）导致血容量增加的机制　肾实质疾病时肾组织毁坏，肾单位减少，肾小球滤过率下降，容易发生水钠潴留，增高血容量。除此以外，下列神经 - 体液因素也能促进高血容量发生。

①肾素 - 血管紧张素 - 醛固酮系统（RAAS）活化：肾实质疾病时，由于缺血

可导致 RAAS（包括循环 RAAS、肾脏局部肾素 – 血管紧张素系统及近年发现的肾脏局部醛固酮）活化，血管紧张素Ⅱ（Ang Ⅱ）及醛固酮生成增多。Ang Ⅱ能与近端、远端肾小管及集合管上 Ang Ⅱ型受体（AT1R）结合，醛固酮也能与远端肾小管及集合管上的醛固酮受体结合，增加 Na^+ 重吸收。

②交感神经系统活化：肾实质疾病时，交感神经能通过传入肾反射（afferent renal reflexes）活化，释放去甲肾上腺素等介质，其能与肾小管上 α 肾上腺素受体结合，增加 Na^+ 重吸收。

③花生四烯酸（AA）代谢紊乱：AA 的环氧化酶代谢产物前列腺素 E_2（PGE_2）能与其髓袢升支厚壁段上的受体 EP_3 结合，抑制 Na^+ 重吸收；前列环素及也有类似作用。AA 的细胞色素 P_{450} 代谢途径产物 5,6- 环氧二十烷三烯酸（5,6-EET）也能作用于近端肾小管及皮质集合管，抑制转运。肾实质疾病时 AA 代谢紊乱，上述代谢产物生成减少，即能促进水钠潴留。

④一氧化氮（NO）生成减少：NO 能参与肾脏压力 – 排钠（pressure-natriuresist）效应，减少肾小管 Na^+ 重吸收。所以肾实质疾病致 NO 生成减少时，即易发生水钠潴留。

⑤利钠多肽作用失调：水钠潴留将刺激心房细胞分泌心房利钠肽（ANP，又名心钠素）及心室细胞分泌脑利钠肽（BNP，又名脑钠素），这些利钠多肽将与它们在肾脏上的受体（ANP 的受体分布于肾小球及内髓质集合管，BNP 的受体 NPRb 分布于肾小球、远端肾小管、内外髓质集合管）结合，发挥排钠效应。肾实质疾病时肾单位毁坏，利钠多肽效应减弱，水钠潴留加重。

⑥体内胰岛素蓄积：肾实质疾病致肾衰竭时，体内胰岛素降解减少（体内 30%~40% 胰岛素在近端肾小管降解），体内胰岛素水平增高，胰岛素能刺激钠泵 ATP 酶增加近端肾小管 Na^+ 重吸收。

上述因素导致的水钠潴留均能增加血容量，促使容积性高血压发生。

（2）导致血管阻力增加的机制

①肾素 – 血管紧张素 – 醛固酮系统活化：Ang Ⅱ能与血管壁上 AT1R 结合，发挥缩血管效应，导致血管阻力增加。

②交感神经系统活化：交感神经活化释放的去甲肾上腺素等介质，能与血管壁上的 α 肾上腺素受体结合，刺激血管收缩，增高血管阻力。

③内皮素合成增加：肾实质疾病致肾脏内皮素（ET-1）合成增加时，ET-1 通过自分泌、旁分泌及内分泌途径，与血管壁上内皮素 A 型受体（ETaR）结合，导致肾及外周血管收缩增高血管阻力。

④花生四烯酸代谢紊乱：AA 经过环氧化酶作用生成的各种产物，与其血管壁上的相应受体结合，能发挥不同的血管活性效应。已知 PGE_2 与其受体 EP_2、EP_4 结合，PGI_2 与其受体 IP 结合，均能发挥扩张血管效应；而前列腺素 H_2（PGH_2，又称前列腺素内过氧化物，为 AA 环氧化酶代谢的中间产物）及血栓素 A_2（TXA_2），均能与 TXA_2 受体 TP 结合，发挥收缩血管效应。肾实质疾病时 AA 代谢紊乱，缩血管产物增多和（或）扩血管产物减少均可导致血管收缩，外周阻力增加。

⑤内源性毒毛花苷 G 释放：肾实质疾病导致细胞外容积膨胀时，能反馈刺激下丘脑组织释放毒毛花苷 G。循环中增多的毒毛花苷 G 将抑制血管平滑肌细胞钠泵，导致 Na^+/Ca^{2+} 交换减少（Na^+，K^+-ATP 酶受抑，胞内 Na^+ 浓度增高，依赖性 Ca^{2+} 流出减弱）及电压依赖通道去极化，使胞质内增加，促进血管收缩，增加血管阻力。

⑥其他扩血管活性物质生成减少：肾脏还能产生 NO、激肽（远端肾小管上皮细

胞产生激肽释放酶，进而将血浆中激肽原转换成激肽）及肾脏髓质素等扩血管活性物质。肾实质疾病时它们生成减少，拮抗血管收缩能力减弱，血管阻力易增加。

⑦甲状旁腺功能亢进：肾功能不全致肾小球磷滤过减少时，高磷血症即能刺激甲状旁腺素分泌，以促进磷从肾小管排泌，严重时将形成甲状旁腺功能亢进。甲状旁腺素能导致血管平滑肌细胞胞质内 Ca^{2+} 浓度增加，增强血管收缩，增加血管阻力。

上述因素导致的血管收缩、阻力增加，均能促使阻力性高血压发生。

（3）肾脏病引发高血压的基本机制　在机体内，神经－体液因素相互作用，构成复杂的网络关系。例如，Ang Ⅱ与交感神经之间存在密切联系。Ang Ⅱ能通过中枢增加交感神经活性，并能作用于交感神经末梢促进儿茶酚胺释放，增强交感神经作用；交感神经能收缩肾脏血管，减少肾脏血流，刺激球旁细胞合成肾素，进一步活化 RAAS。又如，近年发现 Ang Ⅱ和 ET-1 间也存在密切联系，Ang Ⅱ能增强前内皮素原（prepro ET-1）mRNA 转录，并提高内皮素转换酶活性，增加 ET-1 合成；ET-1 也能通过提高血管紧张素转化酶活性，促进 Ang Ⅱ生成，而且二者还共用一个 Ang Ⅱ/ET-1 双重受体。此外，缩血管活性物质与扩血管活性物质间也存在相互作用，如 ET-1 能增加 ANP、NO、前列腺素分泌，又如前列腺素能抑制肾素分泌及交感神经活性等。神经－体液因素之间的这种复杂网络关系，在我们研究它们的致高血压作用时，必须予以注意。

（二）中医学认识

中医文献中无"肾性高血压"名词，根据患者的临床症状分属于"眩晕""头痛"范畴，并有别于原发性高血压，还属"水肿""虚劳""腰痛""关格"中某些类证。

其病因以外邪侵袭为主要诱发因素，因外感之邪伤及肺脏，以致肺、脾、肾三脏功能失调，水液代谢紊乱，甚则浊邪壅遏，或气滞血瘀发为本病。脏腑虚损是本病的根本因素，临床发病以虚者居多。如阴虚则肝风内动，血少则清窍失养，精亏则髓海不足，均可导致本病发生。具体如下。

1. 肝肾阴虚

肾阴素亏，肝失所养，以致肝阴不足，肝阳上亢，或因长期忧郁恼怒，肝郁气滞，气郁化火，使肝阴暗耗，风阳升动，上扰清窍，发为本病。

2. 肾精不足

肾为先天之本，藏精生髓，聚髓为脑。所以脑为髓海而赖肾精充养。若先天不足，禀赋虚弱而后天失养，肾精不足；或老年肾亏，精虚髓减；久病伤肾，肾精虚少，或纵欲过度，肾失封藏，以致肾精亏耗，不能生髓充脑，脑失所养，则发为本病。

3. 浊邪壅遏

肾主化气利水，脾主运化水湿，久病肾阳衰败，蒸化失司，损及脾阳，使脾阳虚弱，健运失职，聚湿为浊，浊邪中阻，清阳不升，浊阴不降，蒙蔽清窍，或因浊邪壅遏，气机阻滞，血不利发为本病。

4. 气血亏虚

肾病日久不愈，伤精耗气耗血。气虚则清阳不展，血虚则脑失充养，发为本病。

5. 气滞血瘀

情怀不舒，肝郁气滞，或因浊邪壅遏，气机阻滞，或气虚气滞，均可导致血瘀阻络，水瘀互结，清窍不利发为本病。

病机总体上多认为感受外邪，致脏腑功能失调，瘀浊内滞；肾病日久，肾阴耗损，水不涵木，肝阳上亢所致。各医家对此认识又各有侧重。但尚未见有文献在明确肾实质性疾病诊断的基础上说明其中医发病、辨证规律，更未见有基于肾脏病理变化基础上肾性高血压的中医论述以及导入循证医学理念的大样本观察。

二、临床表现

（一）辨病诊断

1.临床表现

详细地询问病史可以获得许多重要资料，有利于病因诊断。发病前有链球菌等细菌或病毒的感染史，伴有发热、水肿、血尿，有助于急性肾小球肾炎的诊断；如患者过去有肾小球肾炎的病史，或有反复水肿史，有利于慢性肾小球肾炎的诊断；有反复尿路感染的病史，有发热、腰酸痛、尿频、尿痛、血尿等，则提示慢性肾盂肾炎的可能。

2.相关检查

（1）血压测定　不能仅依靠患者到医院随诊时有限次数的血压测定来判断患者的高血压控制情况，应该提倡患者在家中自己（或亲属）动态测定每天血压，特别注意上午及傍晚两个血压高峰时的血压测定。而且，还应给患者定期进行 24 小时动态血压监测（ambulatory blood pressure monitoring，ABPM），以更好地掌握患者一天中的血压波动规律，注意夜间血压状态及有否晨峰现象。与同等水平的原发性高血压比较，肾实质性高血压更易进展成恶性高血压，发生率约高 1 倍，而恶性高血压多数是由未能控制好的良性高血压进展而成，所以密切监测血压很重要。

（2）眼底检查　与同等水平的原发性高血压比较，肾实质性高血压患者眼底病变更重，脑血管并发症更易发生。眼底检查不但能帮助判断患者高血压病史长短及严重度，而且还能在一定程度上帮助判断靶器官损害情况。文献报道具有眼底视网膜病变者，临床脑卒中 5 年发生率显著高于无眼底视网膜病变者。

（3）心电图及超声心动图检查　与同等水平的原发性高血压比较，肾实质性高血压患者心血管事件发生率高。国内 1999 年统计透析患者死因发现，32% 透析患者死于心脏病。因此，患者应常规进行心电图检查，高危患者还应接受超声心动图检查，要特别关注有否左心室肥厚出现。

（4）肾功能检查　在此还需特别强调肾实质性高血压对原有肾脏病的影响。慢性肾脏病（尤其肾小球疾病）患者的肾小球前小动脉呈舒张状态，系统高血压很易传入肾小球，造成肾小球内高压、高灌注及高滤过，此"三高"即能加速残存肾小球硬化；同时，长期高血压又能导致肾脏小动脉硬化（入球小动脉玻璃样变，小叶间动脉及弓状动脉肌内膜增厚），使小动脉壁变厚管腔变窄，肾小球缺血，直至进展到肾小球硬化（缺血性硬化）。所以，未能很好控制的实质性高血压将明显加速肾实质疾病进展，故应给这些患者定期做肾小管功能（如检测禁水 12 小时尿渗透压，了解远端肾小管浓缩功能）及肾小球功能（如检测肾小球滤过率及血清肌酐，了解肾小球滤过率）检查，以了解肾脏病进展情况。

（二）辨证诊断

1.肺肾气虚型

临床证候：头晕，面浮肢肿，面色萎黄，少气乏力，易感冒，腰脊酸痛；舌质淡，苔白润，有齿痕，脉细弱。

辨证要点：头晕，面浮肢肿，少气乏力；舌质淡，苔白润，有齿痕，脉细弱。

2.脾肾阳虚型

临床证候：浮肿明显，面色㿠白，畏寒肢冷，腰脊酸痛或胫酸腿软，神疲，纳呆或便溏，男子遗精、阳痿、早泄，女子月经失调；舌嫩淡胖，有齿痕，脉沉细或沉迟无力。

辨证要点：头晕，面浮肢肿，畏寒肢

冷，腰脊酸痛或胫酸腿软；舌嫩淡胖，有齿痕，脉沉细或沉迟无力。

3. 肝肾阴虚型

临床证候：目睛干涩或视物模糊，头晕，耳鸣，五心烦热，口干咽燥，腰脊酸痛，梦遗或月经失调；舌红少苔，脉弦细或细数。

辨证要点：头晕，目睛干涩或视物模糊，耳鸣，五心烦热；舌红少苔，脉弦细或细数。

4. 气阴两虚型

临床证候：头晕，面色无华，气少乏力，易感冒，午后低热，或手足心热，口干咽燥或长期咽痛，咽部暗红；舌质偏红，少苔，脉细或弱。

辨证要点：头晕，气少乏力，午后低热，或手足心热；舌质偏红，少苔，脉细或弱。

5. 浊邪壅盛型

临床证候：头晕，头重如裹，胸闷恶心，食少多寐，面部肢体浮肿，腰以下尤甚，小便不利；苔白腻，脉濡滑或沉缓。

辨证要点：头晕，头重如裹，胸闷恶心，面部肢体浮肿；苔白腻，脉濡滑或沉缓。

6. 气滞血瘀型

临床证候：头晕，头昏胀痛，下午或夜间较重，日久不愈，精神萎靡，健忘，思维反应迟钝，肢体浮肿；舌暗有瘀斑，脉弦细或涩。

辨证要点：头晕，头昏胀痛，下午或夜间较重；舌暗有瘀斑，脉弦细或涩。

三、鉴别诊断

（一）西医学鉴别诊断

肾实质性高血压需与肾血管性高血压、高血压继发的肾脏病变及其他继发性高血压鉴别。有些患者肾病症状潜隐，而高血压表现很突出，易被误诊为原发性高血压。

1. 肾血管性高血压

肾血管性高血压系由各种原因导致单侧或双侧肾动脉主干或分支狭窄引起的高血压，常见的病因有大动脉炎、纤维肌性结构不良和动脉粥样硬化。如具有以下临床特征之高血压应疑有本病：发生于 30 岁以下或 50 岁以上患者，无高血压家族史；高血压病程短、进展快，多数呈恶性高血压表现；视网膜可有出血、渗出，视盘水肿等；头颈、上腹及（或）腰背部脊角区可闻及血管杂音；X 线及 B 超检查显示双肾大小、密度有差别；肾静脉血检验患侧肾素活性增高，卡托普利（巯甲丙脯酸）核素肾图检查呈阳性。行腹主动脉或选择性肾动脉造影有血管狭窄，可以确定诊断。

2. 高血压性肾脏病

肾实质性高血压与原发性高血压继发肾损害鉴别，病史非常重要。是高血压在先，还是蛋白尿在先，对鉴别诊断起关键作用，后者诊断要点如下：①中年以上多见，可有高血压家族史。②出现肾损害以前已有 10 年以上持续性高血压。③病情进展缓慢，肾小管功能损害（尿浓缩功能减退，出现夜尿增多）早于肾小球功能损害。④尿改变轻微（尿蛋白轻，尿镜检有形成分少）。⑤常伴随高血压视网膜病变，心、脑并发症。⑥诊断本病尚需除外各种原发、继发性肾脏疾病。临床表现确有困难时可行肾穿刺活检，肾组织病理检查对鉴别诊断有帮助。

3. 其他继发性高血压

①内分泌性高血压：内分泌疾患中皮质醇增多症、嗜铬细胞瘤、原发性醛固酮增多症、甲状腺功能亢进症和绝经期等均可有高血压发生。一般可根据内分泌的病史、特殊临床表现和内分泌试验检查做出相应诊断。②主动脉缩窄、先天性主动脉缩窄或多发性大动脉炎引起降主动脉和腹

主动脉狭窄，都可导致高血压。临床特点常有上肢血压高而下肢血压不高或降低；腹主动脉、股动脉和其他下肢动脉搏动减弱或不能触及；肩胛间区、腋部和中上腹部，可有侧支循环动脉的搏动、震颤和杂音；有左心室肥大和扩张征象。③颅脑病变：某些脑炎或肿瘤、颅内高压等常有高血压出现，本类病变的神经系统表现多具有特征性，诊断一般并不困难。④妊娠高血压综合征：多发于妊娠后期3~4个月、分娩期或产后48小时内，以高血压、水肿和蛋白尿为特征，重者有抽搐及昏迷。

（二）中医学鉴别诊断

1. 中风与眩晕鉴别

中风以猝然昏仆，不省人事，伴有口舌歪斜，半身不遂，失语；或不经昏仆，仅以歪斜不遂为特征。中风昏仆与眩晕之仆倒相似，且眩晕可为中风病先兆，但眩晕患者无半身不遂、口舌歪斜及舌强语謇等表现。

2. 痫病与眩晕鉴别

痫病以突然仆倒，昏不知人，口吐涎沫，两目上视，四肢抽搐，或口中如作猪羊叫声，移时苏醒，醒后一如常人为特点。痫病昏仆与眩晕甚者之仆倒相似，且其发作前多有眩晕、乏力、胸闷等先兆，发作日久常有神疲乏力、眩晕时作等症状，故应与眩晕鉴别。其鉴别要点为痫病昏仆必有昏迷不省人事，且伴口吐涎沫，两目上视，抽搐，猪羊叫声等症状。

3. 厥证与眩晕鉴别

厥证以突然昏仆，不省人事，或伴有四肢厥冷为特点，发作后一般在短时间内逐渐苏醒，醒后无偏瘫、失语、口舌歪斜等后遗症。严重者也可一厥不醒而死亡。眩晕发作严重者也可有眩晕欲倒的表现，但一般无昏迷不省人事的表现。

四、临床治疗

（一）提高临床疗效的基本要素

1. 降压与原发病同步治疗

肾实质性高血压有明确的病因，高血压只是它的临床表现之一，因此，要想有效控制血压，应积极治疗原发病。但是肾实质性高血压包含多种疾病，如慢性肾炎、肾盂肾炎、肾病综合征、慢性肾功能不全等，每一个疾病都有各自的病因病机、治疗方法不尽相同，如抗炎、利尿、纠正低蛋白血症、肾衰竭患者配合血液透析等，因此对于肾实质性高血压患者，辨病非常重要，降压与治疗原发病要同步治疗。降压药物选择要遵循以下原则：首先要降压作用强；第二要最有利靶器官；第三要副作用小；第四要特别强调肾脏保护，要最有效地延缓肾损害进展。因此，临床多以 ACEI 或 ARB 为首选，如有必要可联合 CCB、利尿剂等降压药。

2. 尽量选择肾毒性小的药物

大部分药物都要通过肾脏代谢排出体外。肾实质性高血压患者，本身代谢功能减退，药物容易蓄积甚至可能中毒，在治疗该类疾病时应慎之又慎，用药宜小、宜轻，尽量避免加重肾脏负担，中病即止。虽然中药副作用小，但是已证实有不少中药对肾脏有一定的损害，如益母草、木通、防己等虽有良好的治疗作用及一定的优越性，但是要通过一定的配伍，掌握运用剂量及方法，方可避免副作用，西药亦是如此，降压药物亦是如此，要分清轻重缓急，选择恰当的药物。

3. 依据临证标本缓急灵活用药

本病病程长，缠绵不愈，属本虚标实证。本虚以肾肺气虚证、脾肾阳虚证、肝肾阴虚证、气阴两虚证为主；标实为外感证、水湿证、湿热证、血瘀证为多。根据实则泻之、虚则补之的原则，或以扶正为主，或以祛邪为主。若出现虚实夹杂证，临床则标本并治。在治疗过程中应注意以下几个方面：一是扶正为主，重视整体功能调节，着重补肺、健脾、益肾；二是祛邪解毒贯穿疾病始终。慢性肾炎邪实以风、寒、湿、热、瘀为主，反映了病情加重或恶化的因素，临证之时不可不辨，用药之时必须把扶正和祛邪结合起来，防止单补或纯攻，方能取得较好的疗效。临床可根据标本缓急灵活掌握用药。

（二）辨病治疗

近年来，治疗高血压的一些重要原则已被临床医师广泛接受，如治疗高血压要以保护心、脑、肾靶器官为目的；为有效保护靶器官，必须将血压降到目标值；为将血压降到目标值，常需多种降压药联合应用。由于肾实质性高血压能反过来作用于肾脏，加速肾病进展，形成恶性循环，所以对其治疗时要特别强调肾脏保护，要最有效地延缓肾损害进展。

1. 降压目标值

20 世纪 90 年代初中期美国国立卫生院（NIH）领导国内 15 个肾病中心进行了临床循证医学研究，比较了不同降压目标值对延缓慢性肾脏病（CKD）患者肾损害进展的影响。

MDRD 研究结果认定：对于尿蛋白每天超过 1g 的患者（尤其出现大量蛋白尿的 CKD 患者），平均动脉压（MAP）必须严格控制到 92mmHg 才能有效延缓肾损害进展，而且在相同的 MAP 水平上，降低收缩压（及脉压）比降低舒张压更重要。因此推荐将血压 125/75mmHg 作为尿蛋白每天超过 1g 的患者的降压目标值。

至于尿蛋白量少于每天 1g 的 CKD 患者，血压应控制到什么水平，MDRD 研究未下结论。但是，他们比较了 MAP 被控制到 92mmHg 及 97mmHg 时肾损害进展的情况无差异。因此，1999 年世界卫生组织/国际高血压学会（WHO/ISH）制订的高血压治疗指南，已将血压 130/80mmHg 明确定为尿蛋白少于每天 1g 的患者的降压目标值。

近年来，国际上的一些新高血压治疗指南，已不再依据尿蛋白排泄量来区分降压目标值，而将 CKD 患者降压目标值一律定为 130/80mmHg。

2. 降压药物选择

在治疗肾实质性高血压时，首要任务是将血压降至目标值，凡能有效降压、把血压降至目标值的药物均可应用；不过，在将血压降至目标值的前提下，不同降压药在肾脏保护作用上仍存在差异，此时宜首选肾脏保护作用最强的药物，目前公认能阻断肾素–血管紧张素–醛固酮作用的药物，即血管紧张素转换酶抑制剂（ACEI）及血管紧张素 II 受体拮抗剂（ARB）肾脏保护作用最强。

（1）血管紧张素转换酶抑制剂 ACEI 治疗肾实质高血压时的降血压及肾脏保护（减少尿蛋白及延缓肾损害进展）疗效已被许多临床循证医学试验证实，例如卡托普利试验（Lewis 等 1993 年完成）：用卡托普利治疗 1 型糖尿病伴肾病，AIPRI 试验（1996 年完成），用贝那普利治疗试验（1999 年完成），用雷米普利治疗 CKD、AASK 试验（2001 年完成），用雷米普利治疗高血压肾硬化症及 ESPIRAL（2001 年完成），用福辛普利治疗 CKD 等。

ACEI 能通过两种效应延缓肾损害进展，即血流动力学效应及非血流动力学效应。血流动力学效应是指改善肾小球内高压、高灌注及高滤过而发挥的效应：① ACEI 能阻断血 Ang II 生成，减少血管收缩，阻断醛固酮生成，减少水钠潴留，故能从减少血管阻力及血容量两方面降低系统高血压，系统高血压降低即能间接改善肾小球内"三高"。② ACEI 还能直接扩张肾小球出、入球小动脉，且扩张出球小动脉作用强于扩张入球小动脉，故又能直接使肾小球内"三高"降低。早在 20 世纪 80 年代初即已证实，肾小球内"三高"能加速残存肾单位的肾小球硬化，所以降低球内"三高"即能有效延缓肾损害进展。

非血流动力学效应主要包括：①改善肾小球滤过膜选择通透性：Ang Ⅱ能使肾小球滤过膜上小孔变大，导致滤过膜选择通透性变差，ACEI 阻断了 Ang Ⅱ产生，故能改善肾小球滤过膜选择通透性，使尿蛋白（尤其中、大分子尿蛋白）排泄减少。②保护肾小球足细胞 Ang Ⅱ能使足突隔膜上丢失，使足细胞从基底膜上剥脱，损伤足细胞功能。ACEI 阻断了 Ang 的产生，故能保护足细胞。③减少肾小球内细胞外基质（ECM）蓄积：Ang Ⅱ能刺激肾小球细胞增加 ECM 合成及减少 ECM 降解，Ang Ⅱ通过刺激纤溶酶原激活剂抑制物 PAI-1 生成，而使纤溶酶及金属基质蛋白酶生成减少，进而抑制降解，ACEI 阻断了 Ang Ⅱ的生成，故能拮抗上述作用而减少 ECM 蓄积，延缓肾小球硬化进展。

有研究者把降低系统高血压进而改善肾小球内"三高"延缓肾损害进展的机制称为"血压依赖性效应"，而把与降低系统高血压无关的其他保护机制（如直接扩张出球小动脉作用、改善肾小球滤过膜选择通透性作用、保护足细胞作用及减少 ECM 蓄积作用）统称为"非血压依赖性效应"。虽然全部降压药均具有血压依赖性肾脏保护效应，但是除 ACEI 及 ARB 外，其他药物均无上述非血压依赖性保护效应，因此 ACEI 及 ARB 的肾脏保护作用最强，且血压正常的 CKD 患者也能应用其保护肾脏。

（2）血管紧张素Ⅱ受体拮抗剂 ARB 已于 20 世纪 90 年代问世，它们在治疗肾实质高血压上的疗效，同 ACEI 一样，也已被许多临床循证医学试验证实，例如治疗 2 型糖尿病Ⅳ期肾病的 RENAAL 试验（2001 年完成）及 IDNT（2001 年完成），以及治疗 2 型糖尿病Ⅲ期肾病的 IRMA2 试验（2001 年完成）及 MARVAL 试验（2002 年完成）。

在降压作用上，ACEI 与 ARB 都主要是通过阻断 Ang Ⅱ（ACEI 阻断 Ang Ⅱ生成，ARB 阻断 Ang Ⅱ与其受体 AT1R 结合）发挥效应；另外，近年发现两者还能通过提高血管紧张素转换酶Ⅱ（ACE Ⅱ）活性，增加血管紧张素 1-7（Ang1-7）合成来发挥作用（Ang1-7 能通过多种途径拮抗 Ang Ⅱ反应），这两方面二者作用相似。但是，它们的某些作用机制仍存在差异，如 ARB 阻断 Ang Ⅱ与 AT1R 结合后，将促使 Ang Ⅱ更多地与 2 型受体（AT2R）结合，导致血管舒张血压降低（AT2R 介导的许多效应正好与 AT1R 效应相反）；而 ACEI 能抑制激肽酶 2（血管紧张素转化酶又称激肽酶 2，一酶两功效）的降解缓激肽作用，使体内缓激肽及前列腺素增多，也导致血管舒张血压下降。不过，ARB 与 ACEI 的上述作用差异，在临床上似未造成两者降压疗效不同。2000 年完成的 CALM 试验分别用坎地沙坦（每天 16mg）及赖诺普利（每天 20mg）治疗 2 型糖尿病合并高血压及微量白蛋白尿患者，24 周时观察疗效，两者无显著性差异；另外，2005 年完成的 DETAIL 试验也分别用替米沙坦（每天 80mg）及依那普利（每天 20mg）治疗 2 型糖尿病合并高血压及微量白蛋白尿患者，治疗 5 年，两者疗效也无显著区别。

在副作用上，ACEI 可引起咳嗽、血钾增高及血清肌酐（Cr）上升，后二者主要见于肾功能不全患者，而 ARB 不会引起咳嗽、血钾增高及 Cr 上升的副作用，从理论上讲，也比 ACEI 轻。①咳嗽：ACEI 系抑制缓激肽降解，导致血中缓激肽、前列腺素及 P 物质增多而引发咳嗽，ARB 无此副作用。②血钾增高：ACEI 是通过两个机制导致血钾增高，即减少醛固酮生成（醛固酮作用于肾小管能贮钠排钾）及增加前列腺素浓度（前列腺素能影响远端肾小管钠钾交换，减少钾离子排泌），而 ARB 无后者作用，故其致血钾升高的副作用也较轻。③Cr 上升：ACEI 能通过两个机制来扩张出球小动脉，即阻断 Ang Ⅱ 缩血管效应（出球小动脉壁上 AT1R 密度显著高于入球小动脉，故 Ang Ⅱ 对前者收缩作用强于后者）及增强缓激肽扩血管作用（缓激肽扩张出球小动脉作用强于扩张入球小动脉），而 ARB 无后者的作用，故其扩张出球小动脉效应较 ACEI 轻，从而不易导致肾小球滤过率显著下降，Cr 上升。

在利用 ACEI 或 ARB 治疗肾实质高血压时，如下 3 项事情要特别注意：①用药要从小量开始，无副作用再逐渐加量，对老年人（可能具有肾动脉粥样硬化形成的不同程度肾动脉狭窄）尤应如此，另外，在用药期间要避免血容量不足，包括脱水（如过度利尿）及肾脏有效血容量不足（如并存左心衰竭或肾病综合征），否则 Cr 将会异常升高（升高超过用药前的 30% 即为异常升高。因为 ACEI 或 ARB 已使出球小动脉扩张，血容量不足再致入球小动脉灌入减少，GFR 就会过度下降，致使 Cr 异常升高）。②从前认为 CKD 患者 Cr > 260μmol/L（3mg/dl）即不宜应用 ACEI 及 ARB，现在此"禁忌"已被突破，认为此时应用 ACEI 或 ARB 仍能延缓肾损害进展。不过，肾功能不全至此程度时肾脏排钾能力已很差，应用具有贮钾作用的 ACEI 或 ARB，一定要高度警惕高钾血症发生。③现在认识到肾组织中 Ang Ⅱ 浓度远远高于循环中浓度（高 60~100 倍），因此 ACEI 或 ARB 必须用大量才能有效抑制肾组织中的 Ang Ⅱ，发挥非血压依赖性肾脏保护作用，此剂量到底要用到多大，目前尚无统一认识，但已有报道用到初始降血压剂量 4 倍或更大者。不过，这必须严格遵守逐渐加量原则，并认真选择治疗对象（老年人、肾功能不全患者、血容量不足患者不宜）。由于每天服 2 片以上 ACEI 即易发生剧烈咳嗽，难以耐受，因此欲达"大量"往往需并用 ARB。2003 年完成的 COOPERATE 试验用氯沙坦单药、群多普利单药，以及两药半量联合治疗 CKD 患者 3 年，结果到达终点的患者例数联合治疗组显著高于单药治疗，该试验至少证明 ACEI 与 ARB 两药联合治疗肾实质性高血压可行，疗效还可能优于单药。

另外，应用这两类药时也应注意如下事项：这两类药的降压作用均会受饮食钠摄入量影响，为有效降压需要限制食盐摄入；肾性贫血患者应用基因重组人促红细胞生成素（rHuEPO）治疗时，这两类药均可能干扰 rHuEPO 疗效；ACEI 还可能引起过敏反应（如血管神经性水肿等），尤其应用聚丙烯腈等透析膜的血液透析患者还可能发生严重过敏反应，诱发哮喘；此外，这两类药也不宜用于合并双侧肾动脉狭窄的患者，除了疗效差外（双侧肾动脉狭窄所致高血压，容积因素常为主要发病机制），还可能引起急性肾衰竭。

（3）钙通道阻滞剂　钙通道阻滞剂（CCB）分为双氢吡啶类 CCB 及非双氢吡啶类 CCB 两大类。过去常用的双氢吡啶都是阻断 L 型通道的 CCB，如短效的硝苯地平，及长效的氨氯地平、非洛地平等，但是近年又出现了一类新型双氢吡啶，它们能同时阻断 T 型及 L 型通道，如依福地平（efonidipine）、马尼地平（manidiping）、尼伐地平（nilvadipine）及贝尼地平（benidipine，它除阻断 T 型及 L 型通道外，还能阻断 N 型通道）等。非双氢吡啶类 CCB 如维拉帕米及地尔硫䓬的心肌抑制作用强，扩张外周小动脉作用弱，因此临床上较少用作降压药；而双氢吡啶CCB扩张外周小动脉作用强，降压效果好，对心肌又无抑制作用，因此是临床最常用的一种降压药。可是，两类双氢吡啶CCB对肾小球的血流动力学影响却存在差别。由于L型钙通道主要分布于入球小动脉壁，故单纯阻断L型通道的CCB扩张入球小动脉作用显著，可能增加肾小球内"三高"，对疾病肾脏不利；而T型钙通道既分布于入球小动脉壁，又分布于出球小动脉壁，其扩张入、出球小动脉作用一致，不增加肾小球内"三高"，对病肾并无不利。尽管在20世纪末已经明了，只要将系统高血压降至目标值，单纯L型通道CCB仍然能保护肾脏，因为其降低系统高血压的效益（将系统高血压传入肾小球引发的球内高压消除）已能克服其扩张入球小动脉的弊端，而使肾小球内"三高"改善。但是，T型及L型双通道CCB的肾脏保护作用仍可能较单纯L型通道CCB强，在治疗肾实质性高血压上可能会有更好前景。

此外，根据实验室资料双氢吡啶类CCB还可能具有一些非血流动力学的肾脏保护效应。已有报道，该类药能减轻肾脏肥大，减少系膜组织对大分子物质捕获，减弱生长因子的有丝分裂反应，抑制自由基形成，增加一氧化氮合成，拮抗血小板聚集，改善线粒体钙负荷降低残存肾单位代谢等。在临床上，这些非血流动力学效应是否确具肾脏保护作用，尚需验证。

与ACEI及ARB比较，双氢吡啶类CCB还有如下优点：降血压效果强，疗效不受食盐摄入量影响（反而有不同程度的利钠效应），故而ACEI或ARB降压疗效不佳时，常需联用双氢吡啶类CCB；不引起咳嗽，不诱发高血钾，不升高Cr，不引起肾功能不全或双侧肾动脉狭窄，故ACEI及ARB用药禁忌时，仍可选用双氢吡啶类CCB。这些优点使得该类药在治疗肾实质性高血压时应用十分广泛。

（4）其他降血压药物　现代常用的其他一线降压药如利尿药及β受体拮抗剂，以及其他降压药如α受体拮抗剂、血管扩张药及中枢α2受体激动剂等，都具有血压依赖性肾脏保护效应，使用这些药物治疗肾实质性高血压时，只要把系统高血压降至目标值，均能延缓肾功能损害进展。但是，至今并未发现这些药物具有非血压依赖性肾脏保护效应，所以一般只将它作为配伍应用。CKD患者常伴发高脂血症及高尿酸血症，而糖尿病肾病患者又存在糖代谢紊乱，治疗这类患者的肾实质性高血压时，应该考虑降压药对这些代谢的影响（表6-2），需选择有利于降低血脂及血糖，又不增高血尿酸。

表6-2　降压药物对血脂、血糖及血尿酸的影响

降压药种类	对血脂影响	对血糖影响	对血尿酸影响
利尿药	升高	升高	升高
血管紧张素转换酶抑制剂	降低	降低	—
血管紧张素Ⅱ受体拮抗剂	—	—	降低
钙通道阻滞剂			
β受体拮抗剂	升高	升高	
α受体拮抗剂	降低	降低	
血管扩张药			
中枢降压药			

注：ARB中仅氯沙坦能促进尿酸排泄，降低血尿酸。

3.降压药物配伍应用原则

要把高血压降至目标值常需配伍应用降压药，荟萃分析资料显示，肾实质性高血压常需3~4种降压药并用才能有效降压。那么，应按什么原则来进行降压药物的配伍呢？现在多采用如下流程：

首选ACEI和（或）ARB配合小剂

量利尿药应用。小剂量利尿药排钠，能增强 ACEI 及 ARB 降压疗效；对高血容量患者适量利水，也能帮助降低血压。利尿药一定不能过量，如果出现血容量不足，正如前述，Cr 将会异常增高［超过基线的肾功能不全患者还要参考 Cr 选用利尿药 Cr ＜ 159μmol/L（1.8mg/dl）］时，可用噻嗪类利尿药；而 Cr ＞ 159μmol/L（1.8mg/dl）时，则只能用袢利尿剂，因为此时噻嗪类利尿药已无疗效。

如果上面两种降压药不能将血压降至目标值，则再加 CCB，包括双氢吡啶类及非双氢吡啶类 CCB。由于双氢吡啶类较安全，可逐渐加量至中等剂量。

如果血压还不能达标，就应测量患者心率，参考心率选择下一配伍药物。心率较快（＞ 70 次 / 分）宜加用 β 受体拮抗剂或 α 及 β 受体拮抗剂；心率偏慢（＜ 70 次 / 分）则应将非双氢吡啶类 CCB 改为双氢吡啶类 CCB。

如果血压下降仍不满意，最后只能再加其他降压药，包括 α 受体拮抗剂、中枢性降压药及外周血管扩张药等。

4. 原发病的治疗

针对不同原发疾病，给予针对性的治疗，如纠正慢性肾炎的低蛋白血症、尿毒症的血液透析、纠正贫血、肾盂肾炎的抗感染等综合治疗。

（三）辨证治疗

1. 辨证论治

（1）肺肾气虚型

治法：益肺补肾。

方药：玉屏风散加减。黄芪 30g，白术 15g，防风 12g，女贞子 12g，黄精 15g，茯苓 15g，生地黄 20g。

加减：若外感症状突出者，宜急则治其标，可先用宣肺解表祛邪之剂，方药选用参苏饮、黄芪桂枝五物汤等；若咽干肿痛，伴发热咳嗽者，可用麻黄连翘赤小豆汤加减。下肢浮肿较甚，小便量少，或腹部胀满者，加大腹皮 30g，泽泻 15g，车前草 20g；服药后小便仍不利，或水肿较为严重者，用上方加葶苈子 15g，黑牵牛 10g，白牵牛子 10g，注意及时停药；纳差者，加炒麦芽 30g；夜尿频繁者，加金樱子 15g，沙苑子 15g；大便稀溏者，加干姜 6g，熟附子 15g（先煎）；如尿蛋白定性为（++）或（+++）者，加金樱子 15g，菟丝子 15g，山茱萸 12g；血尿或尿中红细胞（++）者，加白茅根 30g，蒲黄 10g（包煎），阿胶 10g（烊化）。

（2）脾肾阳虚型

治法：温补脾肾。

方药：阳和汤加味。炙麻黄 5g，干姜 12g，生地黄 15g，肉桂 3g，白芥子 12g，黄芪 18g，茯苓 15g，泽泻 15g。

加减：若伴胸腔积液，咳嗽气促不能平卧者，加用葶苈大枣泻肺汤以泻肺利水，可选葶苈子 15g，泽泻 15g；若脾虚症状明显者，重用黄芪 30g，党参 30g；若有腹水，可用五皮饮加减；兼有瘀血，面色黧黑，腰痛固定，痛如针刺，舌质暗红，或舌上有瘀点，加丹参 15g，泽兰 15g，益母草 15g。

（3）肝肾阴虚型

治法：滋补肝肾。

方药：六味地黄汤合二至丸加减。生地黄 15g，山药 15g，山茱萸 12g，白芍 15g，泽泻 15g，茯苓 15g，女贞子 15g，旱莲草 15g。

加减：伴肝阳上亢，头晕头痛，视物不清，急躁，夜寐不安者，酌加天麻 15g，钩藤 15g，石决明 30g（先煎）；男子遗精或滑精，女子白带多者，酌加金樱子 15g，芡实 15g，石韦 10g；血尿、小便色红，或尿检红细胞（++）以上者，酌加大蓟 15g，白茅根 15g，仙鹤草 30g，三七末 3g（冲）；

咽痛者，酌加玄参15g，知母12g，黄柏12g；大便干结者，加用大黄6g（后下）。注意滋补肝肾之品，往往味厚滋腻，助湿伤中，在药物应用上应减轻滋腻之品的用量，或配以淡渗利湿之品，或配以醒脾开胃之品。

（4）气阴两虚型

治法：益气养阴。

方药：生脉饮加减。太子参18g，麦冬15g，龟甲15g（先煎），女贞子15g，生地黄15g，山茱萸12g，黄芪18g。

加减：若咽痛日久，咽喉暗红者，可加沙参15g，桃仁10g，赤芍12g，以养阴化瘀；纳呆腹胀加砂仁6g（后下），木香12g，枳壳12g；易感冒者用玉屏风散加减；五心烦热者，可加地骨皮12g，鳖甲15g（先煎），旱莲草15g。

（5）浊邪壅盛型

治法：利湿化浊，祛痰和胃。

方药：半夏白术天麻汤合五苓散加减。半夏15g，白术25g，天麻12g，陈皮15g，茯苓20g，猪苓30g，泽泻20g，桂枝12g，甘草9g，生姜3片，大枣4枚。

加减：若眩晕甚，呕吐频作者，加代赭石30g，竹茹15g以镇逆止呕；若脘闷不适，可加砂仁10g，白蔻仁30g以芳香和胃；若耳鸣重听者，为浊邪闭阻清窍，加葱白、石菖蒲15g，郁金15g以通阳开窍；若头目胀痛，心烦口苦，渴不欲饮，舌苔黄腻，脉弦滑者，为痰阻气机，郁而化热，可加黄连10g，竹茹15g以化痰清热；若腹胀泄泻，为湿浊之邪伤及脾阳，可加干姜6g，煨肉豆蔻15g，以温脾止泻；若见心悸怔忡者，为痰浊蒙蔽心阳，可加石菖蒲15g，郁金15g，酸枣仁30g以通阳化痰安神。

（6）气滞血瘀型

治法：活血祛瘀，行气利水。

方药：血府逐瘀汤合五苓散加减。当归15g，川芎15g，桃仁12g，红花12g，赤芍30g，枳壳30g，柴胡15g，生地15g，桔梗12g，牛膝20g，猪苓30g，茯苓20g，白术15g，泽泻30，桂枝12g。

加减：伴失眠者，加夜交藤30g，合欢皮30g；若血瘀较重，加三棱15g，莪术15g。

2. 外治疗法

①穴位贴敷。常用方法：选用吴茱萸（研粉），加醋及温开水调成丸状，外敷双涌泉穴或神阙穴，每晚更换1次。

②耳穴压豆。常用方法：用王不留行籽粘贴降压沟、肝、肾、皮质下、内分泌、神门等穴，隔日1次，左右耳交替使用。

③药物灌肠。对肾衰期高血压患者用解毒通便、祛瘀通络之品（药物组成：大黄、蒲公英、丹参、龙骨、牡蛎、六月雪等），水煎，保留灌肠，以增加体内毒素排除，内外合治，提高疗效。每日1次。

④穴位贴敷。商陆、大戟、甘遂各等份，共研细末，每次取5~10g，敷于神阙穴，盖以纱布，胶布固定，每日换药1次，本法适用于阴水、阳水证，又以急性期、急性发作期为宜。

⑤热敷。将酒糟1500g蒸热，趁热包在脚上，外裹纱布，以汗出为度，每日1~3次，适用于各种类型水肿。

⑥蓖麻仁70粒，石蒜1个，将二药捣烂，敷于两足涌泉穴，盖以纱布，胶布固定，约8小时后去掉，每日1次，1周为1个疗程，适用于急、慢性肾炎水肿体质较佳者。

3. 成药应用

（1）六味地黄丸

药物组成：熟地黄、山萸肉、山药、茯苓、牡丹皮、泽泻。

功能主治：滋补肝肾。对于肝肾阴虚型的肾实质性高血压患者改善症状有一定疗效。

用法：水蜜丸6g/次，大蜜丸6g/次，

2次/日，口服。

（2）尿毒清颗粒

药物组成：大黄、黄芪、甘草、茯苓、白术、制何首乌、川芎、菊花、丹参、姜半夏等。

功能主治：通腑降浊、健脾利湿、活血化瘀。用于慢性肾衰竭、氮质血症期和尿毒症早期，中医辨证属脾虚湿浊和脾虚血瘀者。可降低肌酐、尿素氮、稳定肾功能，延缓透析时间；对改善肾性贫血，提高血钙，降低血磷也有一定作用。

用法：温开水冲服。每日4次，6、12、18点各服1袋，22点服2袋，每日最多服8袋，也可另订服药时间，但两次服药间隔勿超过8小时。

（3）肾康注射液

药物组成：大黄、丹参、红花、黄芪。

功能主治：降逆泄浊、益气活血、通腑利湿。适用于慢性肾衰竭，湿浊血瘀证；症见恶心呕吐、口中黏腻、面色晦暗、身重困倦、腰痛、纳呆、腹胀、肌肤甲错、肢体麻木、舌质紫暗或有瘀点、舌苔厚腻、脉涩或细涩。

用法：静脉滴注。一次100ml（5支），每日1次，使用时用10%葡萄糖注射液300ml稀释。每分钟20~30滴。疗程4周。

（4）肾衰胶囊（河南省中医药研究院院内制剂）

药物组成：人参、白术、牡蛎、白豆蔻、广木香、大黄。

功能主治：益气健脾、醒脾化湿、通腹泄浊。用于慢性肾衰竭，证属脾肾虚衰、湿浊内盛、升降失常者。

用法：每次4~5粒，每日3次，口服。

（5）芪苇胶囊（河南省中医药研究院院内制剂）

药物组成：黄芪、石韦、玉米须等。

功能主治：补气升阳、利湿祛瘀。用于气虚不固、水湿瘀阻型蛋白尿。

用法：每次4粒，每日3次，口服。

（6）肾血宁胶囊（河南省中医药研究院院内制剂）

药物组成：人参、当归、益母草、藕节炭、栀子炭等。

功能主治：补肾化瘀，收敛止血。用于肾气不固、瘀血内停型血尿。

用法：每次4~5粒、每日3次，口服。

（7）肾毒宁结肠透析液

药物组成：生大黄30g，水蛭10g，熟附子10g，生牡蛎30g。

功能主治：通腑降浊，活血化瘀。用于湿浊血瘀型慢性肾衰竭患者。

用法：水浓煎至100ml，使药液温度保持在38.5~40℃，患者取左侧卧位，插管深度15~30cm。每天1次，保留1.5~2小时。

4. 单方验方

（1）治血尿方（邓铁涛）　三叶人字草30g，淡豆豉30g，田七末3g（冲服）。（《邓铁涛临床经验辑要》）

（2）治蛋白尿方（邓铁涛）　黄芪30g，龟甲30g（先煎），山药15g，薏苡仁15g，玉米须30g。（同上）

（3）玉米须方（岳美中）　玉米须60g，煎汤代茶，连服6个月。用于慢性肾炎水肿。（《岳美中医学文集》）

（4）僵蚕粉方（颜德馨）　僵蚕粉1.5g，每日3次。用于慢性肾炎早期。（《跟名师学临床系列丛书——颜德馨》）

（四）新疗法选粹

当归注射液穴位注射

处方：足三里、曲池、肾俞。

操作方法：每穴1ml，隔天治疗1次，10次为1个疗程，间隔5天后再进行下一个疗程。水肿明显加水道穴，尿红细胞增高加血海穴，白细胞增高加中极穴。

适应证：下肢水肿、肾性高血压、蛋白尿、血尿等。

注意事项：注意治疗穴位处清洁卫生，避免治疗期间穴位感染。

（五）医家诊疗经验

吕仁和认为继发性高血压如肾实质性高血压，血压持续高水平状态，并且随着病情发展，血压顽固难降，此时，辨证多以气滞血瘀为主，因此应用活血化瘀、行气破滞药物疗效较好。其自拟的棱莪方由三棱、莪术与牛膝三药组成。吕仁和认为，化血之力三棱优于莪术、理气之力莪术优于三棱，二药合用，破血行气之效增强；牛膝补肝肾、强筋骨、活血通经、引血下行、利尿通淋，其性善下行，治高血压取上病下取之意。西医学研究表明，牛膝有降血压、利尿、抗凝、改善血液流变学等作用。牛膝与三棱、莪术伍用，活血行血、引血下行，经吕仁和大量临床验证，确为治疗肾性高血压、难治性高血压之良方。

方和谦强调辨证施治，临床上不能见到高血压，就总予大量潜阳重镇或清热降火之剂，或将白芍、牛膝、菊花、决明子等大量具有降压作用的中药联用，"春日多病眩晕"，当从肝肾论治，虚性眩晕以治虚为先，其用真武汤治疗肾性高血压疗效颇佳。

董建华认为水肿病的辨证首先查明虚实，分清寒热，区分在气、在血。治疗上宜从宣、利、通、补、清、化、活血等法论治。若慢性肾炎出现高血压而表现为阴虚阳亢者，加珍珠母、生石决明、菊花等。

五、预后转归

慢性肾炎氮质血症和肾实质性高血压常提示预后不良。用一般降压药虽可降低外周血管阻力，但不一定能降低肾小球内血管阻力。长期有效的降压治疗可修复小动脉病变，对防止心脑血管并发症有一定作用，但降压治疗效果较差。钙通道阻滞剂如硝苯地平等虽可降低血压，但使出球小动脉阻力增加，反而增加肾小球内压力，对肾功能保护不利。现公认血管紧张素转换酶抑制剂不仅降低外周血管阻力，也可抑制组织中肾素－血管紧张素系统，使组织内缓激肽降解减少，防止血管壁增厚及平滑肌增生肥大。近年应用的血管紧张素 II 受体拮抗药单独或与 ACE 抑制剂合用，也收到良好效果。存在下列指征可行肾切除手术：①单侧肾脏病变；②病肾功能不到总功能的 20%；③高血压难以控制；④反复发作的尿路感染。

六、预防调护

（一）预防

预防和积极治疗原发肾脏疾病是防治肾实质性高血压的关键。

（二）调护

肾病并发高血压的饮食调养原则如下。

1. 控制三大营养素的供应量

其中糖类等热量的摄入，以不使体重超重为度；应食用植物油，控制服用动物脂肪；蛋白质的摄入量，应根据病情调整，如肾功能正常、尿中大量丢失蛋白质时，应给予营养丰富而含优质蛋白质的食物，如奶类、蛋类、瘦肉、鱼类等；如为肾功能不全者，则应限制蛋白质摄入，每天可按 0.5~0.8 克／每千克体重供给。

2. 控制食盐的摄入量

每天钠盐的摄入量，包括食物中的钠含量，应控制在 3~5g 以内。

3. 多吃降压、利尿、降脂的食物

利尿作用好的食物，如冬瓜、葫芦、薏苡仁、赤小豆、玉米须等。降压作用好的食物，多为钾、钙含量丰富的食物，如香菇、蘑菇、莲子、玉兰片、海带、紫菜、菠菜等含钾量较高；芹菜、荠菜、芝麻、虾米、虾皮等含钙量较高。具有降脂作用的食物，有牛奶、大豆、绿豆、玉米、麦麸、燕麦、葵花子、花生、黑木耳、蘑菇、香菇、芹菜、大蒜、洋葱、生姜、海带、茶叶等。

4. 戒烟和避免过度饮酒

肾病并发高血压的患者，一定要戒烟，并要避免过度饮酒。合适的热量应该根据病情决定，一般以维持理想体重为标准。由于这类患者往往有脂质代谢紊乱，所以减少脂肪摄入不但有助于控制热量，而且还能改善代谢紊乱。在医生的指导下对自己的饮食进行分析，改变不良的饮食习惯，限制某些食物，这样才能符合营养要求，提高生活质量。

七、专方选要

1. 温肾利水方

药物组成：熟附子 6g，白术 15g，茯苓 25g，白芍 30g，牛膝 12g，益母草 15g，泽兰 15g，王不留行 15g，川芎 12g。

用法：每日 1 剂，水煎服。4 周为 1 个疗程。

方解：温肾利水方中附子大辛大热，温肾暖脾，扶阳制水，白术、茯苓健脾渗湿，导水下行，芍药缓急止痛，既可破阴结、利小便，又能制约附子之燥热。诸药配伍，温中兼散、利中寓化，治脾肾阳虚、水湿内停。另黄芪补气，牛膝引血下行，益母草、泽兰、王不留行、川芎活血化瘀以扩张血管，降低血压。西医学研究表明，肾实质性高血压有容量依赖型和肾素依赖型，以容量依赖型占主要地位，治疗上多采用利尿剂、血管紧张素转换酶抑制剂（ACEI）或钙通道阻滞剂，ACEI 与钙通道阻滞剂最后通过降低血管阻力而起效。且肾小球疾病多存在高凝状态，西医治疗常用抗凝或抗血小板集聚药物。温肾利水方可使尿钠排泄增多，血容量减少，尿量

增多。符合西医学机制，其中附子中有乌头碱、次乌头碱能产生明显抗炎作用，有助肾功能恢复，茯苓、泽兰具有利尿降压作用，川芎、益母草均能对血压产生一定影响，川芎还有抗钙离子内流作用，且能抑制缩血管物质血栓素 A_2（TXA_2）的合成，增加扩张血管物质前列环素（PGI_2）的合成，因此温肾利水方具有较好的降压效果，能改善肾功能，增加尿钠排泄，减少尿蛋白，其降压机制与减轻容量负荷，扩张血管，减少阻力负荷有关，比单用西药效果好。

2. 七物降下汤

药物组成：当归 3~4g，川芎 3~4g，白芍 3~4g，地黄 3~4g，钩藤 3~4g，黄柏 2~3g，黄芪 3~4g。

用法：每日 1 剂，水煎服。4 周为 1 个疗程。

方解：本方以四物汤养血柔肝，补肝肾之阴；黄柏苦寒泻火，泻相火之盛；钩藤清热平肝，制肝阳之亢；黄芪益气补虚，合四物汤以补气血之亏；钩藤、黄芪两药据现代药理研究均有明显的降压作用。（本方出自日本修琴堂经验方）

3. 肾性高血压基本方

药物组成：生地黄 20g，生牡蛎 30g（先煎），丹参 15g，牛膝 15g，菊花 12g。

用法：每日 1 剂，水煎服。4 周为 1 个疗程。

方解：方中生地黄滋阴补肾，丹参养血活血，牛膝引血下行折其风阳，菊花、牡蛎平肝潜阳。（本方出自王清海主编的《高血压中西医结合研究与临床》）

八、研究进展

（一）病因病机

肾实质性高血压涉及多个肾实质病变，如慢性肾炎、肾盂肾炎、慢性肾功能

不全等，且不同病种又各自有不同的病因病机。中医文献中无"肾性高血压"名词，根据患者的临床症状分属于"眩晕""头痛"的范畴，并有别于原发性高血压，还属"水肿""虚劳""腰痛""关格"中某些类证。因此本病病因病机比较复杂，有以外邪立论者，有以脏腑虚损立论者。各医家对此认识又各有侧重。叶景华认为形成肾性血压升高的原因虽多，但总不外乎内外因，可归纳为肺、脾、肝、肾阴阳气血失调，以及风、火、痰、瘀、浊毒等致病因素互滞为患。叶任高认为其病因病机为素体阴虚或湿热蕴结伤阴，导致肝肾阴虚，肝阳上亢；或久病不愈，肝郁气滞，肝失条达，血气不足，运行无力而郁滞；另一方面，由于阴损及气，或气损及阴，日久气阴两虚，气虚则血瘀，阴虚易生热，热邪与水湿蕴结，又可形成湿热，导致湿热瘀血交阻，从而形成恶性循环，因而血压持续升高；至肾病后期肾衰竭阶段，脾肾衰败，阴阳气血俱虚，湿浊壅盛，正虚邪实交争，湿浊上犯，甚则动风，从而导致血压日趋加重。贾彦焘认为本病病机主要为肺、脾、肾功能失调和水湿之邪为患。郑红刚提出"瘀毒伤肾"是肾实质性高血压的主要病机。顾左宁认为肾实质性高血压的中医病机主要为肝阳上亢、气血亏虚、痰湿郁阻、气滞血瘀，属本虚标实，虚实夹杂之证。冯国标认为肾实质性高血压多由于阴阳平衡失调，木少滋荣而肝阳偏亢，内风时起而致，故以阴虚为本，阳亢为标，病变在肝，根源在肾。谷瑞先认为，从临床观察，肾实质性高血压病者鲜见阳亢的表现，多有面唇青暗、唇舌暗紫、舌苔黄或腻，或有浮肿等"湿""瘀"互结的症状。宋彦辉认为肾实质性高血压患者多因久病脾肾气虚，而致瘀血、水湿内停。但尚未见有文献在明确肾实质性疾病诊断的基础上说明其中医发病、辨证规律，更未见有

基于肾脏病理变化基础上肾性高血压的中医论述以及导入循证医学理念的大样本观察。病机总体上多认为感受外邪，致脏腑功能失调，瘀浊内滞；肾病日久，肾阴耗损，水不涵木，肝阳上亢所致。

（二）辨证思路

1. 辨证与辨病相结合

叶任高认为中医治疗肾实质性高血压的原则是：中医辨证用药与西医辨病用药应有机地结合，传统中药理论与现代中药研究成果也应互相结合。即临床处方用药时，尽量使用经现代药理研究证明有降压作用的中药，不用或少用无降压作用的中药，尽量避免使用有升压作用的中药。此外，还强调肾实质性高血压患者往往存在瘀血内阻的情况，因此在各型中均宜加用活血化瘀的红花6g，川芎10g，益母草20~30g等。

2. 分期与分级相结合

肾实质性高血压患者，中医辨证治疗以分期为主，如慢性肾炎分急性发作期、缓解期，发作期以阳水为主、实证居多，治疗多以清利、通下、发表、解毒为原则；缓解期脾肾两亏，阴阳两虚，以补脾温肾为原则，同时要根据高血压的不同分级，联合不同的降压药物。1~2级高血压患者，单纯采用中医药治疗或可取得满意疗效，对于2~3级或3级以上高血压患者，必须联合西药降压药物，避免因血压控制不达标而加重对肾脏的损害。

（三）治法探讨

对于肾实质性高血压的辨证论治多以滋阴潜阳、益气养阴、健脾利水、清热利湿、活血化瘀为常用治法，并根据病症的不同阶段有所侧重，多法并用，随症加减、标本兼顾，攻补兼施。

叶景华对肾性高血压分辨急、慢性确

定治疗法则，认为急性期以祛邪为主，慢性期宜扶正与平肝化瘀相兼。肝肾阴虚、肝阳上亢者，滋阴养血，柔肝化瘀，常用杞菊地黄丸、二至丸加夏枯草、丹参、川芎、徐长卿、地龙、益母草等活血化瘀之品；肾阳虚者选用右归丸加巴戟天、胡芦巴、川牛膝、杜仲、制首乌、淫羊藿等。头痛头晕明显加羚羊角粉 0.6g，每天 2 次，吞服；血尿明显重用荠菜花、川牛膝等。

郑红刚提出解毒祛瘀法是肾实质性高血压的主要治则。在急性肾小球疾病中，治疗以解毒清热、化湿利水为主，方用四妙散加味。慢性肾小球疾病中，多因病情迁延日久，由实转虚，出现本虚标实，虚实并见的复杂局面，治疗以清热利湿、化气行水为主，方用柴苓汤加减。

（四）分型证治

目前，临床上肾实质性高血压的辨证分型差异很大，高宪虹分 2 型辨治该病：脾肾阳虚型，采用肾气丸温补肾阳；肝肾阴虚型，在六味地黄丸的基础上，选加平肝潜阳药及滋阴养血之类的药物。于敏分 3 型论治。肝肾阴虚，风阳上扰，治以滋养肝肾、潜阳通脉，予天麻钩藤饮加减；脾肾亏虚，水湿内蕴，治以健脾利湿、温阳益肾通脉，予半夏白术天麻汤合苓桂术甘汤加减；湿热交阻，浊瘀阻滞，治以清热利湿、补肾通络泄浊，予知柏地黄汤加减。肖相如分 4 型论治：①肝肾阴虚，肝阳上亢型：以阴阳水火的升降理论为指导，位于下者以上升为顺，位于上者以下降为和，阴阳交泰，水火既济，治宜滋阴潜阳，方用建瓴汤、镇肝熄风汤、加味三甲复脉汤等。②气阴两虚，肝阳上亢型：治宜益气养阴、平肝潜阳，方用参芪地黄汤、大补元煎，选加川牛膝、磁石、龟甲、鳖甲、佐以葛根、防风。③脾肾阴虚，水湿不化型：健脾益肾利水，选用补中益气汤和五

皮饮、苓桂术甘汤、真武汤加味。④湿瘀互结型：活血利湿、升清降浊，用当归芍药散加味；兼瘀血者加桃仁、红花、丹参、川芎。

（五）评价及瞻望

近年来，中医药在肾实质性高血压研究方面虽然取得了一定进展，但在试验研究方面存在实验方法相对滞后，实验动物大多属肾血管性高血压模型，有别于常见的急慢性肾小球肾炎、肾病综合征、糖尿病肾病等肾实质性高血压肾脏病理损害，因此只能说明部分问题，有一定局限性。临床研究，在中医诊断和证候标准方面仍未完全统一规范；样本量较小，研究设计绝大多数是采用在口服西药基础上加载中药的方法，缺乏双盲、严格随机以及安慰剂对照；更重要的是在研究中淡化中医辨证，缺少在中医基础理论指导下的辨证分型用药；另外，缺乏对肾实质性高血压的中医证型、不同肾脏病理改变和疾病阶段中医辨证分型规律的研究探讨。近年来对肾实质性高血压的治疗，中医药临床研究主要集中在中西药联合降压与单纯西药降压对照方面，大量实践证明中西药物联合使用，标本兼治，不仅可平稳降压，明显改善临床症状，还可改善血管内皮细胞功能，降低 RAAS 活性，降低尿蛋白、血肌酐、尿素氮水平，并有望延缓慢性肾脏病患者肾功能恶化的进程。笔者认为在治疗肾实质性高血压方面，中医药存在极大潜力，合理规范运用中西医结合方法治疗，一定优于单纯西药或中药治疗。今后我们的工作需要开展大规模、多中心、前瞻性的实验和临床研究，进一步统一对该病病因病机的认识，规范中医证型，完善中医治疗体系，对诊断和疗效判定指标客观化、定量化；结合大量临床、实验研究资料，开发出疗效确切、安全、方便长期服用的

单味中药及古方、验方中成药,并力争明确其有效成分、药效、药理机制,在疾病不同阶段合理的配合西药治疗,进一步提高肾实质性高血压的临床疗效。

主要参考文献

[1] 鲁成,李岩松,刘永明. 中西医结合防治肾性高血压的研究进展 [J]. 中国医药导报, 2016, 13 (23): 42-44.

[2] 中国医师协会肾脏内科医师分会,中国中西医结合学会肾脏疾病专业委员会. 中国肾性高血压管理指南 2016 [J]. 中华医学杂志, 2017, 97 (20): 1547-1555.

[3] 翟若男,郑丽阳,汪年松,等. 肾性高血压的发病机制及诊治研究进展 [J]. 世界临床药物, 2017, 38 (5): 305-310.

[4] 孙宁玲,高血压治疗学 [M]. 北京:人民卫生出版社, 2012.

[5] 王清海,高血压中西医结合研究与临床 [M]. 北京:人民卫生出版社, 2013.

[6] 王海燕. 肾实质性高血压的合理治疗 [J]. 中国医刊, 2002, 37 (12): 2.

[7] 黄雪霞. 叶任高教授治疗肾性高血压的经验介绍 [J]. 中国中西医结合肾病杂志, 2001, 2 (2): 67.

[8] 郑红刚. 瘀毒与肾性高血压关系探析 [J]. 现代中医药, 2003, 2 (6): 4.

[9] 刘文军,饶向荣,刘屏,等. 益气活血利水法对肾性高血压大鼠血压及肾功能的动态影响 [J]. 中国中医基础医学杂志, 2002, 8 (12): 26.

第二节 肾血管性高血压

肾血管性高血压(RVH)是由于各种病因导致单侧或双侧肾动脉主干或分支狭窄引起血流动力学严重障碍而出现的动脉血压升高。由于肾动脉狭窄引起肾脏血流灌注的固定性减少,肾脏缺血,激活肾素-血管紧张素-醛固酮系统(RASS)引起血压升高。它既是继发性肾血管性高血压的常见原因,也是一个可以通过外科手术或血管内介入治疗的疾病。肾血管性高血压常见剧烈头痛、头晕、恶心、腰痛、呕吐、视力模糊、抽搐甚至昏迷等症状。

一、病因病机

(一)西医学认识

1. 病因病理

不少疾病均可致肾动脉狭窄,但是最常见的病因为动脉粥样硬化及纤维肌性发育不全,在我国及亚洲其他国家或地区,肾动脉狭窄还可由大动脉炎(即高安病)引起。RVH 在轻、中度高血压人群中的发生率虽 < 1%,但在顽固性高血压、合并严重视网膜病变以及恶性高血压患者中并不少见。而且随着高血压的程度及人群年龄而增加。西方国家 70%~90% 的肾动脉狭窄是由动脉粥样硬化引起的。以往的研究表明,大动脉炎为我国肾动脉狭窄的首位病因,占 61.9%。近年来的文献报道显示,动脉粥样硬化性肾动脉狭窄无论病例数还是在肾动脉狭窄中所占的比例在近 10 年来均明显上升,在进行干预治疗的肾动脉狭窄病例中占 75%~84%,甚至达 90%。动脉粥样硬化已取代大动脉炎成为我国肾动脉狭窄的首要病因,这与近年来我国动脉粥样硬化性疾病发病率升高的趋势相符。

动脉粥样斑块造成的狭窄常见于老年人,多同时伴有其他部位,如冠状动脉、脑血管和腹主动脉的弥漫性动脉硬化病变。30% 左右的粥样斑块通常位于肾动脉的近端,影响肾动脉口。纤维肌性病见于青、中年,特别是女性。主要表现有 3 种损害类型:内膜型、中层或动脉周围型,因而血管造影亦呈现不同的影像。中层最多见，狭窄与扩张交替，呈串珠样改变。内膜和动脉周围病变虽然临床上少见，但病损进展迅速，表现有严重的肾动脉狭窄和高血压。肾血管性高血压的常见病因如表 6-3 所示：

表 6-3　肾血管性高血压的常见病因

内在原因	外在原因
动脉粥样硬化	嗜铬细胞瘤或神经节细胞瘤
纤维肌性营养不良	先天性纤维条带
动脉瘤	肿瘤
栓塞	肾周或被膜下血肿
动脉炎	腹膜后纤维化
多发结节性动脉炎	肾下垂
大动脉炎	输尿管梗阻
动静脉畸形或动静脉瘘	肾周假囊肿
肾动脉或主动脉夹层	腹主动脉狭窄造成肾缺血
血管瘤	—
神经性纤维瘤	—
肿瘤性栓子	—
伴有磷脂抗体综合征而形成的血栓	—
抗高血压治疗后的血栓形成	—
肾移植后的排斥反应	—
肾动脉损伤	—
先天性单侧肾发育不良	—
单侧肾脏感染	—

2. 发病机制

（1）肾血管性高血压

1）两种肾血管性高血压动物模型的病理生理变化：1934 年 Goldblatt 及其同事首先用钳夹肾动脉的方法成功地诱发出动物肾血管性高血压。此后两种模型均已制作成功：一种为"两肾一夹"模型，即在动物双肾中，钳夹一侧肾动脉致成高血压；另一种为"一肾一夹"模型，即先切除动物一肾，再将残肾肾动脉钳夹致成高血压。结果发现，两种模型在维持高血压上机制不同，"两肾一夹"模型高血压在较长时间均呈肾素依赖性，阻断肾素 - 血管紧张素系统（RAS）能使血压明显下降（患肾缺血，刺激球旁细胞分泌肾素，RAS 活化，导致肾素依赖性高血压；此时对侧健肾血流灌注增多，激活压力 - 排钠机制，增强肾脏水钠排泄，以维持机体正常血容量）；

而"一肾一夹"模型高血压却主要呈容积依赖性，阻断RAS对降压并无作用（最初患肾肾素分泌增加，RAS活化，升高血压；但是此模型并无上述健肾，无法增加水钠排泄，所以血容量增加；高血容量致成容积依赖性高血压，同时反馈抑制肾素分泌，使血浆肾素及血管紧张素水平恢复正常）。

2）肾血管性高血压不同发病阶段的病理生理变化：在利用模型动物研究肾血管性高血压的发病机制时，人们发现在肾血管性高血压不同时相致高血压的因素也有所不同。肾血管性高血压至少能分为以下三个阶段：①急性期：钳夹肾动脉后数分钟血压即升高从而进入急性期，此时由于肾脏缺血导致RAS活化，血压升高。因此，此期高血压呈肾素依赖性，阻断RAS能使血压下降正常。②过渡期：数天后即开始进入过渡期，此时肾素-血管紧张素水平逐渐下降，而水钠潴留及血容量扩张却逐渐发生。此期阻断肾素-血管紧张素仍有一定降压反应，但疗效已显著减弱。③慢性期：数天至数周后进入慢性期，该期高血压是靠水钠潴留及血容量扩张机制维持，属容积依赖性高血压。血容量扩张进一步反馈抑制了肾素分泌，肾素-血管紧张素水平已正常，阻断肾素-血管紧张素已无降压反应。

肾血管性高血压这三期的进展速度，在不同种类动物及不同实验模型中不同。"两肾一夹"动物模型保留了一侧健肾，此侧健肾受高血压作用也会逐渐受损（即出现高血压肾硬化症）但是进展慢，能够较长时间代偿缺血肾受损的利钠作用，故而该模型这三期发展速度较慢，高血压能较长时间呈肾素依赖性。而"一肾一夹"模型动物，无对侧健肾代偿利钠，高血压能很快从肾素依赖性转入容积依赖性。

3）人类肾血管性高血压的病理生理变化：人类肾血管性高血压的肾动脉狭窄状态，即单侧肾动脉狭窄类似于"两肾一夹"模型，而孤立肾肾动脉狭窄或双侧肾动脉狭窄则类似于"一肾一夹"模型。

研究发现，单侧肾动脉狭窄患者的高血压呈肾素依赖性，其维持高血压机制与"两肾一夹"动物模型相似；而双侧肾动脉狭窄患者的情况却与"一肾一夹"模型有所不同，其高血压并非典型容积依赖性，而是高肾素及高容积两种致病因素并存。对此差别的解释是，人类双侧肾动脉狭窄可能并不是对称进展，总是一先一后发生，故疾病早期相似于"两肾一夹"模型，以高肾素因素为主，而后对侧肾动脉狭窄发生，才逐渐过渡到"一肾一夹"模型状态，高容积因素渐明显，因此在相当长时间内，高肾素及高容积两因素同时致病。人类与动物模型肾血管性高血压的比较已列入下表（表6-4）。

表6-4　人类与动物模型肾血管性高血压的比较

	动物模型"两肾一夹"模型或"一肾一夹"模型		人类单侧肾动脉狭窄/双侧肾动脉狭窄	
肾素	高	正常	高	高/正常
血浆容量	正常	高	正常	正常/高
ACEI对血压的影响	降低	无变化	降低	降低

（2）缺血性肾脏病　肾脏血液灌注减少超过其自身调节能力（如肾内血流重新分布、肾小球滤过减少及肾小管重吸收增强等），即能导致肾组织缺血，久之，出现缺血性肾小球病变（肾小球毛细血管壁皱缩、管腔塌陷，细胞凋亡，基底膜通透性增高，血浆渗入肾小囊）；缺血还能刺激肾组织释放多种血管活性物质（如血管紧张素Ⅱ、内皮素、一氧化氮及前列腺素等）

及致炎症、致纤维化细胞因子（如白介素 –1、肿瘤坏死因子转化生长因子 –α 及纤溶酶原激活剂抑制物 –1 等），最终导致肾间质纤维化。与脑及心脏组织不同，肾脏作为一个滤过器官，血运十分丰富，组织广泛存在重叠供血，所以整个肾脏"缺血"并无可能，缺血性损害往往只能发生在肾脏某些局部区域。

（3）肾动脉病变　肾动脉粥样硬化常伴全身动脉粥样硬化病（如冠心病、脑卒中、外周动脉粥样硬化等），粥样硬化斑块常位于肾动脉开口处（它可能是主动脉粥样硬化斑块向肾动脉的直接延伸）或近 1/3 段。

纤维肌性发育不全最常侵犯血管壁中层，但也可侵犯内膜层、外膜层，或多层同时受累，主要病理改变为纤维组织异常增生。中层纤维肌性发育不全常使动脉呈"串珠样"外观（动脉壁形成一串环状狭窄），狭窄环之间动脉呈瘤样扩张，该病变常发生在肾动脉的中段至远段，并可伸达分支，偶尔身体其他部位动脉（如颈动脉）也可伴发纤维肌性发育不全。

大动脉炎常全身多处动脉受累（出现无脉症及两侧血压不对称等表现），肾动脉是最常受累部位之一（约 70% 的大动脉炎患者合并进行性肾动脉狭窄）。病变常累及动脉全层，呈广泛纤维组织增生，致管腔严重狭窄。肾动脉各段均可累及，但开口处往往更重。

纤维肌性发育不全常仅侵犯单侧（尤其右侧）肾动脉；大动脉炎常双侧肾动脉受累；动脉粥样硬化往往一侧肾动脉病变严重，但也可致双侧严重狭窄。

（二）中医学认识

中医学无肾血管性高血压一名，根据其临床表现，多归属于中医学之"眩晕""头疼""脉胀"等范畴。其病因病机主要如下。

1. 肝阳上亢

先天不足或年老肾衰，肾阴不足，肝失所养，肝阳上亢，致头晕、头疼。

2. 气滞血瘀

先天不足或年老体衰，或肝气郁结，气机郁滞，气滞血瘀，脉道不利，清窍失养，发为头疼、头胀。

3. 痰湿壅盛

先天不足或年老肾衰，肾气亏虚，肾主水，水不得气化，停蓄为痰饮，或后天失养，脾虚不能运化水湿，清阳被遏，发为眩晕。

4. 肾精亏虚

先天不足，肾精不充，或年老体衰，肾精亏耗，髓海不足，发为头晕耳鸣。

总之，本病以肾虚、痰瘀为主，初期以痰瘀为主，后期以肾虚为主，本虚标实。

二、临床表现

（一）辨病诊断

1. 临床表现

肾动脉粥样硬化常发生于老年人，虽然有的病例仅呈现肾血管性高血压或缺血性肾脏病，但是多数情况下两者并存；肾动脉纤维肌性发育不全常见于青年，以女性居多，一般仅呈现肾血管性高血压，唯严重内膜层纤维肌性发育不全才发生缺血性肾脏病；大动脉炎也以年轻女性为主，往往肾血管性高血压及缺血性肾脏病同时存在。

轻度肾动脉狭窄可毫无临床症状，仅重度肾动脉狭窄（超过 70%~75% 管腔）才能引起肾血管性高血压和（或）缺血性肾脏病。下面分别介绍：

（1）肾血管性高血压　文献报道，在未经选择的轻、中度高血压人群中，肾血管性高血压占 0.6%~3.0%；而在老年患者中其患病率可高达30%。该病具有如下特点：①高血压出现早（＜30岁，常见于肾动脉纤维肌性发育不全）或出现晚（＞55岁，常见于肾动脉粥样硬化）。②血压正常者出现高血压后即迅速进展；原有高血压的中、老年患者血压近期迅速恶化。患者舒张压明显升高，乃至出现恶性高血压（舒张压超过130mmHg，眼底呈高血压3期或4期改变）。③不用抗RAS药物。如β受体拮抗剂、血管紧张素转换酶抑制剂（ACEI）或血管紧张素AT1受体拮抗剂（ARB），高血压难以控制；而用较大剂量ACEI或（和）ARB，会使血压骤降，血清肌酐异常升高（超过用药前基线的，甚至诱发急性肾衰竭）。

还可能出现以下临床表现：①少数患者能反复发作急性肺水肿，此肺水肿能瞬间发生并迅速消退，被称为"闪现肺水肿"（flash pulmonary edema）。其发生与血压迅速上升及左心功能受损相关。②约15%患者能出现低钾血症，这与RAS活化，血浆醛固酮增多致肾脏排钾增加有关。

此外，当肾动脉狭窄导致缺血性肾脏病，或肾血管性高血压导致高血压肾硬化症时，肾功能还能渐进减退，最终进入慢性肾衰竭。

（2）缺血性肾脏病 有关文献统计，在50岁以上具有肾功能不全的患者中此病约占22%，它们主要由肾动脉粥样硬化引起。缺血性肾脏病多伴有，但也可不伴肾血管性高血压。肾脏病变主要表现为肾功能缓慢进行性减退，由于肾小管对缺血敏感，故其功能减退常在先（出现夜尿多、尿比重及渗透压减低等远端肾小管浓缩功能障碍表现），而后肾小球功能才受损（患者肾小球滤过率下降，进而血清肌酐增高）。患者尿改变轻微（轻度蛋白尿，常＜1g/d，少量红细胞及管型），肾功能不全时贫血出现较晚且轻。

对肾动脉狭窄患者进行体检时，部分患者可于腹部或腰部闻及血管杂音（高调、粗糙收缩期或双期杂音）。

综述，肾血管性高血压的临床表现可概括为以下临床特征：①年龄30岁以前或50岁以后出现的中度-重度高血压。②高血压呈加速性或治疗拮抗性。③有外周动脉栓塞或肋腹部受伤的病史，或肾外伤后出现高血压单侧小肾。④身体其他部位存在动脉粥样硬化灶。⑤不明原因或新发生的氮质血症。⑥转换酶抑制剂治疗3天内出现氮质血症者。⑦自发性低钾血症或经利尿剂治疗后出现重度低钾血症。⑧腹部或背部听到血管杂音。⑨无脉症。⑩对多种降压药物联合应用降压效果不显著。⑪不明原因的体位性血压下降。⑫反复发作性肺水肿。

2. 相关检查

（1）肾动脉超声 是普遍的一线筛查，可评估狭窄程度、部位，测量收缩期峰值流速（PSV）、阻力指数（RI）。其无创、安全、方便，但易受呼吸、肥胖、肠道气体、狭窄程度和仪器品质、操作者经验等诸多因素的影响。目前的双功能超声既能评价肾动脉的解剖结构，也能显示血流变化，并且PSV的升高和肾动脉狭窄程度有一定的关系，一般认为PSV＞180cm/s提示肾动脉狭窄＞60%，＞220cm/s则提示狭窄超过75%。超声诊断肾动脉狭窄的灵敏性为71%~98%、特异性为62%~98%。

（2）肾动脉断层成像（CTA） 该方法敏感性、特异性＞90%，对肾动脉和副肾动脉显示清楚，并且重建图像能够三维显示，结果容易判读，组内和组间的差异小，已经在临床广泛应用。但注意CTA需要使用含碘的造影剂，有造影剂肾病的顾虑，尤其估测肌酐清除率（eGFR）＜60ml/min时，需做好预防造影剂肾病的准备，eGFR＜30ml/min时慎用，严重甲亢和对碘对比剂过敏的患者禁用。严重钙化病变会影响评估的准确性。

（3）核磁共振血管成像（MRA） 利用钆造影剂增强血管成像，敏感性、特异性与 CTA 基本相同，但对肾内动脉狭窄或副肾动脉狭窄的判断欠佳。钆造影剂肾损伤的风险低于含碘造影剂，但 eGFR < 30ml/min 的慢性肾病患者相对禁忌。并注意钆造影剂使用后肾源性系统性纤维化风险，该病在透析患者中的患病率为 1%~6%。铁磁植入者、幽闭恐惧症患者应用受限。

（4）数字减影血管造影（DSA） 是目前肾动脉狭窄的诊断"金标准"，能清晰显示肾动脉狭窄的部位、范围、程度、远端分支、侧支循环形成及肾萎缩等，对狭窄 50%~60% 之间、难以准确判定是否行介入治疗的患者可以术中测量狭窄两端的压力阶差，超过 20mmHg 有介入治疗意义，因此 DSA 能为介入或手术治疗提供可靠的依据。该方法的缺点是有创，同时有含碘造影剂带来的风险，因此适合于计划行肾动脉介入治疗的患者。

（5）分侧肾静脉肾素活性测定（RVRR） 患侧：健侧 > 1.5、健侧：下腔静脉远端 < 1.3，提示肾动脉狭窄可能，RVRR 可预测介入治疗或者外科治疗成功率。但临床上肾素测定影响因素多、假阴性率高（50%）、基础肾素活性水平较高者更容易出现假阳性，且为有创检查，目前临床上使用较少。

（6）卡托普利试验肾显像 肾动脉狭窄时，由于肾缺血引起 RASS 活性增强，血管紧张素收缩出球小动脉的作用大于入球小动脉，维持肾小球灌注压和滤过率。ACEI 阻断上述环节，出球小动脉扩张更明显，肾小球的滤过压降低，肾脏对同位素的排泄延迟。因此可通过检测应用卡托普利前后的双肾功能变化来间接判断肾动脉的狭窄情况。该方法使氮质血症、双侧动脉病变，或者单侧功能肾患者敏感性和特异性降低，主要用于判断病变是否有功能意义，对预测血运重建的疗效有一定的意义。注意：ACEI 降低检查敏感性。

检查前停用 ACEI 3~7 天，钙通道阻滞剂和利尿剂对结果也有影响，检测前最好停用。结果阳性标准：①肾脏体积缩小；② 20 分钟清除率下降 > 10%；③峰值比下降 > 10%；④峰值时间延长 > 2 分钟；⑤肾血流灌注时间延长。符合其中三项即为阳性。该方法敏感性为 62%~99%、特异性为 91%~98%。

上述方法中，前四种在临床使用广泛，2011 年欧洲心脏病协会（ESC）制定的外周动脉疾病诊断和治疗指南中，把肾动脉超声、CTA、MRA 和 DSA 列为 I B 或 IC 推荐级别，而 RVRR、卡托普利试验肾显像临床使用较少，虽然 2011 年 ESC 把其证据级别列为 III B，但在明确肾动脉狭窄的功能意义和指导血运重建治疗方面仍有优势，临床上可根据情况适当选用。（表 6-5，表 6-6）

表 6-5　肾血管各种检查方法的相对强度评估

方法	显像血管	组织灌注	GFR 功能	评论
卡托普利－肾图	－	+++	++	应用广泛，特异性高；血肌酐 > 2mg 者不可取
血管剂对比造影	+++	++	+-	金标准；注射造影剂会有风险
多普勒超声图	++	++	－	可反复随访、便宜；附属血管显现不良，且受测试者经验制约

方法	显像血管	组织灌注	GFR 功能	评论
MRI 血管成像	++	++	+-	无毒害，可用于晚期患者；附属血管显现不良
螺旋 CT 血管成像	+++	+	+-	三维成像；需高品质造影剂

表 6-6　肾动脉狭窄常用诊断检查的预测价值

检查	敏感性（%）	特异性（%）
同位素肾图	85~90	93~98
双显多普勒超声心动图	88~95	90~99
螺旋 CT 血管造影	90~98	94~98
MRI 血管造影	91~100	76~92

（二）辨证诊断

1. 肝阳上扰型

临床证候：头痛头晕，心烦易怒，睡眠不宁，心悸，面赤。舌质暗红，苔黄，脉弦有力或弦细数。

辨证要点：头痛头晕，心烦易怒，面赤。舌红、苔黄，脉弦有力。

2. 气滞血瘀型

临床证候：头晕胀痛，痛处固定，经久不愈，面色暗滞。舌淡暗，边有瘀点，脉弦涩。

辨证要点：头晕胀痛，痛处固定。舌淡暗，边有瘀点，脉弦涩。

3. 痰浊壅盛型

临床证候：重者突然头痛剧烈，呕吐频作或呈喷射状，可伴便秘、抽搐，甚至昏迷；轻者头晕重着，胸闷恶心，面部或肢体浮肿，小便不利。舌淡苔白厚腻，脉滑。

辨证要点：头晕头痛，胸闷恶心，面部或肢体浮肿。舌淡苔白厚腻，脉滑。

4. 肾精亏虚型

临床证候：头晕眼花，头部空痛，旋转耳鸣，精神萎靡，记忆力减退，腰酸膝，肢肿。舌质红，脉两尺弱。

辨证要点：头晕耳鸣，腰酸膝软、肢肿。舌质红，脉两尺弱。

三、鉴别诊断

（一）西医学鉴别诊断

1. 内分泌性高血压

内分泌疾患中皮质醇增多症、嗜铬细胞瘤、原发性醛固酮增多症、肾素分泌瘤等引起高血压。据内分泌的病史、特殊临床表现及内分泌试验检查进行诊断。

2. 血管性疾病

先天性主动脉缩窄、多发性大动脉炎等可引起高血压。可根据上、下肢血压不平行以及无脉症等加以鉴别。

3. 颅内疾病

某些脑炎或肿瘤、颅内高压等常有高血压，这些患者神经系统症状常较突出，通过神经系统的详细检查可明确诊断。

（二）中医学鉴别

1. 头痛

以头部疼痛为主，或顿痛、刺痛、隐痛、胀痛等，严重者面白汗出，恶心呕吐，血压显著升高等。

2.眩晕

眩是指眼花或眼前发黑，晕是指头晕甚或感觉自身或外界景物旋转，轻者闭目即止，重者如坐舟车，旋转不定，不能站立，或伴恶心呕吐，汗出，甚则昏倒。四、临床治疗。

四、临床治疗

（一）提高临床疗效的基本要素

1.早诊断，早治疗

肾血管性高血压的治疗，关键在于早期诊断，对于年轻的高血压患者，尤其是顽固性高血压患者，应该考虑肾血管性高血压的可能，在血管没有发生动脉硬化之前，介入治疗可能是最佳选择，避免靶器官的损坏。

2.降压药物选择很关键

对于明确的肾血管性高血压患者，如果无法采取介入治疗，或老年高血压患者，肾血管已经动脉硬化，在选择降压药的时候，应尽量避免加重肾血供，优先考虑CCB之类，慎用ARB之类，必要时可加重CCB用量，或联合α受体拮抗剂，避免加重靶器官的损坏。

（二）辨病治疗

1.治疗方法

针对肾动脉狭窄所致的肾血管性高血压及缺血性肾病，目前主要存在3种治疗方法：

（1）药物治疗主要是降血压治疗 近10年由于抗RAS药物（包括β受体拮抗剂、ACEI及ARB类药物）的大量涌现，控制肾血管性高血压效果已明显改善。不过，应用ACEI及ARB治疗时，必须从小剂量开始，逐渐加量，以免血压过度下降及Cr异常升高（超过用药前基线的30%）。一般

认为，ACEI及ARB类药仅适用于单侧肾动脉狭窄患者，但是近来有学者报道双侧肾动脉狭窄患者也可应用，不过正如前述，双侧肾动脉狭窄患者高血压发病机制中容积因素所占比例大，ACEI及ARB降压效果不一定显著；反之，在肾缺血情况下，再扩张出球小动脉，可能致使肾小球滤过率显著下降，诱发急性肾衰竭，这必须注意。除抗RAS药物外，钙通道阻滞剂降血压作用强，也能用于此病治疗。

当然，除降血压治疗外，动脉粥样硬化患者还常需配合调脂药物（如他汀类药）、抗血小板药物（如小剂量阿司匹林）及降血糖药物（当血糖增高时）治疗，活动性大动脉炎患者还常需应用类固醇激素及免疫抑制剂。

（2）经皮经腔肾血管成形术（PTRA）治疗 目前临床已广泛应用经皮经腔肾动脉球囊扩张术进行血管重建治疗肾动脉狭窄。尤其适用于纤维肌性发育不全患者，治疗效果好；但是大动脉炎及动脉粥样硬化患者（尤其动脉粥样硬化斑存在于肾动脉开口处时）扩张术后常发生再狭窄，因此这些患者在球囊扩张后提倡放置血管支架。3%~10%的PTRA患者可能出现手术并发症，如内膜撕裂、血栓形成及胆固醇结晶栓塞等，应小心避免。

（3）外科手术血管重建治疗 包括动脉内膜切除、旁路搭桥及自身肾移植等，以使病肾重新获得血供。可能的并发症包括出血、血栓形成、胆固醇结晶栓塞及急性肾衰竭等。

2.选用原则

如何选择上述治疗，目前尚缺乏良好的循证医学证据，但是下列意见可供参考：

20世纪80年代前，由于缺乏有效降压药，当肾动脉狭窄患者呈现恶性高血压，并可能发生脑病、肺水肿或急性肾衰竭时，为控制血压，挽救生命，常给患者行急

症肾切除。现在的药物治疗常已能有效控制肾血管性高血压，故而急症肾切除已被废止。

近10年，已有数个临床观察分析对比了药物治疗及PTRA的疗效，对比结果多数认为两者在控制血压及患者存活上无明显差异，因而主张只有对药物治疗抵抗或不耐受的严重高血压患者才行PTRA（或PTRA加血管支架）。ACC/AHA 2006年制订的"外周动脉疾病患者治疗指南"支持这一观点。

但是，也有学者主张，对肾动脉纤维肌性发育不全患者，尤其近期刚出现高血压者，可以首选PTRA治疗，因为正如前述，治疗肾动脉狭窄疗效好，治疗后肾血管性高血压常能治愈，无需长期服药。

药物治疗虽常能有效控制肾血管性高血压，但对制止肾动脉狭窄及缺血性肾病进展却无效。因此对缺血性肾病而言，只有失去治疗机会时，才单独应用药物对症处理。

另外，不管是肾血管性高血压或者缺血性肾脏病，应用外科血管重建治疗的主要适应证：PTRA禁忌（如合并动脉瘤、主-髂动脉闭塞病）、估计PTRA疗效不好（如严重肾动脉开口处狭窄）及PTRA治疗失败（如发生再狭窄）。文献显示，PTRA（或PTRA加支架）与外科手术血管重建在保护肾功能远期疗效上并无显著性差异。

（三）辨证治疗

1. 肝阳上扰型

治法：平肝潜阳。

方药：天麻钩藤饮加减。天麻12g，钩藤15g（后下），生决明30g（先煎），黄芩10g，山栀子15g，杜仲15g，桑寄生15g，牛膝15g，茯神15g，夜交藤20g。

加减：为加强平肝潜阳之力，上方可加入菊花、夏枯草等；若肝火偏盛，头痛，面红目赤、脉弦数有力者，加丹皮、龙胆草以清肝泄热；若肝风偏盛，眩晕欲呕者，加生龙骨、生牡蛎、珍珠母以镇肝息风；若肝肾阴虚明显，头空痛、脉细者，加生地、首乌、枸杞以滋补肝肾，育阴潜阳；若瘀血偏重，舌暗，脉细或涩，加丹参、赤芍、红花以加强活血通脉之力。

2. 气滞血瘀型

治法：行气活血。

方药：血府逐瘀汤加减。当归10g，川芎10g，赤芍10g，桃仁10g，红花6g，柴胡10g，枳壳12g，牛膝15g，泽兰12g。

加减：若血瘀甚者，可加三棱、莪术破血逐瘀；头晕较甚者，加天麻、钩藤平肝息风。

3. 痰浊壅盛型

治法：祛痰导下，淡渗利尿。

方药：半夏白术天麻汤合五苓散加减。半夏10g，白术12g，天麻10g，陈皮15g，茯苓30g，泽泻18g，猪苓30g，泽兰15g，大黄6g（后下）。

加减：若头痛剧烈，可加川芎、丹皮等活血止痛；若呕吐，加代赭石、竹茹和胃降逆；若湿浊化热，口苦、苔黄者，加黄连、黄芩清热；若抽搐，可选用止痉散加减治疗；若昏迷可选用安宫牛黄丸、紫雪丹等鼻饲。

4. 肾精亏虚型

治法：滋肾填精。

方药：杞菊地黄汤加减。干地黄15g，山萸肉10g，山药20g，泽泻18g，丹皮12g，茯苓30g，枸杞15g，菊花18g。

加减：偏于肾阴虚者，兼见五心烦热，口渴，脉细，酌加地骨皮、鳖甲等以滋阴降火；偏于肾阳虚者，见畏寒，腰以下发凉，舌淡，酌加紫河车粉（冲服）、淫羊藿等。

对轻、中度高血压患者，可在辨证治疗的基础上选加具有降压作用的中药。目前单味降压药的研究较多，有关药理已证明防己、钩藤、葛根、天麻、莱菔子、杜仲、牡丹皮、黄芩、夏枯草、罗布麻叶、地龙等有不同程度的降压作用。对重度高血压患者，可选用安宫牛黄丸、至宝丹等中成药口服、鼻饲。

（四）医家诊疗经验

黄春林教授从中西结合角度认识肾性高血压，从现代"精准医疗"理论延伸发展出传统中医辨病、辨证治疗对策，从"病证相参""凭症加减""精准降压""增效减副"等方面着手选用中药，配合饮食调理达到精准降压、延缓肾病进展的目的。

方祝元教授认为，高血压病程中，血压的上升及各种临床症状是疾病之标，脏腑气血失和，阴阳失调是病之本。治疗关键在于使人体内在的气血阴阳恢复平衡和谐的状态，而非单纯的控制血压。

马进教授认为，肾性高血压由多种内外因导致的肝、脾、肾亏损是其发病的病理基础。因此所致的肝阳上亢、痰湿与血瘀等病理产物互结是影响肾性高血压发展的重要病理因素。三者互相影响，交互纠结，加重病情，病程缠绵，终致本虚标实，虚实夹杂，最终发展至肾衰竭。在临床治疗上应以控制血压为先，稳定血压，保护肾功能防止疾病的进一步发展。在控制血压的基础上，根据患者不同的病情和具体症状的不同而使用不同的治疗方法。以温补滋阴为主配以清热泻火、化痰祛湿、活血化瘀之法针对患者不同的病情辨证治疗。

五、预后转归

关于肾血管性高血压治疗的效果，由于标准不统一，难以比较和综合，但预后的指标原则基本相同。

（一）血压反应

1. 治愈

平均舒张压小于90mmHg（12.0kPa）并较术前水平至少降低10mmHg（1.3kPa）。

2. 改善

平均舒张压较术前降低15%或以上，但仍高于90mmHg（12.0kPa）和低于100mmHg（13.3kPa）。

3. 失败

平均舒张压较术前降低少于15%，仍高于90mmHg（12.0kPa）或平均舒张压仍高于110mmHg（14.6kPa）。

（二）解剖上的变化

根据术后血管造影显示重建血管的通畅程度，分为成功、有效和失败。

通过临床病例随访和综合文献资料，认为影响肾血管性高血压外科手术疗效的因素可归纳如下：

（1）年龄　年轻者较年老者为佳。

（2）病程　发病与治疗相隔时间愈短愈佳。

（3）眼底病变程度　视网膜病变轻者较严重者为佳。

（4）肾功能　对侧肾功能和肾血流量正常者预后佳。

（5）局限性病变和病变较为稳定者疗效佳　如多发性大动脉炎尚在活动期做动脉重建术，术后易出现再狭窄，病变广泛伴有胸、腹主动脉狭窄者效果差。纤维肌肉增生疗较动脉粥样硬化为佳，后者局限性病变较弥漫性病变效果较好。

（6）肾素测定　患肾肾素/对侧肾肾素比值≥1.4~1.5，或对侧肾V-A=0，患肾V-1VC/1VC≥0.5，则手术效果佳。

六、预防调护

（一）预防

预防的关键是要大力预防和积极治疗引起肾血管性高血压的原发病，如多发性大动脉炎、动脉粥样硬化等。

（二）调护

宜多食含钙丰富的食物，高血压患者每天坚持吃高钙食物，能使 2/3 左右的人收到明显的降压效果。含钙丰富的食物很多，如奶制品、豆制品、芝麻酱、虾皮、海带、骨头汤、黑木耳、核桃、沙丁鱼、鸡蛋等。宜多吃含优质蛋白和维生素的食物，如鱼、牛奶、瘦肉、鸡蛋、豆类及豆制品。宜多食含钾食物（注意：适用人群是肾功能正常者），钾在体内能缓冲钠的作用。如黄豆、小豆、番茄、西葫芦、芹菜、鲜蘑菇及各种绿叶蔬菜，以及橘子、苹果、香蕉、梨、猕猴桃、柿子、菠萝、核桃、西瓜等水果。

七、专方选要

复方降压汤

处方：黄芩 10g，夏枯草 15g，地龙 25，石决明 30g（先煎），生山楂 15g，白芍 15g，草决明 15g。

操作方法：水煎取汁，饭后温服，一日 3 次，4 周为 1 个疗程。

适应证：肾血管性高血压。

主要参考文献

[1] 陈伟伟，高润霖，刘力生，等. 中国心血管病报告 2017 概要 [J]. 中国循环杂志，2018，33（1）：1-8.

[2] 李小鹰，程庆砾，蒋雄京，等. 动脉粥样硬化性肾动脉狭窄诊治中国专家建议（2010）[J]. 中华老年医学杂志，

2010，29（4）：1-15.

[3] 中华医学会风湿病学分会. 大动脉炎诊断及治疗指南 [J]. 中华风湿病学杂志，2011，15（2）：119-120.

[4] 邹玉宝，蒋雄京. 大动脉炎的研究现状与进展 [J]. 中国循环杂志,2016,31（8）:1-3.

[5] 董徽，蒋雄京，彭猛，等. 肾动脉纤维肌性发育不良：病例报告与文献回顾 [J]. 中华高血压杂志，2013，21（11）：1091-1096.

[6] 赵鹏，麦茂勇. 肾动脉狭窄诊治进展 [J]. 现代医药卫生，2014，（13）：1969-1971.

[7] 张晓东. 肾动脉多普勒超声诊断研究 [D]. 北京协和医学院、中国医学科学院，2013：1-69.

第三节 原发性醛固酮增多症与高血压

原发性醛固酮增多症是由于肾上腺皮质分泌过多的醛固酮导致的一种综合征，临床表现以高血压、低血钾，以体内醛固酮分泌过多而肾素活性明显低下为特征，是继发性高血压的常见病因之一。

从原醛症的临床表现看，该症与中医的痿证较为接近。对于此种痿证的病因，有人认为系湿热内蕴引起；也有人认为系肝肾亏损，精血不足，不能荣养筋脉而引起。

一、病因病机

（一）西医学认识

1. 病因

原发性醛固酮增多症（PA）简称原醛症，1954 年由 Conn JW 首次报道，以血压升高、低血钾、血浆醛固酮浓度（plasma aldosterone concentration，PAC）升高、血浆肾素浓度（plasma renin concentration，PRC）

升高为特征，又称 Conn 综合征。由于诊断标准的差异，统计资料显示原醛症占高血压患者的 5%~10%，是继发性高血压最常见的病因。原醛症并发心、脑、肾等器官损害的风险高，早期准确诊断至关重要（表 6-7）。

表 6-7　原醛症和原发性高血压心血管事件和心肌结构改变发生率

不良事件	原发性醛固酮增多症（124人）	原发性高血压（65人）
卒中	12.9%	3.4%
心肌梗死	4.0%	0.6%
心房纤颤	7.3%	0.6%
左心室肥大（超声心动图）	34.0%	24.0%
左心室肥大（心电图）	32.0%	14.0%

2. 发病机制

临床上原发性醛固酮增多症最多见于以下 4 种情况：①醛固酮的肿瘤；②良性肾上腺增生；③分泌盐皮质醇的肾上腺皮质癌；④肾上腺外肿瘤。肾上腺腺瘤又称 Conn's 综合征，是原发性醛固酮增多症的常见原因。

原醛症是由一组病因组成，但在不同病因间也有差别。根据分泌醛固酮的病因或病理改变，原醛症可分为几种类型（表 6-8）。

肾上腺皮质由球状带、束状带和网状带组成。外带为球状带，细胞致密，核大胞质中间是宽的束状带，胞核小，胞质多，胞质充满淡色脂质；内层为网状带，细胞类似于球状带，但较外带厚。产生醛固酮的肾上腺皮质肿瘤多数是良性的，且以左侧多见。瘤体边界清楚，由于富含胆固醇，故色金黄。肿瘤平均直径在 1.5cm 左右，1/3 以上的肿瘤直径在 1cm 以内。组织学上，肿瘤含有肾上腺皮质 3 个带特有的细胞或中间类型细胞。其余肾上腺皮质内含有小结节。

良性肾上腺增生外观变异较大，从正常外观到弥漫性增生或结节性改变。球状带通常显示弥漫性增生，增生的结节内含类似束状带的细胞。糖皮质醇可治性醛固

表 6-8　原醛症的病因分类及构成比

类型	构成比
醛固酮瘤	35%
特发性醛固酮增多症	60%
原发性醛固酮增多症	2%
家族性醛固酮增多症	
糖皮质激素可抑制性醛固酮增多症	＜1%
家族性醛固酮增多症 II 型	＜6%
家族性醛固酮增多症 III 型	＜1%
家族性醛固酮增多症 IV 型	＜1%
分泌醛固酮的肾上腺皮质瘤	＜1%
异位醛固酮分泌瘤	＜0.1%

酮增多症的肾上腺皮质上，球状带变宽，超微结构亦可能表现有束状带的增生。肾上腺皮质癌则细胞核圆，境界清楚，胞质中有稀少的脂质空泡（或没有脂质空泡）和数量不定的细胞器。

（二）中医学认识

中医学无原发性醛固酮增多症的病名，但根据其临床表现，多属于中医眩晕、头痛、痿证等范畴。中医认为其病因病机可能与以下因素有关：

1. 肝肾不足，水不涵木

易致上实下虚之症，出现头痛；肾藏精而开窍于耳，肾精损伤，髓海空虚，出现头晕、耳鸣；肝肾久亏，精血耗损，筋骨肌脉失去濡养而致四肢乃至全身肌肉乏力；肝阳虚越，血不养筋，有时还可出现风动抽搐。

2. 湿热内蕴

因湿为阴邪，其性重浊滞腻，与热相合，蒸蕴不化，胶着不去，故病程缠绵难愈；湿蒙清阳，故头晕头胀；湿热壅塞清窍，则耳鸣作响；湿热浸淫筋脉，气血阻滞，筋脉弛缓而成痿。

二、临床表现

（一）辨病诊断

1. 临床表现

原醛症的主要临床表现是高血压和低血钾。大多数患者同时有这两种临床表现，但在不同的临床时期不同步出现。多数先出现高血压，经过1~2年后再出现低血钾，因此原醛症的临床表现几乎没有特征性症状或体征，特别是在没有低血钾的时期，表现为较难治疗的轻到中度的高血压。但当血钾降低到一定程度时会出现嗜睡、肌肉无力、多尿、周身不适、肌肉痉挛，以及少见的自发性抽搐。偶尔可能出现心律

失常，是大多数患者就诊的原因，部分患者是从难治性高血压患者中筛查确诊出来的。

由于高血压和低血钾伴碱中毒，患者还可以出现一些提示性症状，如头痛、肌肉无力和抽搐、乏力、暂时性麻痹、肢体麻木、刺痛、口渴、多尿，特别是夜尿增多。

从其提示性症状可以发现，包括高血压、低血钾，原醛症患者没有特异性症状和体征。另外，在低血钾时，患者的生理反射可以不正常，病程较长，还可以出现心衰和脑出血性卒中及相应的症状和体征。

原发性醛固酮增多症患者多合并左心室肥厚、心肌缺血、脑血管病和肾功能不全表现。醛固酮通过与盐皮质类固醇受体的快速交互作用导致血管损伤，并促进心肌和肾脏的纤维化。

2. 相关检查

醛固酮分泌受影响因素较多，在正常人体内波动较大，即使是低血钾，也可以因钾的排泄、饮食中钾离子和盐分的摄入量发生改变，临床上的高血压、低血钾或难治性高血压患者，又多经过多种干预，因此临床上哪些患者需要进一步确定检查，事先就需要一系列的筛查试验。

干扰肾素－血管紧张素－醛固酮系统的药物都会影响原醛症的诊断。在进行诊断该病的任何步骤之前，任何可能干扰肾素和醛固酮测量的药物，例如螺内酯（安体舒通）、钙通道阻滞剂、血管紧张素转换酶抑制剂、血管紧张素受体拮抗剂、β受体拮抗剂，都应该提前停药至少2周，同时，螺内酯由于其半衰期更长，故应该提前6周停药。在洗脱期可以服用α受体拮抗剂、维拉帕米缓释片。

（1）原醛症的筛查试验

1）血钾：相当多的原醛症患者血钾水平正常，20%的原发性高血压患者由于各种原因可以出现低血钾，因此低血钾是

诊断原醛的导引，但对诊断原醛症没有特异性。

2）血浆醛固酮浓度：血浆醛固酮浓度受摄盐量的影响显著，且与前一日24小时尿钠排出量相关。原醛症患者醛固酮的浓度改变，与同步24小时尿钠量的改变不成比例。血浆醛固酮浓度的升高，不能鉴别原发性和继发性醛固酮增多症。

3）血浆肾素活性水平：和血浆醛固酮浓度相似，摄盐量也影响肾素活性水平。如果前一天24小时尿钠排出量正常，没有升高，降低的肾素水平提示醛固酮过多分泌为肾上腺自主性。肾素的降低水平不能区分原醛症和伴低肾素的原发性高血压。此外，其他疾病如除醛固酮以外的盐皮质激素过多症、表象性盐皮质激素过多综合征及Liddle综合征都与低血浆肾素水平相关。

4）测定血浆醛固酮肾素比值（ARR）

①检测方法：自早晨3：00起嘱患者保持卧位，早晨5：00保持卧位抽血测定基础血醛固酮、肾素、皮质醇。抽血后嘱患者连续保持立位2小时（可坐、站或走），早上7：00静坐5~15分钟后抽取立位肾素、醛固酮及血清皮质醇。若患者无法耐受立位应立即终止此项检查。卧位2小时期间应保持平卧位，不可抬高床头。立位2小时期间不可弯腰低头，切勿保持一个姿势时间过久，以免引起晕厥。

②注意事项

a. 尽量纠正低钾血症。

b. 不要限制钠盐摄入。

c. 停用明显影响ARR的药物至少4周：螺内酯、依普利酮、阿米洛利、氨苯蝶啶；排钾利尿剂；源于甘草的物质（如甜甘草糖、咀嚼烟草）。

d. 下列药物至少停用2周：β受体拮抗剂、中枢α受体拮抗剂（如可乐定、α甲基多巴）、NSAID；ACEI、ARB、肾素抑制剂、二氢吡啶类CCB。

e. 如需要控制血压，可开始应用对ARR影响较小的药物（如维拉帕米缓释片、肼屈嗪、哌唑嗪、特拉唑嗪、多沙唑嗪）。

f. 口服避孕药、性激素替代治疗或服用含雌激素的药物可降低肾素浓度，ARR出现假阳性（当测定肾素浓度而不是肾素活性时会出现这种情况）。如患者年龄大于65岁，其肾素活性较青年人低，因此ARR增高。肾功能不全也可导致ARR假阳性。

g. 采血时避免凝血或溶血。在室温下运送标本（无须冰浴）至实验室后立即离心，分离血浆，快速冻存，以备测定。

③结果分析：如果醛固酮计量单位采用ng/dl，则肾素活性采用ng/（ml·h）。单位换算正确后，二者比值>30，且醛固酮浓度>15ng/dl者，可初步怀疑为原发性醛固酮增多症，比值>50则高度怀疑。

如果醛固酮计量单位采用ng/dl，则肾素浓度采用mU/L，二者比值>3.7，可初步怀疑为原发性醛固酮增多症，结合醛固酮浓度>15ng/dl，则更为肯定。

低血钾会降低血浆醛固酮水平，因此在临床检查前，摄取足够的钾能够避免这个问题。很多药物治疗可能会干扰肾素和醛固酮的测定。螺内酯会增加醛固酮浓度，因此在测量肾素和醛固醇之前，应至少停药6周。β受体拮抗剂会降低肾素水平并产生假阳性结果，钙通道阻滞剂会降低醛固酮水平并产生假阴性结果。同样，通过提高肾素水平，血管紧张素转换酶抑制剂和血管紧张素受体拮抗剂可能会带来假阴性结果。不同的肾素检测方法测定的下限值会有差异，由此给醛固酮肾素比值带来巨大的影响。

5）影像学检查：超声检查对于直径大于1.3cm的醛固酮瘤可以显示出来，然而难以鉴别直径较小的腺瘤和特发性肾上腺增生。肾上腺CT和磁共振可检出直径小至 5mm 的肿瘤，当其显示一侧肾上腺单个小肿块对于诊断 APA 有重要的价值，然而双侧肾上腺增生可以表现为非对称性多个结节，肾上腺 CT 和磁共振显像难以鉴别出 APA 或 IHA。

（2）原醛症的确诊试验 目前诊断 PA 的经典确诊试验有氟氢可的松抑制试验（fludrocortisone suppression test，FST）、卡托普利抑制试验（captopril challenge test，CCT）、盐水负荷试验（saline infusion test，SIT 或 recumbent saline suppression test，RSST）、口服钠负荷试验（oral sodium loading，OSL）等；新型单一确诊试验有坐位盐水负荷试验（SSST）、氯沙坦抑制试验（losarton suppression test，LST）、呋塞米立位试验（FUT）等；新型复合确诊试验有氟氢可的松 – 地塞米松抑制试验（FDST）、地塞米松 – 卡托普利 – 缬沙坦试验（DCVT）低钠饮食后连续静脉滴注盐水试验（急性钠负荷）等。

1）FST：患者饮食要求同高盐饮食试验，在此基础上，再每 6 小时口服氟氢可的松 0.1mg 或每 12 小时口服 0.2mg，也是同时连续 4 天，第 4 天测定血浆醛固酮浓度。若直立位 2 小时的醛固酮水平未被抑制到 5ng/100ml 以下，就可以确诊为原发性醛固酮增多症，同时测定的直立位血浆肾素水平应该被抑制 1ng/（ml·h）以下，如超过此数字，不能诊断原醛症。由于低血钾能抑制醛固酮的分泌，因此，在临床试验前期和中期，都应该提供足够的氯化钾以维持血钾水平正常或接近正常。目前，这个临床试验是确诊原醛症最为敏感的方法，但特异性较高盐试验有所下降。

2）CCT：是原醛症安全有效的确诊实验之一，患者维持坐位或站立位至少 1 小时后，口服卡托普利（开博通）25~50mg，服药后维持坐位 1~2 小时，服药前及服药后 1~2 小时取血，测定肾素活性、醛固酮、皮质醇。醛固酮抑制 < 30% 为阳性。特发性醛固醇增多症可出现假阴性。

3）RSST：试验开始前须卧床休息 1 小时，试验在上午 8~9 点之间开始，4 小时内输注 2L 生理盐水，输注前和输注后分别采血测定肾素、醛固酮、皮质醇、血钾敏感性及特异性分别 95.4% 及 93.9%，整个试验过程注意监测患者血压、心率变化。若高血压未严格控制、肾功能不全、心功能不全、心律失常，或严重低钾时慎选。

4）OSL：确保患者每天摄入超过 200mEq 钠的饮食，进行 3 天高盐饮食，第 4 天留尿测定 24 小时醛固酮排出量。24 小时尿钠和尿肌酐也同步测定，以确认摄入高盐和充足的尿样采集。高盐饮食不能将尿醛固酮排出量抑制到低于 11nmol/24h 时，可确诊为原发性醛固酮增多症。如果确保每天钠摄入量，这一试验的敏感性和特异性可达 96% 和 93%。因部分患者饮食不耐受、收集 24 小时尿标本可能不准确等因素，目前国内临床应用较少。

5）SSST：在坐位 30 分钟后开始输注生理盐水（2L，从早晨 8：00 开始输注，4 小时输注完毕），试验过程中保持坐位，试验前后测定 PAC、血浆肾素浓度（plasma renin concentration，PRC）、血浆皮质醇及血钾。

6）LST：患者取坐位至少 10 分钟后抽血（早上 9：00 测定基线水平）。允许适当走动，直到第 2 次抽血。第 2 次抽血应在口服氯沙坦 50mg 后 2 小时（50mg 氯沙坦在血浆中浓度达峰值时间约为 1.5 小时）。测定 PAC、PRA，计算 ARR，ARR > 35ng/dl 且 PAC > 10ng/dl（277pmol/L）即为阳性。

7）FUT：患者保持卧位至少 30 分钟，抽血测定基线 PRA，随后静脉注射 40mg 呋塞米。保持直立位 2 小时后再次抽血测定 PRA。FUT 后 PRA 低于 2ng/（ml·h）为阳性。

FDST、DCVT、低钠饮食后连续静脉滴注盐水试验（急性钠负荷）诊断PA的敏感性、特异性升高，目前缺乏多中心研究，研究结果需进一步检验。

3. 分型诊断

原醛症的病因较多，确诊患者是原醛症后，还需要进行分型诊断，以决定下一步的治疗方案。在众多原醛症类型中，最常见的是肾上腺产醛固酮腺瘤与双侧肾上腺增生的特发性醛固酮增多症，通过临床表现和实验室、影像学检查，大部分原醛症的病因都能被诊断出来，由于一部分不典型的患者，诊断模棱两可，需要经临床试验或借助更多的技术来加以区分，其中就包含了临床表现介于上述两者之间的原发性肾上腺增生性原醛症。

（1）CT扫描和磁共振显像影像学检查　可以较明确地区分直径较大的腺瘤和双侧弥漫性增生，对检出的小的醛固酮腺瘤（直径 < 5mm）的敏感性很低，需要进一步做临床检查来明确病因。对于直径 > 5mm的醛固酮腺瘤，CT扫描便捷、迅速，和磁共振显像检查结果的敏感性基本一致。

（2）双侧肾上腺静脉插管取样　通过肾上腺静脉采血测定血浆醛固酮浓度，双侧肾之间相互比较是目前较可靠的区分肾上腺醛固酮腺瘤或双侧增生性病变的方法，还有助于在外科手术前明确醛固酮腺瘤在肾上腺的哪一侧。临床上，CT或磁共振扫描呈阴性或模棱两可，患者没有高血压、低血钾家族史，排除糖皮质激素可抑制性醛固酮增多症，临床上高度怀疑是肾上腺醛固酮瘤，或需要进一步明确是单侧或双侧增生，以决定下一步的治疗，就需要采取双侧肾上腺静脉插管取样。方法有两种：较好的一种是在静脉注射人工合成促肾上腺皮质激素——二十四肽促皮质素0.25mg，注射之前和注射后的30、60分钟，通过下腔静脉和左、右肾上腺静脉测量血浆醛固酮和皮质醇水平；另一种要简单得多，不注射药物，直接通过下腔静脉和左、右肾上腺静脉测量血浆醛固酮和皮质醇水平。测量血浆皮质醇的目的是确定采样导管的位置，肾上腺静脉中的血浆皮质醇浓度比下腔静脉高很多。在原醛症中，两侧肾脏的分泌量基本一致。两种方法各有优缺点，前者由于使用促肾上腺皮质激素，对醛固酮腺瘤，此激素将有助于放大双侧肾上腺之间醛固酮水平的差异，因而准确性高，但操作要求高，容易失败；后者能够强烈刺激醛固酮分泌，虽然准确性稍差，但仍在90%以上，且方法简单可靠。

比较可疑醛固酮瘤侧和对侧的醛固酮皮质醇比值，如果比值大于1.5，可以认为是单侧优势分泌；如果比值大于2，基本可以确定为单侧优势分泌，手术效果良好。为了明确是否由一侧肾上腺造成了醛固酮的过量分泌，提供最佳的诊断精度、插管的位置很重要。首先，两侧肾上腺静脉的皮质醇浓度之比应小于1.5，越接近1越好。同时肾上腺静脉内的皮质醇值比下腔静脉内数值要高1.5，小于这个数字，提示插管位置不好，需要调整。为避免肾上腺静脉采血部位的差异，符合上述要求的激素测定值，两侧醛固酮浓度比值还需要用皮质醇来校正。

（3）在明确原醛症的病因诊断中，还有一类在临床能够确诊的类型，即家族性醛固酮增多症，为常染色体显性遗传病，占原醛症的比例不到1%。主要特征为高血压、ACTH依赖的醛固酮分泌、低肾素以及高18OHF和18氧皮质醇（18oxoF）。尽管存在高醛固酮状态，但低钾血症并不常见。大多数患者年轻时即出现严重高血压，少部分患者血压为轻度升高或正常范围，临床表现较轻。导致GRA发生的遗传基因是在CYP11B1（11β羟化酶）和CYP11B2（醛固酮合成酶）之间不等的遗传重组，形成

CYP11B 嵌合基因，由于 CYP11B1 的表达受 ACTH 的调控，嵌合基因表达的酶同时具有醛固酮合成的活性且为肾上腺皮质 ACTH 所依赖的表达。因此，在 GRA 患者中，醛固酮能被糖皮质激素抑制。基因检测对 GRA 来说是一种敏感和特异的检查方法，建议年龄在 20 岁以下的原醛症患者，或有原醛症或早发脑卒中家族史的患者，应做基因检测以确诊或排除 GRA。

（二）辨证诊断

1. 肝肾不足型

临床证候：头痛，头晕，耳鸣，肌肉痿软，烦渴，多饮，多尿。舌质偏红，脉沉细。

辨证要点：头痛，头晕，耳鸣，肌肉痿软。舌质偏红，脉沉细。

2. 湿浊中阻型

临床证候：脘腹痞胀，甚至腹胀如鼓，恶心欲吐，纳差，口渴，肢体痿软麻木，小腿及腰胯困重，头重，头痛，视物模糊。苔白腻，脉迟缓。

辨证要点：头晕，脘腹痞胀，肢体痿软麻木。苔白腻，脉迟缓。

三、鉴别诊断

临床上还有一些疾病表现为高血压、低血钾，在确诊和治疗原醛症前需要进行鉴别诊断。

1. 分泌肾素的肿瘤

该类疾病多见于肾小球旁器细胞肿瘤，其他尚有一些神经节细胞瘤（Wilms 瘤）或卵巢肿瘤中可能含分泌肾素的细胞。这种肿瘤极少见，由于它分泌肾素，导致血管紧张素 Ⅱ 升高，后者又促进醛固酮分泌增多，临床表现类似原醛症中的醛固酮瘤表现。激素水平检查可以发现在血浆中，醛固酮水平高，同时肾素水平很高，这种激素水平的变化与肾动脉狭窄相类似，需

要仔细鉴别。肾素瘤往往很小，多为 0.5~1cm，B 超、CT、MRI 仍不能明确肿瘤部位者，可予肾静脉插管采血测定肾素水平，确定分泌肾素的患侧，再行血管造影，之后再予分析。治疗时选用血管紧张素转换酶抑制剂类药物，最终需要手术治疗。

2. 继发性醛固酮增多症

继发性醛固酮增多症表现为肾血管狭窄性高血压、恶性高血压、肾性高血压等。继发性醛固酮增多症血浆肾素活性及血管紧张素 Ⅱ 均明显升高，根据实验室检查和影像学检查等，可与原发性醛固酮增多症明确鉴别诊断。

3. 原发性低肾素性高血压

这是与特发性醛固酮增多症极易误诊的病种，患者可以有或无家族史，多在降压治疗中，部分患者由于降压疗效不满意，或由于药物或饮食等原因导致低血钾，同时可以有与特发性醛固酮增多症一致的生化、激素表现，疑难复杂病例需要用多种临床试验加以区分，并有可能最终鉴别需要临床随访。

4. 先天性肾上腺皮质增生

先天性肾上腺皮质增生（CAH）最常见的病因为 21- 羟化酶缺陷症（21-hydroxylase deficiency，21-OHD），其发病率为 1/10000~1/20000，占 CAH 的 90%~95%，其次为 11β- 羟化酶缺陷症（11β-Hydroxylase deficiency），发病率近 1/200000，占 CAH 的 5%~8%；17α- 羟化酶缺陷症（17α-hydroxylase deficiency），比较罕见，发病率 <1%CAH，1966 年第一次报道；还有 3β- 羟基类固醇脱氢酶缺陷症（3β-hydroxysteroid dehydrogenase）。其中 17α- 羟化酶基因缺陷，可见盐皮质激素前体脱氧皮质醇分泌增多，醛固酮分泌正常，性激素合成与分泌低下，皮质醇合成与分泌低下，血浆内促肾上腺皮质激素增多，临床上较早出现高血压、低血钾，同时伴有女性不发育，

男性女性化和糖皮质激素缺乏症状，需要补充糖皮质激素以抑制促肾上腺皮质激素水平，必要时补充性激素。11β-羟化酶基因缺陷，可见去氧皮质酮和脱氧皮质醇在体内显著增加，去氧皮质酮有很强的盐皮质激素活性，而脱氧皮质醇的糖皮质激素活性很低，同时雄激素合成也增加，因此临床上出现高血压、低血钾，伴或不伴女性雄性化，男性性早熟，治疗只需要补充糖皮质激素；11β-羟类固醇脱氢酶基因缺陷导致的临床病症又称为盐皮质激素表象过多性病，可见皮质醇代谢障碍，皮质醇相对增加，在盐皮质激素受体部位，由于11β-羟类固醇脱氢酶缺陷，不能降解皮质醇，大量的皮质醇刺激盐皮质激素受体，导致临床上出现盐皮质激素增多，醛固酮水平正常或低下，血尿皮质醇测定多正常，排钙致抗维生素D，治疗需要用螺内酯，部分患者需要加地塞米松。

5. Liddle 综合征

该病又称假性醛固酮增多症，患者体内肾素低，醛固酮也低，它是由于肾小管上皮细胞膜上钠通道蛋白（一种肾单位控制钠重吸收的限速因子）发生异常，多为蛋白的β、γ亚基基因突变，这些突变使钠通道常处于激活状态，临床表现中除醛固酮低外，其他与原醛症几乎一致。治疗上，使用螺内酯无效，应使用直接作用肾小管改变钠重吸收的药物，如氨苯蝶啶。

四、临床治疗

（一）辨病治疗

1. 手术治疗

由于原醛症的病因不同，治疗方法也有所不同，有手术指征者（肾上腺瘤、原发性肾上腺皮质增生、肾上腺皮质腺瘤、异位分泌醛固酮肿瘤）可以行手术治疗。手术治疗前，应该有充分的准备，如纠正

高血压、低血钾，降低手术和麻醉的风险。考虑手术前的准备时间，醛固酮腺瘤病情的严重性，手术前准备多应用较大剂量的螺内酯，口服，每次100mg，每天4次。如果低血钾严重，在口服螺内酯的同时，还可以口服或静脉补钾。一般手术前需要准备2周的时间，在此期间，注意监控患者血压和血钾的变化。

现在对肾上腺皮质产醛固酮腺瘤的手术，基本都采用侧位经后腹膜腹腔镜腺瘤摘除术，手术后恢复时间快，手术并发症少，疗效与暴露肾上腺手术治疗一致。由于单纯腺瘤摘除后，病理报告虽是腺瘤，但仍有一定比例的患者手术后血压和血钾控制不好，因此有文献主张进行患侧肾上腺全部切除，总体疗效优于单纯腺瘤切除，这一观点仍然在讨论中。

醛固酮腺瘤切除后，患者醛固酮、血钾多很快恢复正常。不同文献报道显示，醛固酮瘤术后血压的正常率差异很大，从33%到72%不等。主要原因是多数研究的样本量较少和高血压诊断标准不一。多数术后血压正常率在60%左右。术后1个月是观察血压是否能恢复正常的关键时间段，超过80%的患者血压在术后1个月恢复正常或达到稳定状态，其余也不超过半年。和血钾、血醛固酮相比，血压恢复所需时间较长，是因为在肿瘤切除后，机体的肾素-血管紧张素-醛固酮系统需要一定的调节时间（一般1个月至半年）才能恢复正常。

原发性肾上腺增生性原醛症的患者，由于多为单侧性，药物治疗疗效不理想，现代临床也能够在治疗方案确定前，明确哪一侧肾上腺分泌为优势分泌，治疗基本都是选择患侧（或称为优势分泌侧）肾上腺全部切除。手术方法同样可以用经后腹膜腹腔镜肾上腺全切术，手术后疗效多较理想。

2. 药物治疗

糖皮质激素可抑制醛固酮增多症，治疗多选用地塞米松，多推荐口服地塞米松，每次 0.5mg，每天 4 次，一般 2 周左右血压和血钾得到控制，此时逐步减量到能维持体内促肾上腺皮质激素正常的最小剂量，通常小于生理替代剂量。地塞米松为长效糖皮质激素，服用时间的变化对疗效影响不大，也有推荐晚上服用的。临床治疗的目标是血压和血钾正常，醛固酮水平并不是疗效考核指标。

临床上，原醛症还有一大类病因，就是特发性醛固酮增多症，目前这一疾病的病因尚未明确，治疗上仍存在许多问题。由于是双侧肾上腺增生，手术单侧，甚至双侧切除并不能最终解决高血压和低血钾的问题。诊断方法的进步使得越来越多的特发性醛固酮增多症患者被筛查出来，这更促使有效且安全的药物治疗成为必需。现有的药物中，螺内酯疗效确切，但不良反应太大，新药依普利酮可能是临床治疗的新希望。钙通道阻滞剂、血管紧张素转换酶抑制剂和血管紧张素受体拮抗剂对特醛症有一定的疗效，多个药物联合使用，可能会增加疗效，减少螺内酯用量，减轻不良反应，这在明确新药的疗效和安全性之前，应该是一个较好的治疗方法，并值得进一步研究。此外，对于醛固酮腺瘤患者，不能耐受手术或不愿手术者，也需要采用药物治疗。

目前治疗原醛症的主要药物，是对醛固酮受体水平进行拮抗，阻断其信号传导路径；经验性地使用钙通道阻滞剂和血管紧张素转换酶抑制剂等药物，在临床也取得了一定疗效。

（1）螺内酯 又称安体舒通，用于治疗原醛症已超过 30 年。此药与醛固酮竞争性地结合盐皮质激素受体，拮抗醛固酮的作用，阻断了病理生理通路的最后环节，使疾病导致的过量醛固酮无法发挥作用，达到病情的缓解。

早年间的研究已表明，螺内酯是一种抗高血压的有效药物，即使对抗顽固性高血压也可以取得良好的疗效。针对原醛症患者，许多小规模非对照研究一致表明，收缩压和舒张压分别下降 40~60mmHg 和 10~20mmHg。有文献报道以每天 50~400mg 螺内酯，治疗 67 例低血浆肾素水平和高血浆醛固酮浓度的患者，收缩压和舒张压分别平均下降 52mmHg 和 25mmHg，血钾浓度由平均 3.1mmol/L 升高至 4.5mmol/L。

新近还发现，螺内酯表现出对抗心肌胶原合成，抑制心室重构等积极的作用。螺内酯随机化评估（RALES）也证实，低剂量螺内酯（25~50mg/d）有助于降低严重心力衰竭患者的病死率。

螺内酯除与盐皮质激素受体结合外，还与雄激素受体、黄体酮受体结合，这就导致它干扰其他类固醇激素的作用，引发男子乳房女性化、男性勃起功能障碍及女性月经紊乱。男子乳房女性化的发生率与剂量相关。通过 699 例患者的研究发现，每日剂量小于 50mg 时，发生率为 6.9%，每日剂量大于 150mg 时，发生率为 52%，10% 的男性患者服用螺内酯后，出现乳房女性化伴或不伴有乳房疼痛。同时，由于其和雌二醇受体的作用，理论上存在发生乳腺癌的风险，但在实践中未发现因其导致的乳腺癌增多。

（2）坎利酸钾盐 坎利酸钾盐在体内转化成坎利酮而发挥作用，而后者也是螺内酯的活性代谢产物。该药治疗原醛症的资料有限，其研究也多集中在意大利，结果亦显示其有效。其中 Mantero 等人曾针对 11 例特醛症患者给予该药治疗（初始剂量为 200mg，1~3 个月后剂量减为 100mg），3 个月后血压从（178±6）/（110±4）mmHg 降至（156±4）/（102±3）mmHg，1 年后或更久血压降至（156±8）/（97±3）mmHg，并且，由于该药避免了抗雄激素的中间产物的形成，对于由螺内酯引发的男性乳房女性化，可使用该药进行替代治疗。

近年来，也发现坎利酸钾盐的心血管作用。它可以部分地抑制异丙肾上腺素诱导的老鼠的心肌纤维化。而急性心肌梗死后，与卡托普利合用能够更好地改善左心室的收缩舒张参数。

基础研究报道，坎利酸钾盐有一定的遗传毒性，在肝、甲状腺、骨髓中引起DNA损伤。在鼠、人的肝细胞原代培养中，也发现其导致DNA断裂和修复。但临床应用中，该项负面影响未见肯定。

（3）依普利酮　相较于螺内酯，依普利酮可以称得上是第一种特异性盐皮质激素受体拮抗剂，并已于2002年、2003年分别被美国批准用于原发性高血压和心力衰竭的治疗。其结构特点在于以甲酯基取代螺内酯的17α-硫代乙酰基，并增加了9α,11α-环氧桥键，前者是增加该药盐皮质激素受体亲和性的主要部分。基团改变后，依普利酮和雄激素受体的亲和力为螺内酯的0.1%，与黄体酮受体的亲和力不到螺内酯的1%，有助于降低其性相关副作用的发生率，例如：男性乳房女性化的发生率较螺内酯导致的该症发生率大大下降。基础研究亦表明，依普利酮和螺内酯在抑制盐皮质激素受体转录活动中均存在剂量依赖性。但是，依普利酮拮抗MR的效力弱于螺内酯。

到目前为止，依普利酮和螺内酯两者有效性的临床比较依然缺乏，该药的研究仍集中在心血管方面，缺乏对原醛症治疗的指导。从心血管方面的研究来看，该药和氨氯地平、依那普利等有相当或相似的降压效果。其他的一些试验也表明，其能够有效地减少左心室增生，降低急性心肌梗死后心力衰竭的发生率和死亡率，改善心肌状况，Young和Funder甚至发现该药

表现出逆转小鼠心肌纤维化的效应。普通高血压病治疗中，依普利酮的其他副作用和安慰剂表现相当，令人头疼的是高血钾，且随着剂量的增加，血钾的浓度也不断升高，使用过程中需留意观察，这点正好用于治疗原醛症。其他副作用还有：高甘油三酯血症、低血钠等。依普利酮特异性的醛固酮拮抗作用加之良好的心血管效应，正是原醛症治疗所需要的，假如它再能够表现出和螺内酯相当的拮抗效率，并去除有限的抗性激素的作用，将是治疗原醛症的良好药物。

（4）阿米洛利　对于不能耐受醛固酮受体拮抗剂的患者，可以采用阿米洛利。

阿米洛利阻滞远曲小管和集合管的钠通道，从而促进钠的排出，并抑制钾的分泌，起到排钠、排尿、保钾的作用。但是，阿米洛利不能拮抗醛固酮的有害效应，而且与螺内酯相比较，其针对原醛症的降压效果也逊于后者。如果高血压持续存在，则应该增加新的药物，如噻嗪类利尿剂等。有报道显示，阿米洛利和氢氯噻嗪合用3周后，血压较对照组下降31/15mmHg，剂量加倍后，血压下降更加明显，但左心室肥大的发生率也相应升高。

（5）氨苯蝶啶　氨苯蝶啶和阿米洛利的化学结构不同，但是药理作用相同——保钾利尿，但不竞争性拮抗醛固酮。有该药和噻嗪类药物联合作用治疗8例原醛症的报道，治疗后，血压从168/101mmHg降至130/84mmHg，6例患者血钾回升。结论也提示，这种联用也可能为无法耐受螺内酯的患者提供另一种治疗选择。

（6）钙通道阻滞剂　多种调节因素可以刺激醛固酮产生，钙离子是各条通路的最终交汇点，因而钙通道阻滞剂治疗原醛症是合理可行的途径。它们不仅抑制醛固酮分泌，而且抑制血管平滑肌收缩，减小血管阻力，从而降低血压。实际应用中，

该药也确实较显著地降低原醛症患者的血压，每天2次给予20mg硝苯地平，90天后血压从174/106mmHg降至147/84mmHg；每日口服80mg尼卡地平，12周后血压也控制在正常水平。但是，钙通道阻滞剂治疗后的血浆醛固酮浓度，不同的药物研究结果差别较大，其中，氨氯地平、尼卡地平、硝苯地平等可以抑制醛固酮的分泌。

（7）血管紧张素转换酶抑制剂和血管紧张素受体拮抗剂　特醛症表现出对血管紧张素敏感性的增强，而醛固酮腺瘤则缺乏这种效应。因而，通过对血管紧张素转换酶的抑制，可以减少特醛症中醛固酮的产生。有文献对特醛症患者给予依那普利80mg/d，发现其中的3例血压、血钾浓度、醛固酮分泌、肾素水平均恢复正常。

作用机制相似的血管紧张素受体拮抗剂，在理论上也存在治疗原醛症的效果，并有报道显示，使用氯沙坦后，原醛症患者的血压降低，但是肾素、醛固酮水平未见明显改变。

（二）辨证治疗

1. 肝肾不足型

治法：补益肝肾。

方药：六味地黄汤加减。生地10g，山药10g，山萸肉10g，茯苓15g，牛膝12g，续断12g，黄芪15g，五味子15g，益智仁30g，桑螵蛸30g。

2. 湿浊中阻型

治法：燥湿化浊。

方药：藿朴夏苓汤加减。藿香10g，佩兰10g，大腹皮15g，陈皮10g，半夏10g，厚朴10g，防己10g，槟榔10g，茯苓15g。

（三）新疗法选粹

穴位贴敷疗法

穴位贴敷疗法是传统针灸疗法和药物疗法的有机结合，其实质是一种融经络、穴位、药物于一体的复合性治疗方法。处方：莱菔子、茺蔚子、夏枯草、石决明、钩藤、杜仲各等份，

操作方法：水煎提取一定药物，加蜂蜜调匀，制成贴敷药膏。贴药前，定准穴位，用温水将局部洗净，每日晨起后6时贴敷于双侧三阴交、太冲、内关穴，留置6小时后揭下。7天为1个疗程，共4个疗程，每2个疗程中间停药1天。穴位的特制敷料可以将其很好地固定，以免移动或脱落。如需换药，可用消毒干棉球蘸温水轻轻揩去粘在皮肤上的药物，擦干后再敷药。

适应证：临界高血压及1级高血压患者。

五、预后转归

醛固酮瘤手术效果较好，术后临床症状消失、电解质紊乱纠正、血压可正常或接近正常。特发性醛固酮增多症患者虽经手术能纠正低血钾，但血压下降不满意，故此类患者多不做手术而以药物治疗。ACTH依赖型需用地塞米松长期治疗。中医辨证治疗对改善患者症状很有帮助。

六、预防调护

（一）预防

本病患者血钾越低，疾病就越严重，因此要避免各种进一步导致低血钾的诱因，如劳累、服用失钾性利尿剂（双氢克尿噻、呋塞米等）、受冷、紧张、腹泻、大汗等多种应激。对于并发的肾盂肾炎、心律失常等心血管症候群要积极治疗。

（二）调护

1. 合理膳食

宜清淡而富营养，低胆固醇、低盐、低糖饮食，多食富含维生素C、B₆、PP、P（路丁）等类食物，维生素B以橘子、柠檬、

苹果、梨、桃、樱桃、石榴、葡萄、西红柿中含量最高。此外，宜进食含钾丰富的蔬菜水果。忌食刺激性食物如酒类、辣椒等，限制摄入高热量食物如米面、糖类，勿吃高胆固醇食物如蛋黄、动物内脏等。

2. 规律的生活作息

保持环境安静，避免噪音干扰，温湿度适宜；不过分劳累、紧张、用脑过度，应劳逸结合。

3. 合理运动及锻炼

根据自己的年龄、体质、病情等适量参加运动和体力活动，如散步、慢跑、太极拳、八段锦、保健操、气功等。

七、研究进展

（一）病因病机

中医认为，PA属于消渴、眩晕、痿证等范畴。宋薇等人认为PA分型中肾上腺增生及肿瘤病变，与中医学"积聚""癥瘕"之腹内结块的描述相符，积聚之病名首见于《内经》，而在历代医籍的描述中亦称积聚和癥瘕的病机为正气亏虚，脏腑失和，气滞、血瘀、痰浊蕴结于腹内而成。肾上腺增生、结节属体内有形之邪，其病程中存在邪正盛衰之差异，原发性醛固酮增多症主要证素为血瘀、痰、脾虚、气虚、肾虚。吴梦茹等人对PA患者进行中医证素分布规律调查，在实性证素中，原醛症组以痰证最多；但是在虚性证素方面，原醛症组以气虚最多，其所占比例顺序为气虚、阴虚、血虚、阳虚，病位证素中原醛症患者以肾为主。

（二）治法探讨

李卫详等人应用滋阴益气方，药物组成在六味地黄丸的基础上加入黄芪、北沙参、鸡血藤、白芍、百合、五味子治疗PA。治疗2周后，所有患者血压、24小时尿量、血钾浓度、尿醛固酮均恢复至正常，血浆醛固酮水平接近正常。

冯秀娟采用中药建瓴汤加减结合西药螺内酯治疗PA患者12周，治疗组有效率94.29%，优于对照组的74.29%。建瓴汤出自《医学衷中参西录》，包括生山药、怀牛膝、生赭石、生地黄、生龙骨、生牡蛎、生杭芍、柏子仁等，以滋阴潜阳、健脾利湿、活血祛瘀、益气养阴为原则。

李晓应用升陷汤治疗原发性醛固酮增多症1个月，半年后随诊，患者血压正常。升陷汤出自张锡纯的《医学衷中参西录》，主治胸中大气下陷，治疗上以益气升提、补血活血为原则。具体方药：黄芪30g，知母20g，葛根18g，升麻6g，柴胡12g，桔梗12g，陈皮12g，冰片0.2g，当归12g，三七粉3g，炙甘草9g。

（三）评价及瞻望

为更深入全面地分析PA的证素，还需要进行多中心、大样本的调查研究，采用多种统计方法来完善结果，得出更科学、准确的证素。从而为建立PA证候诊断的规范化和标准化，指导临床治疗以及扩大中医药对本病的研究奠定良好基础。

主要参考文献

［1］Papanastasiou L, Markou A, Pappa T, et al. Primary aldosteronism in hypertensive patients: clinical implications and target therapy［J］. Eur J Clin Invest, 2014, 44（8）: 697-706.

［2］Mysliwiec J, Zukowski L, Grodzka A, et al. Diagnostics of primary aldosteronism: is obligatory use of confirmatory tests justified［J］. J Renin Angiotensin Aldosterone Syst, 2012, 13（3）: 367-371.

［3］Funder JW, Carey RM, Mantero F,

et al. The management of primary aldosteronism: case detection, diagnosis, and treatment: an endocrine society clinical practiceguideline [J]. J Clin Endocrinol Metab, 2016, 101（5）: 1889-1916.

［4］Sabbadin C, Fallo F. Hyperaldosteronism: screening and diagnostic tests [J]. High Blood Press Cardiovasc Prev, 2016, 23（2）: 69-72.

［5］Vilela LAP, Almeida MQ. Diagnosis and management of primary aldosteronism [J]. Arch Endocrinol Metab, 2017, 61（3）: 305-312.

［6］Mulatero P, Monticone S, Bertello C, et al. Long-term cardio and cerebrovascular events in patients with primary aldosteronism [J]. J Clin Endocrinol Metab, 2013, 98（12）: 4826-4833.

［7］Stowasser M, Gordon RD. Primary Aldosteronism changing definitions and new concepts of physiology and pathophysiology both inside and outside the kidney [J]. Physiol Rev, 2016, 96（4）: 1384-1327.

［8］Giacchettig, Mulatero P, Mantero F, et al. Primary aldosteronism, a major form of low renin hypertension: from screening to diagnosis [J]. Trends Endocrinol Metab, 2008, 19（3）: 104-108.

［9］Puccig, Monticone S, Agabiti Rosei C, et al. Diagnosis of primaryaldosteronism in the hypertension specialist centers in Italy: a national survey [J]. Journal of Human Hypertension, 2018, 32（11）: 745-751.

［10］Kim JH, Park KS, Hong AR, et al. Diagnostic role of captopril challenge test in korean subjects with high aldosterone-to-renin ratios [J]. Endocrinol Metab（Seoul）, 2016, 31（2）: 277-283.

［11］Vilela, Leticia A P; Almeida, Madson Q. Diagnosis and management of primary aldosteronism [J]. 2017, 61（3）: 305-312.

［12］Funder, John W; Carey, Robert M; Mantero, Franco, et al. The management of primary aldosteronism: case detection, diagnosis, and treatment: an endocrine society clinical practiceguideline [J]. J Clin Endocrinol Metab, 2016, 101（5）: 1889-916.

［13］宋薇，赵玲，温建炫. 肾上腺疾病中医证候回顾性研究 [J]. 广州中医药大学学报，2013（4）: 458-462.

［14］吴梦如. 原发性醛固酮增多症与原发性高血压中医证素分布研究 [D]. 乌鲁木齐：新疆医科大学，2018.

［15］李卫祥. 滋阴益气方联合螺内酯治疗原发性醛固酮增多症的临床观察 [J]. 湖北中医杂志，2012（7）: 39.

［16］冯秀娟. 中西医结合治疗原发性醛固酮增多症临床观察 [J]. 山西中医，2016（3）: 23, 25.

第四节　嗜铬细胞瘤和副神经节瘤与高血压

嗜铬细胞瘤和副神经节瘤（PPGL）。嗜铬细胞瘤（PCC）起源于肾上腺髓质，副神经节瘤（PGL）是起源于肾上腺外的交感神经链并具有激素分泌功能的神经内分泌肿瘤，主要合成和分泌大量儿茶酚胺（CA），如去甲肾上腺素（NE）、肾上腺素（E）及多巴胺（DA），引起患者血压升高和代谢性改变等一系列临床症候群，并造成心、脑、肾、血管等严重并发症甚至成为患者死亡的主要原因。PCC 位于肾上腺，PGL 位于胸、腹部和盆腔的脊椎旁交感神经链，二者合称为 PPGL。PCC 占 80%~85%，PGL 占 15%~20%。当在非嗜铬组织的区域如骨、淋巴结、肝、肺等出现嗜铬细胞瘤（转移灶），定义为恶性 PPGL，占 10%~17%。超过 40% 的恶性 PPGL 的发病与 SDHB 的基因突变有关。来源于沿颈部和颅底分布的舌咽、迷走神经的 PGL 则称为头颈部 PGL，因其来自副交感神经节，故通常不产生 CA。而起源于交感神经副神经节，广泛分布在从颅底到盆腔底并且具有 CA 分泌功能的 PGL 也称为交感神经性 PGL。

PPGL 的发生与致病基因的种系突变有关，目前已知有 17 个致病基因，根据基因突变涉及的细胞内不同信号传导通路，可将这些基因分为两类：第一类（Cluster 1）与缺氧通路有关，通过激活缺氧诱导因子，促进与缺氧有关的生长因子表达，从而刺激肿瘤生长，包括 VHL、SDHx（SDHA、SDHB、SDHC、SDHD、SDHAF2）、HIF2A、FH、PHD1、PHD2、HRAS、MDH2 和 KIF1Bβ 等基因；第二类（Cluster 2）通过激活 MAPK 和（或）mTOR 信号传导通路促进肿瘤生长，包括 NF1、RET、MAX 和 TMEM127 等基因。

约 50% 的 PPGL 存在上述基因突变，其中 35%~40% 为胚系突变，表现为家族遗传性并作为某些遗传性综合征的表现之一，突变频率依次为 SDHB（10.3%）、SDHD（8.9%）、VHL（7.3%）、RET（6.3%）及 NF1（3.3%）；SDHC、SDHA、MAX 及 TMEM127 的突变频率 < 2%。部分散发性 PPGL 的发病机制尚不完全清楚。

一、病因病机

（一）西医学认识

1. 病因及发病情况

PPGL 是一种少见的内分泌性高血压的神经内分泌肿瘤，目前国内尚缺乏 PPG 发病率或患病率的确切数据。国外报道，PCC 的发病率为 2~8 例/百万人每年，10%~20% 发生在儿童；患者生前未被诊断而在尸检时被检出者为 0.05%~0.1%。

在普通高血压门诊中，PPGL 的检出率为 0.2%~0.6%，PPGL 在儿童高血压患者中的患病率为 1.7%，在肾上腺意外瘤中约占 5%。各年龄段均可发病，发病高峰为 30~50 岁，男女发病率基本相同。遗传性 PPGL 占 35%~40%，与散发性患者相比，遗传性肿瘤患者起病较年轻并呈多发病灶。

随着诊断技术的提高，Manger 等发现嗜铬细胞瘤约 15% 是恶性、18% 是异位、20% 是家族性的，家族性嗜铬细胞瘤是嗜铬细胞瘤的一种特殊类型。PPGL 释放儿茶酚胺引起高血压、心悸、头痛、出汗等三联征表现。

2. 发病机制

PPGL 的发生与致病基因的种系突变有关，根据基因突变涉及的细胞内不同信号传导通路，可将这些基因分为两类，第一类（Cluster1）与缺氧通路有关，通过激活缺氧诱导因子，促进与缺氧有关的生长因子表达，从而刺激肿瘤生长，包括 VHL、SDHx（SDHA、SDHB、SDHC、SDHD、SDHAF2）、HIF2A、FH、PHD1、PHD2、HRAS、MDH2 和 KIF1Bβ 等基因。第二类（Cluster2）通过激活 MAPK 和（或）mTOR 信号传导通路促进肿瘤生长，包括 NF1、RET、MAX 和 TMEM127 等基因。超过 40% 的恶性 PPGL 的发病与 SDHB 的基因突变有关。约 50% 的 PPGL 存在上述基因突变，其中35%~40%为胚系突变，表现为家族遗传性并作为某些遗传性综合征的表现之一，起病较年轻并呈多发病灶；15%~25%的患者存在肿瘤组织的体系突变。部分散发性PPGL的发病机制尚不完全清楚。

（二）中医学认识

古籍中并无"嗜铬细胞瘤"病名，本病在中医范畴属于"厥证"，中医认为"厥者，逆也，气逆则乱，故忽而眩仆脱绝，是名为厥"。故阴阳失调，气机逆乱是中医对本病发生原因的认识。主要症状是"头痛、心悸、恶心、呕吐、出汗、面色苍白、焦虑、恐惧感、视力模糊、心动过速、心律失常、心前区紧迫感"，这在中医方面主要认为与"气"和"血"有关。通过辨证论治是某种气虚和血虚特征，即"嗜铬细胞瘤"在稳定期主要表现为肝肾不足或阴虚火旺之证。根据病因可分为"肝肾亏损型"和"寒厥性"。肾藏精，为先天之本，肾左右各一，命门附焉，内藏元阴元阳，为阴阳之宅，水火之府。肾精宜蛰藏而不宜泄露，若禀赋羸弱，劳倦过度，或久病失养，或房劳不节，皆可导致肾精虚耗，肾阴亏损，表现为腰背酸软，疲乏消瘦，潮热多汗，五心烦热，心悸心慌，甚至头胀头痛，视物模糊，焦虑不安等。而一旦受精神刺激，或体位改变的影响，或肿瘤受到挤压、触摸，症状骤然加重，脸色苍白，全身多汗，四肢厥冷。《伤寒论》曰："凡厥者，阳气不相顺接，便为厥，厥者，手足逆冷是也。"《素问·生气通天论》曰："大怒则形气绝，而血菀于上，使人薄厥。"

二、临床表现

（一）辨病诊断

1. 临床表现

PGL患者的主要临床表现为CA分泌

增多所致的高血压及心、脑、肾血管并发症和代谢性改变，由于肿瘤发生在不同部位及持续性或阵发性分泌释放不同比例的E和NE，并与不同亚型的肾上腺素受体结合起作用，故患者有下述多系统的临床表现。

（1）循环系统　血压增高是嗜铬细胞瘤患者最常见的临床症状，由于肿瘤分泌CA的物质不同，高血压可表现为阵发性、持续性或在持续性高血压的基础上阵发性加重三种形式。40%~50%的患者为阵发性高血压；50%~60%的患者为持续性高血压，其中半数患者呈阵发性加重；其血压明显升高，收缩压可达200~300mmHg，舒张压可达150~180mmHg以上。在主要分泌E的嗜铬细胞瘤患者中，可仅有收缩期高血压。诱因：平时血压正常，而运动、精神紧张、外伤、感染或当体位变换、压迫腹部、排大、小便等时可发作。

还有的患者发生非心源性肺水肿，可能与儿茶酚胺直接作用于肺血管，使肺静脉收缩，肺毛细血管压增高，血管壁通透性增加有关。头痛、心悸、多汗三联症：嗜铬细胞瘤高血压发作时最常见的伴发症状为头痛、心悸、多汗，其发生率分别为59%~71%、50%~65%、50%~65%。因血压突然升高而出现剧烈头痛，患者往往难以忍受；心悸常伴有胸闷、憋气、濒死感，患者感到十分恐惧；有的嗜铬细胞瘤患者平时即怕热及出汗多，发作时则大汗淋漓、面色苍白、四肢发凉等。嗜铬细胞瘤高血压危象：当嗜铬细胞瘤患者的血压时而急剧增高，时而骤然下降，出现大幅度波动，即高、低血压反复交替发作，甚至出现直立性低血压或低血压休克时，称为嗜铬细胞瘤高血压危象发作。有的患者可同时伴有全身大汗、四肢厥冷、肢体抽搐、神志不清及意识丧失；有的患者在高血压危象时发生脑出血或急性心肌梗死。其发病机制可能与肿瘤突然大量分泌、释放 CA 并作用于血管舒缩中枢，影响血管运动反射；由于血管收缩，加之大量出汗，造成血容量减少；长期高浓度 CA 损害心肌致儿茶酚胺心肌病、心功能衰竭；肿瘤内坏死、出血或栓塞以及与体内多种调节血压的激素水平发生动态变化等因素有关。

（2）消化系统

①高血压发作时患者常有恶心、呕吐等胃肠道症状。长期高浓度 CA 使肠蠕动减慢而出现便秘、结肠扩张甚至肠梗阻；使胆囊收缩力减弱、胆汁潴留致胆石症；还可发生胃肠道壁内闭塞性动脉内膜炎而致腹痛、溃疡出血、腹膜炎等。

②腹部肿块。约 15% 的病例可触及腹部肿块，尤其当轻轻按压腹部肿块使血压明显升高时，应高度怀疑嗜铬细胞瘤。如瘤体内有出血或坏死时则在相应部位出现疼痛等症状、出血多时可有血压下降。

（3）泌尿系统　约 1% 的嗜铬细胞瘤位于膀胱，称为膀胱嗜铬细胞瘤，其中 40% 发生在膀胱三角区。患者可有血尿或排尿时诱发高血压发作。如果肿瘤瘤体较大并与肾脏紧邻时，可使肾脏位置下移或压迫血管而导致肾动脉狭窄、肾功能不全。有些患者在高血压发作时可出现蛋白尿或尿潴留。

（4）神经系统　患者在高血压发作时常伴有精神紧张、烦躁、焦虑、濒死感，或晕厥、抽搐、症状性癫痫发作等，可能与肾上腺素通过网状结构兴奋大脑皮质有关。一些患者出现智力减低，手术切除后能恢复正常。还有些患者因精神症状严重接受电惊厥治疗时发生猝死。

（5）内分泌系统

①糖代谢异常的嗜铬细胞瘤患者高血压发作时可伴有血糖增高，有的患者可出现糖耐量减退或糖尿病，甚至发生糖尿病酮症酸中毒，这与嗜铬细胞瘤分泌大量 CA 可引起糖代谢功能障碍有关。E 和 NE 在体内可促进肝糖原、肌糖原分解及糖原异生；抑制胰岛素分泌及对抗内源或外源性胰岛素的降血糖作用，使血糖升高。如能早期切除肿瘤，纠正高儿茶酚胺血症，可减轻胰岛 β 细胞的负荷，使其恢复部分功能，分泌日常所需的胰岛素量，从而维持血糖正常，使糖尿病达到临床痊愈。

②高代谢症候群表现患者可有怕热、多汗、体重减轻等代谢率增高的症状和体征。

③部分患者平时为低热，当血压急剧上升时体温亦随之增高，有时可达 38~39℃，并伴有白细胞增高而被误诊为感染性疾病。可能与肿瘤释放一些细胞因子如白细胞介素 –6、白细胞介素 –1 和肿瘤坏死因子有关。

2. 相关检查

（1）定性诊断　诊断嗜铬细胞瘤首先应是定性诊断，即在发生上述症状时进行相关激素的测定，以证实其高血压是否因高儿茶酚胺分泌所致。

①生化检查：CA 主要包括三种激素，即 E、NE 和 DA，这些激素有各自的代谢和灭活途径。如 MN（3– 甲氧基肾上腺素）是 E 的中间代谢产物，而 NMN（3– 甲氧基去甲肾上腺素）是中间代谢产物 VMA（3– 甲氧基、4– 羟基 – 扁桃酸）的终末代谢产物，HAV（高香草酸）是多巴胺的终末代谢产物等。检测这些激素水平以及它们的中间代谢产物或终末代谢产物将有助于定性诊断。标本采集可以是尿液，也可以是血液。尿 CA 测定：尿 CA（NE+E）正常排量为 591~890nmol/d（100~150μg/d），其中 80% 为 NE，20% 为 E。嗜铬细胞瘤患者在发作期或发作间期，尤其是发作期尿 CA 明显增高。

留尿时应该在安静状态下进行；避免利尿剂、钙通道阻滞剂、血管紧张素转换酶抑制剂等干扰；留尿时间应准确，避光；于收集尿标本的容器中应加入 HCL 6mol/L，使其尿 pH < 3.0，并放置在低温下以保持 CA 测定的稳定性。

尿 VMA 测定：正常值 < 35μmol/d（7mg/d）；可疑 > 50μmol/24h；阳性 > 100μmol/24h（18.2mg/24h），需重复 2 次以上。

留尿的要求与留尿 CA 基本相同，禁食含有荧光的食品和药物 1 周，如巧克力、香蕉、柠檬、大环内酯类、水杨酸、维生素 C、维生素 B_2、钾盐、铁盐、胰岛素等。

尿 MN 及 NMN 测定：正常人尿 MN+NMN 排量 < 7.21μmol/d（1.3mg/d），其中 MN < 2.2μmol/d（0.4mg/d），NMN < 5.0μmol/d（0.9mg/d）。大多数嗜铬细胞瘤患者的尿 MN+NMN 排量高于正常值 2~3 倍。

血浆 CA 浓度测定：由于血浆 CA 测定受多种生理、病理因素及药物的影响，且 CA 在神经冲动的调控下呈现脉冲样释放，采血后的 CA 又很快被代谢灭活，所以要想检测到嗜铬细胞瘤患者的血 CA 升高，实验室的仪器和技术水平应该达标。对患者的要求是空腹、平卧位、尽量在安静状态下进行抽血，抽血后尽快测定。

血浆 MN 及 NMN 测定：相对于 CA 来讲，MN 及 NMN 作为 E 和 NE 的中间代谢产物，其释放方式主要表现为持续性，故更容易检测到。

正常人 MN 血排量为 12~61pg/ml，血 NMN 排量为 18~112pg/ml。

血浆及检测的灵敏性为 99%，特异性为 89%。尿 MN 检测的灵敏性为 77%，特异性为 93%。而尿液 VMN 的灵敏性为 64%，特异性为 95%。

其他：二羟苯甘醇（DHPG）为 NE 的代谢产物，因 DNPG 仅从神经元，而不从血液循环 NE 中降解产生，如仅有血浆 DHPG 水平增加或血浆 NE：DHPG > 2.0，即提示嗜铬细胞瘤，如该比值小于 0.5 则可除外。嗜铬粒蛋白 A（chromogranin A，CGA）：CGA 是一种酸性可溶性单体蛋白，伴随 NE 在交感神经末梢颗粒中合成、储存和释放。嗜铬细胞瘤患者的 CGA 水平增高，其诊断的灵敏度为 83%，特异性为 96%。内啡肽、神经元特异性烯醇化酶（NSE）和神经肽 Y（NPY）：它们存在于交感神经系统的神经元、嗜铬细胞瘤以及某些肿瘤患者的血浆中。良性嗜铬细胞瘤患者的血浆 NSE 水平正常，半数恶性患者却明显增高，测定血浆 NSE 水平可用于鉴别良、恶性嗜铬细胞瘤。

②药理和物理试验

激发试验：适用于阵发性高血压患者，在其血压正常时或较长时间未能观察到症状发作而不能排除或确诊嗜铬细胞瘤。因该类试验有一定危险性，故对持续性高血压或年龄较大的患者，不宜进行，以免发生心、脑血管意外。

冷加压试验：静卧 30 分钟，每隔 5 分钟测血压，待血压平稳，将手腕关节以下浸入 4℃冷水中，1 分钟后取出；自手浸入时计时，30、60、90、120 秒及 3、5、10、20 分钟测对侧血压。结果判断：正常人血压比试验前升高 12/11mmHg；正常较强反应者则升高 30/25mmHg。

组胺试验：患者平卧安静休息，静脉注射组胺 0.025~0.05mg 或胰高血糖素 0.5~1mg，每 30 秒测血压 1 次，5 分钟后每分钟测 1 次。血压升高 45/20mmHg 以上为阳性，诊断阳性率约 50%，假阳性率约 10%。注意事项：有发生药物过敏和组胺反应的可能；可因血压急骤升高，导致心脑血管疾病意外；检查前停用降压药和镇静剂 7~10 天。

抑制试验：适用于持续性高血压、阵发性高血压发作期，或激发试验阳性的患者，当血压 ≥ 170/110mmHg 或血浆 CA 水平中度升高在 5.9~11.8nmol/L（1000~2000pg/ml）时进行。患者口服可乐定，受试者在测定基础血浆 CA 浓度后，于早晨空腹口服可乐定 300mg，同时饮水 250ml，体重＜50kg 者，剂量可减少到 200mg，服药后平卧于床上，如果采用夜间可乐定抑制试验，则应在测定清醒状态下的尿 CA 含量后，于 21：00 口服可乐定 300mg，服药后开始睡眠。监测 CA 浓度，从受试者肘静脉穿刺取血，采用高效液相色谱法联电化学检测器，分别测定口服可乐定前和口服可乐定后 3 小时的 NA 和 Ad。如果采用夜间可乐定抑制试验，则应使用放射性酶标技术，分别测定 9：00~21：00（服药前）和 21：00 至翌晨 7：00（服药后）尿中的 NA 和 Ad。阳性结果判断：口服可乐定后的血浆或尿液 NA 和 Ad。与口服可乐定前相比，其浓度不降低者，可诊断为嗜铬细胞瘤。口服可乐定后 NA 和 Ad 有明显降低者可除外嗜铬细胞瘤。

酚妥拉明试验：酚妥拉明是短效肾上腺素受体拮抗剂，可阻断 CA 在组织中的作用，用于鉴别高血压是否因嗜铬细胞瘤分泌过多 CA 所致。试验时患者先安静平卧 20~30 分钟，从上肢较大静脉中穿刺并滴注生理盐水以保持静脉通道，同时每 2~5 分钟测 1 次血压、心率，如血压平稳并持续 ≥ 170/110mmHg 时，从输液皮管中快速静脉注射酚妥拉明 5mg，于注药后每 30 秒测血压、心率 1 次，至 3 分钟，以后每 1 分钟测 1 次至 10 分钟，于 15、20 分钟时再各测 1 次血压及心率。如注射酚妥拉明后 2~3 分钟内血压降低 ≥ 35/25mmHg 且持续 3~5 分钟或更长时间，则为阳性反应，高度提示嗜铬细胞瘤的诊断，但其阳性率约为 80%，如能同时测定血或尿中的 CA 水平，则能帮助明确诊断。如注射酚妥拉明后患者出现低血压休克时，首先应加快输液速度，增加血容量，必要时静脉滴注去甲肾上腺素，

或肾上腺皮质激素治疗。

可乐定试验：适用于基础血浆 CA 水平异常升高的患者。可乐定是作用于中枢的 α2 肾上腺素受体激动剂，当 α2 受体被激活后，CA 释放减少，故可乐定能抑制神经源性所致的 CA 释放增多。非嗜铬细胞瘤患者的 CA 释放可被抑制，对嗜铬细胞瘤患者的 CA 分泌和释放却无抑制作用。

（2）定位诊断

① B 型超声波检查：可见肿瘤呈圆形、椭圆形等，小肿块内部回声低而均质，较大肿块回声不均，中心常可见液化坏死形成的不规则暗区，提示肿瘤内有出血坏死。B 型超声波检查具有无创性、方便易行、价格低、易被患者接受的优点，但因分辨率不高，灵敏度较低，常作为嗜铬细胞瘤的初筛定位手段。

② CT 扫描：CT 扫描为首选的无创伤性影像学检查，已广泛应用于肾上腺或其他有关部位疾病的定位诊断。螺旋 CT 多期动态扫描可准确反映病灶的血供，有利于病灶的定性。在 CT 片上嗜铬细胞瘤瘤体显示为边界清楚的圆形或类圆形软组织影，肿瘤内常常有坏死、出血或钙化，密度可不均匀。CT 扫描对嗜铬细胞瘤定位诊断的灵敏性为 85%~98%，但特异性仅为 70%。CT 对于良性、恶性嗜铬细胞瘤的诊断不具特异性。有的患者在 CT 扫描过程中由于体位变化或注射造影剂增强显像时，诱发高血压发作，故事先应该使用降压药物治疗或准备好酚妥拉明以增加检查的安全性。

③磁共振显像（MRI）：可显示肿瘤的解剖部位、与周围组织的关系。无放射性损伤，适用于妊娠妇女。在 T1 显像中呈现低密度灶，T2 显像中呈高密度表现。MRI 用于嗜铬细胞瘤的定位诊断，其灵敏性为 85%~100%，特异性为 67%。

④ [131]I– 间碘苄胍闪烁扫描：自 20 世纪 80 年代初起，MIBG 闪烁扫描开始用于临

床，是目前发现肾上腺外嗜铬细胞瘤的最好定位和定性检查，其灵敏性为78%~83%，特异性为100%。MIBG是一种肾上腺能神经阻断剂，其结构类似，能被交感神经细胞膜上的转运体和位于细胞内小囊泡上的单胺转运体（VMAR）识别，从而贮存于肿瘤组织的小囊泡中，因此MIBG用放射性 ^{131}I标记后进行静脉注射，如为高功能的嗜铬细胞瘤，则 ^{131}I-MIBG呈现阳性显像，尤其对肾上腺外、多发或恶性转移性病灶的定位有较高的诊断价值，但对于功能低下的肿瘤显像较差，可出现假阴性（但有学者认为肾上腺髓质扫描反映的是嗜铬细胞数量的多少，并不受肿瘤有无分泌功能限制，可直接判断是否有嗜铬细胞存在的可能）。检查前1周停用降压药，但血管紧张素转换酶抑制剂的影响不大，可以使用。另外，需服用碘溶液以防止甲状腺对 ^{131}I的摄取。患者在静脉注射MIBG后24、48、72小时分别进行图像扫描以定性定位。

目前国外采取 ^{123}I-MIBG闪烁扫描，由于 ^{123}I的半衰期和γ射程较 ^{131}I短，对人体危害相对小，在接受注射剂量时较 ^{131}I更有余地，因而图像显示更为清晰，观察时间缩短为24、48小时，可以提高诊断的敏感性。

⑤生长抑素受体显像：生长抑素（奥曲肽）TCT与ECT融合显像可对 ^{131}I-MIBG显像阴性的嗜铬细胞瘤进行互补检查而帮助确诊。北京协和医院近年来运用 ^{131}I-MIBG奥曲肽显像诊断了数十例肾上腺外嗜铬细胞瘤，特别是诊断了 ^{131}I-MIBG显像阴性而奥曲肽显像阳性的5例心脏嗜铬细胞瘤患者。

⑥数字减影血管造影术（DSA）：嗜铬细胞瘤是一种血管丰富的肿瘤，尤其是那些生长在肾上腺外的嗜铬细胞瘤，通常与周围大血管关系密切，部分病例肿瘤巨大，可包绕或遮盖大血管。单纯依靠B超、

CT、MRI检查尚无法确定肿瘤与大血管间的关系（包括肿瘤是否侵犯、压迫、粘连、包绕大血管等情况），这给手术的安全性带来了一定的影响。因此，术前应进行DSA检查。

⑦PET扫描：利用肿瘤细胞的生长代谢旺盛，对葡萄糖的摄取能力增强的特点，18F-氟代脱氧葡萄糖（18F-FDG PET）有助于嗜铬细胞瘤的定性定位诊断。Skulkin BL等报道18F-FDG PET在寻找肿瘤方面并不占很大的优势，甚至其灵敏度不如 ^{131}I-MIBG，但是在良性、恶性肿瘤的鉴别方面优于 ^{131}I-MIBG显像。Yun M等认为18F-FDG PET显像在良性、恶性的鉴别上的特异性为93.75%，敏感性为100%。

⑧膀胱镜检查：是膀胱嗜铬细胞瘤的重要定位诊断方法。镜下可见局部有压迹、外压性包块或向腔内生长的肿瘤病灶。向腔内生长者常呈结节状或息肉状并与正常膀胱组织可有明显界限，但有时难与膀胱癌鉴别。膀胱镜检操作或活检时均可能引起血压波动，甚至在注水充盈时出现头痛及高血压，故操作时需间歇缓慢充盈膀胱，并做好预防及处理发作性高血压的措施。

（3）分类诊断 Cheah分类分级标准。①分类（3类）：典型症状型，意外瘤型，高血压危象或多器官功能衰竭型。②分级（4级）：功能0级：血压<140/90mmHg，尿去甲肾上腺素<40.65μg/24h、肾上腺素<6.42μg/24h、多巴胺<330.59μg/24h；功能1级：血压<140/90mmHg，尿去甲肾上腺素>40.65μg/24h、肾上腺素>40.65μg/24h、多巴胺>330.59μg/24h；功能2级：具有典型儿茶酚胺增多症表现；功能3级：具有典型儿茶酚胺增多症表现且引起心脑血管意外者。

（二）辨证诊断

1. 肝肾亏损型

临床证候：相当于发作的间隙期。症见头晕耳鸣，五心烦热，潮热盗汗，少寐健忘，腰酸腿软，形体虚弱消瘦，心悸，心动过速，口干。舌红少苔，脉细数。

辨证要点：头晕耳鸣，五心烦热，潮热盗汗。舌红少苔，脉细数。

2. 寒厥型

临床证候：相当于发作期，症见手足厥冷，皮肤苍白，颜面尤甚，大汗淋漓，头晕或剧烈头痛，心慌，震颤，四肢麻木或有针刺感，气促，胸闷，呼吸困难，精神紧张，焦虑，恶心呕吐，瞳孔散大，视物模糊，处于濒死状态。舌淡，苔白，脉沉细无力。

辨证要点：手足厥冷，皮肤苍白，头晕或剧烈头痛，四肢麻木或有针刺感，恶心呕吐。舌淡，苔白，脉沉细无力。

三、鉴别诊断

由于嗜铬细胞瘤的临床表现多种多样，而某些疾病又有类似嗜铬细胞瘤的一些临床症状，故需要与下述疾病进行鉴别。

1. 原发性高血压

血儿茶酚胺水平增高是诊断嗜铬细胞瘤的重要手段，而嗜铬细胞瘤患者发作期的血儿茶酚胺水平可在正常范围内或仅轻度升高，临床上容易与原发性高血压混淆；另外，某些原发性高血压患者伴有高交感神经兴奋的症状，如心悸、多汗、焦虑等，部分患者的血和尿 CA 水平也常稍增高，此时需做可乐定抑制试验以鉴别 CA 增高是来自于交感神经还是嗜铬细胞瘤。反复测定血压高时的血液或尿液 CA 及代谢产物水平，或做有关物理和药理试验刺激或抑制儿茶酚胺释放，尽可能进行影像学检查，有助于二者的鉴别。

2. 甲状腺功能亢进症（甲亢）

甲状腺素和儿茶酚胺具有许多相同的作用：两者均能使机体耗氧量增加，产热增多；均有兴奋中枢神经系统的作用；均可使心率加快，心排出量增加。此外，两者存在交互作用，儿茶酚胺可以通过刺激 β 肾上腺素受体使甲状腺细胞内 cAMP 增高，从而促使甲状腺素分泌增加，而甲状腺素又能增强儿茶酚胺的外周效应。甲亢患者可有高血压及高代谢的表现；而少数嗜铬细胞瘤患者在高血压发作时可因甲状腺充血而致甲状腺肿大，被误诊为甲亢。但是甲亢时血压仅轻度增高，且以收缩压升高为主，而绝大多数嗜铬细胞瘤在发作时的收缩压和舒张压均明显增高，因此如测定甲状腺激素及血液或尿液 CA 水平，则不难予以鉴别。

3. 糖尿病

糖尿病合并高血压的患者在临床上并不少见。有的糖尿病患者伴有自主神经病变时，可出现直立性低血压而使血压波动较大；也有不少嗜铬细胞瘤患者行口服葡萄糖耐量试验和胰岛素释放试验可提示糖耐量降低或糖尿病，尤其当肿瘤长在颈、胸部而不是在肾上腺时更难鉴别。详问病史，仔细查体，测定有关胰岛素抗体，测定 CA 或代谢产物以及做必要的定位定性影像学检查可资鉴别诊断。

4. 冠心病

某些冠心病患者在心绞痛发作时可有突然或急剧的血压上升；而心绞痛、心肌缺血、非特异性的心电图改变如室性、室上性心动过速等也可在无冠状动脉疾病的嗜铬细胞瘤患者中发生。详细的病史和查体、心电图、心肌酶学动态演变、超声心动图、冠状动脉造影术有助于冠心病的诊断，同时进行血液或尿液 CA 测定，B 超、CT、^{131}I-MIBG 扫描判定有无嗜铬细胞瘤。

5. 绝经期综合征

更年期妇女在绝经前后常有发热、多汗、精神紧张、血压波动等类似嗜铬细胞瘤的症状，但如仔细询问病史、月经史，血压高时查其代谢产物水平，必要时做有关的药理试验，可予以鉴别。

6. 酒精中毒戒断反应

慢性酒精中毒在戒除酒精时可能出现高血压、头痛、心慌症状，或有面色苍白、肌肉颤动等酷似发作表现，甚至酚妥拉明试验阳性反应。但当戒断反应减轻后，症状可逐渐消失。而嗜铬细胞瘤患者饮酒后可能加重病情。

7. 肾上腺髓质增生

目前为止，尚无肾上腺髓质增生的特异性检查诊断方法。肾上腺髓质增生的临床表现与嗜铬细胞瘤相似，主要症状为高血压，但较多见在持续性高血压的基础上，突然出现阵发性加剧，可伴有剧烈头痛、心悸、皮肤苍白出汗、恶心、呕吐、胸闷、焦虑、紧张等。在高血压发作时测定其血、尿 CA 或其代谢产物水平均明显升高，也可有发作时血糖增高，糖耐量试验呈现糖尿病曲线，激发试验和酚妥拉明试验多为阳性等。如果影像学上明显提示双侧肾上腺增大，临床上高度考虑肾上腺髓质增生时可选用 11C-Metomidate 核素 PET 扫描。此检查价格昂贵，但其能够区别肾上腺皮质疾病而有助于髓质增生的鉴别。当然，肾上腺髓质增生的最后确诊仍需经病理检查证实。

四、临床治疗

（一）辨病治疗

当嗜铬细胞瘤的定性、定位诊断明确后，应及早行手术治疗，术前应做充分的药物治疗准备，否则可因致命的高血压危象发作而危及生命。

1. 手术前治疗

术前应常规给予药物治疗，以控制血压和临床症状，保证手术成功。

（1）α肾上腺素受体拮抗剂

①酚妥拉明：是一种短效、非选择性 α 受体拮抗剂，对 α1 和 α2 两种受体的拮抗作用相等，其作用迅速，但半衰期短，需反复多次静脉注射或持续静脉滴注，常用于高血压时的诊断试验、高血压危象发作的治疗或在手术中控制血压，而不适于长期治疗。

②酚苄明：也是非选择性 α 受体拮抗剂，但对 α1 受体的拮抗作用强于 α2 受体近百倍，口服后吸收缓慢，半衰期为 12 小时，作用时间长，控制血压较平稳，故常用于手术前的扩容准备。初始剂量一般为 10mg，每日 2 次，视血压控制情况逐渐加量，大多数患者需服 40~80mg/d 才可控制血压，少数患者甚至需服用到 200mg/d 或更大剂量，术前至少服酚苄明 2 周。服用酚苄明后的主要不良反应有鼻黏膜充血而致鼻塞、心动过速、直立性低血压等，因此服药过程中应监测卧、立位血压和心率的变化，并嘱咐患者起立动作要慢一些，以防摔倒。

③乌拉地尔：也是 α 受体拮抗剂，它不仅阻断突触后受 α1 受体，而且阻断外周 α2 受体，但以前者为主，它还有激活中枢羟色胺 -1A 受体的作用而降低延髓心血管调节中枢的交感反馈作用，因此在降压时与上述药物不同，对心率无明显影响。口服剂量，每日 30~90mg。

④其他：哌唑嗪、特拉唑嗪、多沙唑嗪等均为选择性突触后受体拮抗剂，但不影响 α2 受体。国外文献报告，此三种药物在服用首次剂量后均很快发生严重的直立性低血压，故应告知患者卧床休息、避免摔倒或睡前服用；建议首剂半量，必要时再逐渐增加剂量。哌唑嗪 2~5mg，每天 2~3 次；特拉唑嗪 2~5mg，每天 1 次；多沙唑

嗪 2~16mg，每天 1 次。

（2）β肾上腺素受体拮抗剂　在嗜铬细胞瘤患者的术前准备过程中，并非所有病例都需加服 β 受体拮抗剂，只有那些在应用 α 受体拮抗剂后出现持续性心动过速（＞ 120 次 / 分）或室上性快速心律失常时，才可考虑加服 β 受体拮抗剂，但绝不能在未使用 α 肾上腺素受体拮抗剂的情况下单独或先用 β 受体拮抗剂，否则可导致严重肺水肿、心力衰竭或诱发高血压危象的发生而加重病情。

①普萘洛尔：为非选择性 β 肾上腺素受体拮抗剂，可阻断心脏 β1 受体及支气管和血管平滑肌的 β2 受体，初始剂量为每次 10mg，2~3 次 / 天，可逐渐增加剂量以达到控制心率的目的。

②阿替洛尔：为选择性 β1 肾上腺素受体拮抗剂。因无明显抑制心肌收缩力的作用，故优于普萘洛尔。常用剂量为每次 25~50mg，2 次 / 天。

③美托洛尔：也是选择性 β1 肾上腺素受体拮抗剂，可减慢心率，减少心排血量。常用剂量为每次 50mg，2~3 次 / 天。

（3）钙通道阻滞剂（CCB）　CCB 可作为嗜铬细胞瘤患者的术前联合治疗，通过阻断钙离子的流入而抑制肿瘤细胞的释放、直接扩张外周小动脉及冠状动脉、降低外周血管阻力、降低血压、增加冠状动脉血流量、预防 CA 引起的冠状动脉痉挛和心肌损伤。故 CCB 适用于伴有冠心病或 CA 心肌病的患者或与 α、β 受体拮抗剂合用进行长期治疗。

（4）血管紧张素转化酶抑制剂（ACEI）　嗜铬细胞瘤患者因血中 NE 水平增高，低血容量或直立性低血压等而刺激血浆肾素水平增高，因此，ACEI 可通过抑制肾素 - 血管紧张素系统而降低血压，作为术前联合降压的选择。

（5）血管扩张剂　硝普钠是一种强有力的血管扩张剂，作用迅速，可直接作用于血管平滑肌，扩张周围血管，降低外周阻力使血压下降。用于嗜铬细胞瘤高血压危象发作或手术中血压持续升高者。一般从小剂量开始，逐渐增加至 50~200μg/min，可用输液泵控制浓度和速度，同时严密监测血压，调整药物剂量，以防血压骤然下降。

（6）儿茶酚胺合成抑制剂　α - 甲基对位酪氨酸是酪氨酸羟化酶的竞争性抑制剂，由于该药能透过血 - 脑屏障，可减少外周及大脑中 CA 合成，降低血压。

（7）补充血容量　当血压基本控制后，患者可进食正常或高钠饮食，必要时可在手术前静脉输注血浆或胶体溶液，使血容量恢复正常。当血容量恢复正常后，直立性低血压的程度可大大减轻。

2. 手术治疗

（1）腹腔镜肾上腺切除术　1995 年 Guannzzoni 等报道开展了腹腔镜肾上腺切除 7 例嗜铬细胞瘤患者的病例。我国目前也逐渐应用于临床。肾上腺嗜铬细胞瘤的瘤体控制在 3.5cm 以下。术前应了解肿瘤与周围组织器官的关系，尤其是与肾上腺、腔静脉、腹主动脉、肾血管、脾血管等的关系，术中既要耐心，更要小心地去寻找肿瘤。在建立后腹膜工作空间时，腹膜后球囊扩张注水量应该比非嗜铬细胞瘤的手术要少，最好不超过 300ml，避免过大的压力造成对肿瘤的挤压。

（2）开放式手术　对明确的单侧肾上腺嗜铬细胞瘤患者，若肿瘤直径＜ 6cm，可采用第 11 肋间切口；肿瘤直径在 6~8cm 者采用第 10 肋间切口；肿瘤直径＞ 8cm 者则采用第 8 肋间或第 9 肋间切口或胸腹联合切口来切除肿瘤。而对多发性肿瘤、肾上腺外嗜铬细胞瘤或双侧肾上腺肿瘤，可采用上腹正中切口或上腹倒八字切口进行探查。

3. 间碘苄胍（MIBG）治疗

利用 MIBG 的辐射毒性可以治疗神经嵴起源的神经内分泌肿瘤，包括嗜铬细胞瘤、神经母细胞瘤等。适于手术不能切除的恶性嗜铬细胞瘤和肿瘤转移灶。有人认为由于 ^{131}I、^{125}I、^{213}At 的物理特性不同，联合应用 $^{131}I-MIBG$ 和 $^{125}I-MIBG$ 或 $^{131}I-MIBG$ 和 $^{213}At-MIBG$ 既可以治疗临床病灶，也可以治疗转移微小病灶，是最为合理的治疗方案。

（二）辨证治疗

1. 肝肾亏损型

治法：滋补肝肾。

方药：六味地黄丸加味。生地 10g，山萸肉 10g，山药 10g，茯苓 15g，丹皮 10g，泽泻 15g，旱莲草 15g，女贞子 15g，煅龙骨 30g，煅牡蛎 30g，龟甲 30g。

加减：阴虚火旺明显者可加知母、黄柏。

2. 寒厥型

治法：温经散寒，回阳救逆。

方药：四逆汤加味。炮附片 10g，干姜 6g，甘草 6g，人参 15g。

（三）外治疗法

1. 穴位贴敷

（1）神阙降压贴

处方：吴茱萸粉 3g，龙胆草粉 3g，黄芩粉 3g，明矾粉 3g。

操作方法：敷于神阙穴，3 天更换 1 次，1 个月为 1 个疗程。

功效：清肝降火。

（2）涌泉降压贴

处方：吴茱萸粉 3g，生附子粉 3g，川芎粉 3g。

操作方法：贴敷于涌泉穴，每日 1 次，2 周为 1 个疗程。

功效：引火下行。

2. 针灸疗法

（1）毫针刺法

①处方：百会、曲池、合谷、太冲、三阴交。肝火上炎者，加风池、行间；痰湿内阻者，加丰隆、足三里；瘀血内阻者，加血海、膈俞；阴虚阳亢者，加太溪、肝俞；冲任失调者，加关元、肾俞。

操作方法：实证针用泻法，虚证针用补法。

适应证：肝肾亏损型。

②处方：人中、百会、关元。

操作方法：毫针强刺激人中，艾炷重灸百会、关元。

适应证：寒厥证。

（2）穴位埋线

处方：心俞、肝俞、肾俞、降压穴。

操作：穴位埋线，每周 1 次，1 个月为 1 个疗程。

3. 耳穴压豆

处方：耳背沟、胰、胆、内分泌、肝、肾等。

操作方法：将王不留行籽贴于所选之穴，贴紧后并稍加压力，使患者感胀痛及耳廓发热。隔日 1 次，1 个月为 1 个疗程。

4. 中药足浴

处方：夏枯草 30g，钩藤 30g，桑叶 10g，菊花 10g，牛膝 30g，麦冬 15g，葛根 15g。

操作方法：按足浴法，每日 1 次，15 天为 1 个疗程。

5. 降压药枕

处方：桑寄生 150g，丹参 200g，白菊花 150g，益母草 150g，磁石 200g，罗布麻 120g，夏枯草 100g，钩藤 50g，川芎 50g。

操作方法：上药共碾末，做成降压药枕，每晚睡眠时使用。

6. 放血疗法

（1）耳尖放血疗法

处方：取耳尖穴。

操作方法：用三棱针或毫针点刺1~2mm，双手挤压，放血5~10滴后用干棉球按压止血。隔日治疗1次，1周治疗3次，12次为1个疗程。

（2）刺络放血疗法

处方：双侧委中、解溪及足内侧赤白肉际青紫处（显露的静脉）。

操作方法：选用小号三棱针，先于双侧委中、解溪穴上点刺显露的静脉出血，再取足内侧缘的大都、太白、公孙、然谷至太溪穴一带青紫显露的静脉点刺出血，均任血自止，使每穴出血不少于2ml，出血量不足者可加拔火罐或以手挤压使之出血2ml以上。

注意事项：上述治疗每周1次，3次为1个疗程。若2次无效则改用他法，不必治第3次。

（四）新疗法选粹

1. 点穴治疗

处方：百会、人中、合谷、内关、涌泉、神阙、腰筋、股板筋、千根筋。

操作方法：患者取仰卧位，松解衣襟，头稍低或平卧，术者全神贯注，运气于两手拇指或中指，同时点百会、水沟上下左右推揉。虚者以顺时针方向轻手法推揉补之，实者逆时针重手法泻其有余，平补平泻顺逆次数相等，时间约3分钟，点合谷、人中约2分钟，点双合谷穴、双内关穴、双涌泉穴各约2分钟，同时均按上述要求推揉，并以意导引真气运行。轻拿腰筋、股板筋、千根筋各3次。

适应证：寒厥证。

注意事项：如施上述手法未苏醒者，重复上法1次。虚者点穴后两掌相搓发热，重贴于神阙，意神阙如火。实者滑掐十指3次。

2. 四逆汤加味联合盐酸多巴胺注射液治疗

处方：四逆汤加味治疗（炙甘草20g，

干姜20g，制附子15g）。

操作方法：寒邪较重者可适当加用吴茱萸15g，小茴香10g；阳虚者加肉桂18g，红参8g。加水600ml，两煎合1剂，分早晚2次服用。持续治疗3天。

盐酸多巴胺注射液20mg加入5%葡萄糖注射液250ml，静脉滴注，每日1次，持续治疗3天。

适应证：寒厥证。

注意事项：制附子先煎2小时。

（五）医家诊疗经验

王清任提到："心跳心忙，用归脾安神等方不效，用此方百发百中。"此方乃血府逐瘀汤。

林钟香教授认为，对于心悸，重要的致病因素是痰饮及瘀血，关键病机是痰瘀阻络，其强调痰瘀并治，痰化瘀散，则气血安和，五脏通畅，心悸自止。

颜德馨倡导"气血失衡"致心悸的理论，颜老擅用祛瘀法分期论治，早期多属气滞血凝而致悸，取逍遥散合血府逐瘀汤加减。中期则多发展为痰瘀交阻型，化瘀用血府逐瘀汤、桃红四物汤、四物安神汤等加减，化痰用二陈汤、温胆汤、涤痰汤等加减。后期则多为虚中夹瘀，属气虚血瘀者，多以血府逐瘀汤合生脉饮加减；属心阳不振、瘀血阻滞者，取参附汤合补阳还五汤加减。末期证属气血不足、运行不畅者，以丹参饮合归脾汤化裁；若证属阴虚血瘀者，以丹参饮合天王补心丹化裁。

五、预后转归

本病若诊断及时，肿瘤完全摘除，则预后良好，否则可造成严重的脑、肾脏、心脏损害，以致因并发症而死亡。

经手术成功切除肿瘤后，由嗜铬细胞瘤引起的大多数高血压患者可以得到治愈，术后一般1周内CA恢复正常，75%的患者在 1 个月内血压恢复正常，25% 的血压仍持续增高的患者其血压水平也较术前降低，并且用一般的降压药物可获得满意的疗效。

六、预防调护

（一）预防

（1）在对高血压患者的诊断治疗中要高度警惕该病的可能性，应掌握其临床特点才可做到早期诊断，尽量减少漏诊和误诊。

（2）一旦确诊该病首选手术治疗根治。

（3）在对该病的治疗中注意保持血压的相对稳定，以免发生意外。

（二）调护

1. 注意膳食平衡

膳食平衡是维持机体免疫力的基础，普通食物是机体营养素的最好来源，对于存在营养不良等临床情况的患者应进行个体化的营养治疗。保证摄取均衡全面的营养，每日食物多样化是必需的，即按照中国居民平衡膳食宝塔展示的五大类食物的比例进行搭配。

2. 少量多餐、吃清淡易消化的食物

对于放化疗及手术后的患者由于消化功能减弱，增加进餐次数可以达到减轻消化道负担，同时增加食物摄入量的目的。不宜忌口：忌口应根据病情病性和不同患者的个体特点来决定，不提倡过多的忌口。一般患者需限制或禁忌高温油炸、烟熏烧烤、辛辣刺激、油腻生硬等食物。多选择具有抗癌功效的食物：蔬果类（如芦笋、胡萝卜、菠菜、西红柿、西兰花、薯类、猕猴桃、柑橘）、大豆及其制品类、食用菌、坚果、海藻类、薏苡仁、牛奶、鸡蛋等。

主要参考文献

[1] 刘力生. 中国高血压防治指南（2018年修订版）[J]. 中国心血管杂志，2019，24（1）：24-56.

[2] 陈家伦. 临床内分泌学 [M]. 上海：上海科学技术出版社，2011，637-644.

[3] 王庭俊，谢良地. 嗜铬细胞瘤和副神经节瘤诊断治疗的专家共识（2020版）[J]. 中华高血压杂志，2021，29（8）：708-714.

[4] 朱素有，杜婷婷. 四逆汤加味联合盐酸多巴胺注射液治疗寒厥疗效观察 [J]. 实用中医药杂志，2018，7（34）：821-822.

[5] 刘志武，刘慧君. 刺络放血疗法治疗足踝逆冷26例 [J]. 针灸临床杂志，2010，26（5）：26.

[6] Vorselaars W, Postma EL, Mirallie E, et al. Hemodynamic instabilityduring surgery for pheochromocytoma: comparing the transperitoneorland retroperitoneal approach in a multicenter analysis of 341 patients [J]. Surgery, 2018, 163（1）：176-179.

[7] 李佳，宋朝，郝旭亮.《伤寒论》厥之论述 [J]. 河南中医，2019，39（11）：1621-1624.

[8] 任醒华，李月仪，余妮，等. 论伤寒厥证 [J]. 国医论坛，2019，34（3）:1-4.

第五节　皮质醇增多症与高血压

皮质醇增多症（hypercortisolism），又称库欣综合征（Cushing syndrome, CS），是由于多种病因引起肾上腺皮质长期分泌过量皮质醇所产生的一组症候群。国外数据显示，库欣综合征的年发病率为 2/100 万人~3/100 万人，男女比例约为 1:3，但国内目前仍缺乏大规模的流行病学数据。有研究结果显示，80 例内分泌性高血压患者中，CS 占 7.50%。CS 的典型症状与体

征包括面部潮红，满月脸，痤疮，体毛增多，体重增加，体脂重新分布呈向心性肥胖，水牛背，皮肤纤薄且色素沉着、瘀斑，腹部和大腿遍布条形紫纹，真菌感染，精神心理异常，男性性功能障碍，女性月经紊乱甚至停经、呈男性化等；常见并发症包括高血压、糖尿病、高脂血症、关节痛、骨质疏松症、骨折、心功能障碍、凝血功能障碍。有研究结果提示，高血压为 CS 的常见症状，成人 CS 患者中约 80% 合并高血压，异位 ACTH 分泌的疾病中高血压发生率高达 95%。高血压的严重程度不一，一般以轻、中度多见。

中医无皮质醇增多症的记载，但按八纲辨证分析，本病当属里证、热证、虚证。情志所伤为本病的主要病因。"人有五脏化五气，以生喜怒悲恐忧"，这说明情志活动以五脏精气为物质基础，但另一方面，情志异常又会影响五脏功能，尤其是人体的气机活动，造成阴阳失调，气血不和，脉络壅塞，脏腑功能失常以及相互间的协调关系出现紊乱而导致本病发生。

一、病因病机

（一）西医学认识

1. 病因及分类

按皮质醇增多症的病因，可分为促肾上腺皮质激素（ACTH）依赖型和非依赖型两种。前者是由垂体或某些肿瘤如小细胞癌、胸腺类癌等垂体以外的组织分泌过量的 ACTH，刺激双侧肾上腺皮质束状带增生并分泌过量皮质醇，由于皮质醇增多是过量分泌 ACTH 所致，是继发性的增多，故此类型称为 ACTH 依赖型库欣综合征；后者是因为肾上腺皮质腺瘤或腺癌自主性地分泌过多皮质醇，不是受 ACTH 调节所致，故称为 ACTH 非依赖型库欣综合征。

（1）ACTH 依赖型

①垂体性库欣综合征：即库欣病，是因垂体肿瘤或增生，分泌过量的 ACTH，并刺激肾上腺皮质分泌过量皮质醇所致。此类型最常见，有研究显示库欣病占 CS 的 59%~70%，男女比例为 1：（3~8），女性明显多于男性。库欣病可发生在任何年龄，但多见于 25~45 岁人群。

②垂体 ACTH 瘤：有 70%~80% 的库欣综合征患者为垂体 ACTH 瘤。其中 80% 以上的垂体 ACTH 瘤为微腺瘤，多数肿瘤直径 ≤ 5mm；10%~20% 为大腺瘤；极个别为恶性垂体 ACTH 癌。

③垂体 ACTH 细胞增生：垂体 ACTH 细胞增生占库欣病病因的 8%~14%。其增生可为弥漫性、簇状或多结节性，也可在增生的基础上形成腺瘤。

④异位 ACTH 综合征：因垂体前叶以外的肿瘤组织分泌过量有生物活性的 ACTH，刺激肾上腺皮质细胞增生并分泌过量的皮质醇。有报道显示，异位 ACTH 综合征可达全部皮质醇增多症的 20%，最常见的是肺燕麦细胞癌，其次为胸腺癌和胰腺癌。

（2）非 ACTH 依赖型

①肾上腺皮脂瘤：分泌皮质醇的肾上腺皮质肿瘤多为良性肿瘤，左右双侧发病率大致相等，偶有双侧腺瘤。

②肾上腺皮质癌：肾上腺皮质癌一般体积较大，形状不规则，并可由早期骨、肺、肝及淋巴结转移。肾上腺皮质癌组织除分泌大量皮质醇外，还常分泌雄激素，使得女性患者常出现男性化表现。

（3）其他少见病因

①肾上腺皮质大结节样增生：约占库欣综合征病因的 3%~4%，其病因可能是垂体过量分泌 ACTH，刺激肾上腺皮质增生，然后在增生的基础上形成大结节。这些结节有较强的自主性并分泌大量皮质醇，可

再反馈抑制垂体的 ACTH 分泌功能。

②肾上腺外肾上腺肿瘤：少数肾上腺皮质细胞在胚胎发育时的迁移过程中发生散落，这些散落细胞可能发展为肿瘤，其表现与肾上腺皮质肿瘤相同，但定位困难。

③原发性肾上腺皮质结节性发育不良：该病是肾上腺的一种自身免疫性疾病，较为少见，多发于青少年，有家族发病倾向。其病因可能与肾上腺皮质内多个结节及大量淋巴细胞浸润并分泌过量皮质醇有关。

2. 发病机制

（1）糖皮质激素水平的增高通过与盐皮质激素受体结合或非受体机制产生的钠潴留作用有关。

（2）盐皮质醇的产生增加。

（3）各种血管抑制因子的活性减低，特别是内源性 NO 的减少。

（4）肾素基质水平增加，并对各种加压物质的反应增强。

（二）中医学认识

中医学认为，本病为五脏气机失调之病证，《灵枢·寿夭刚柔》说："忧思愤怒伤气，气伤脏乃病脏。"气机不能通调，可郁而化火，出现肝火上炎、肝阳上亢之证；气机不畅，湿阻中焦，食纳不香，脘腹满胀；湿蒙清阳，可头昏重欲睡；湿热从阳化燥，则身热不畅，肢体困重；热郁皮毛，则有痤疮、多毛之症；气病日久，暗耗真阴，则肾阴亏损，虚火内生，进一步发展，阴损及阳，则出现阴阳俱虚、阳虚为主的症状。

二、临床表现

（一）辨病诊断

1. 临床表现

临床特征：本病除高血压外，还有向心性肥胖、面色红润、皮肤紫纹、毛发增多以及血糖增高等临床特征。依发生率可排序为向心性肥胖、高血压、高血脂、月经紊乱、糖代谢异常、紫纹、痤疮、多毛、水肿、精神症状、色素沉着等；有以上症状常可作为临床表现线索。异位 ACTH 综合征多数无典型的外貌，临床高钠血症、碱中毒和低钾血症明显。色素沉着发生率以异位 ACTH 综合征最高，其次为 CS，与 ACTH 水平较高有关。

由于此症有典型的向心性肥胖及其他高皮质醇血症的体征，且血、尿皮质醇水平增高，诊断一般并不困难。但病因诊断非常重要，它对手术时部位的确定有决定性作用，常常需要借助于实验室检查进行病因诊断。

2. 相关检查

（1）血皮质醇昼夜规律测定　以上午 8：00 血皮质醇含量为对照值，当日下午 4：00 及午夜 0：00 测血皮质醇含量，0：00 血皮质醇含量低于对照值的 50% 时判断为昼夜节律正常。CS 患者昼夜节律消失，上午 8：00 的血皮质醇含量高于正常值，而下午 4：00、午夜 0：00 的血皮质醇含量不明显低于上午 8：00 时的含量值。

（2）1mg 过夜地塞米松抑制试验　第 1 日以上午 8：00 测的血皮质醇含量为对照值，当晚午夜 0：00 服地塞米松 1mg，第 2 天测上午 8：00 的皮质醇含量，次日皮质醇水平高于对照值的 50% 为不抑制。

（3）小剂量地塞米松抑制试验　口服地塞米松 0.75mg，每 6 小时 1 次，共用 8 次，试验后测上午 8：00 的皮质醇含量。判断方法有两种：①不能抑制到正常范围以下判断为不抑制；②不能被抑制到对照值的 50% 以下判断为不抑制。

地塞米松能抑制垂体 ACTH 分泌，使血浆及尿皮质类固醇减少。而 CS 患者这种反馈抑制作用不正常，血浆皮质类固醇不减少。1mg 地塞米松抑制试验及 2 日小剂量地塞米松抑制试验用于鉴别 CS 与单纯性肥胖，正常人或单纯性肥胖者，血浆皮质醇均比对照值下降 50% 以上（包括 1mg 和 2mg 法）。CS 患者服药后血浆皮质醇较对照抑制不足 50%。

（4）大剂量地塞米松抑制试验　口服地塞米松 2mg，每 6 小时 1 次，共 8 次，观察项目同小剂量地塞米松抑制试验。判断标准：试验后可被抑制到对照值的 50% 以下为可被抑制，不能被抑制到对照值的以下为不被抑制。大剂量地塞米松抑制试验用以鉴别库欣病、异位 ACTH 综合征及肾上腺肿瘤。库欣病患者下丘脑 - 垂体 - 肾上腺皮质轴可被超生理剂量的糖皮质类固醇所抑制，而肾上腺皮质肿瘤及异位 ACTH 综合征患者皮质醇分泌是自主性的，不被糖皮质类固醇抑制。

（5）影像学检查　包括 CT、MRI、B 超、X 线等。CT、MRI 提示肾上腺有肿瘤、增生或垂体肿瘤，B 超提示肾上腺有肿瘤、增生，X 线提示蝶鞍区扩大为阳性。

（二）辨证诊断

1. 肝胆湿热型

临床证候：口苦而干，女性患者月经失调，白带量多色黄，阴蒂增大，外阴瘙痒。舌红，苔黄厚腻，脉弦滑有力。

辨证要点：口苦而干，舌红，苔黄厚腻，脉弦滑有力。

2. 中焦湿热型

临床证候：恶心呕吐，胸闷腹胀，口淡口甜，脘腹嘈杂，倦怠嗜卧，头重如裹，头发多油，易脱落。舌淡红，苔白腻或厚腻，脉濡。

辨证要点：恶心呕吐，胸闷腹胀，头重如裹。舌淡红，苔白腻或厚腻，脉濡。

3. 肾阴亏损型

临床证候：满月脸，红润多脂，皮肤菲薄，多粉刺，五心烦热，食欲亢进，口干舌燥，夜间尤甚，月经量少、色红，或闭经，或崩漏。舌红，苔少而干，脉细数。

辨证要点：满月脸，五心烦热，食欲亢进，口干舌燥。舌红，苔少而干，脉细数。

4. 阴阳两虚型

临床证候：腰脊酸软，耳鸣耳聋，女子经闭不孕，男子阳痿或遗精，神疲乏力，动则气急，畏寒，便溏，口干心烦，颧红升火。舌胖嫩，苔薄，脉弱。

辨证要点：腰脊酸软，耳鸣耳聋，畏寒，便溏，口干心烦。舌胖嫩，苔薄，脉弱。

三、临床治疗

（一）辨病治疗

1. 高血压的处理

利尿剂联合醛固酮拮抗剂应该列为库欣综合征伴发高血压的首选降压药物，因为这类患者有着过量的液体存留。一般随着原发病的特定治疗，血压亦会相应好转，但动脉粥样硬化的危险因素，如腹部肥胖和胰岛素抵抗会依然存在。

2. 确定性治疗

CS 的治疗不仅要降低皮质醇的含量而且要保障肾上腺和垂体功能的正常运行，多以手术进行治疗，但是若患者临床症状轻，属皮质瘤复发或晚期，不能耐受手术则采用药物治疗的方法。药物治疗主要以减轻皮质醇分泌、控制血压为目的。总而言之，依据病因可以选用外科手术、放射治疗、药物化疗或联合治疗。

（二）辨证治疗

1. 辨证论治

（1）肝胆湿热证

治法：清肝胆实火，利下焦湿热。

方药：龙胆泻肝汤加味。龙胆草 6g，

黄芩 10g，焦山栀 10g，泽泻 15g，木通 6g，车前子 15g，当归 10g，柴胡 10g，生地 15g，旱莲草 15g，女贞子 15g，桑椹子 15g。

（2）中焦湿热型

治法：燥湿健脾。

方药：平胃散加味。苍术 15g，厚朴 15g，陈皮 10g，甘草 5g，薏苡仁 30g，白蔻仁 10g，滑石 15g，大腹皮 15g，藿香 10g。

（3）肾阴亏损型

治法：滋补肾阴。

方药：六味地黄丸加味。熟地黄 15g，山萸肉 10g，山药 15g，泽泻 9g，牡丹皮 10g，茯苓 15g，甘草 3g。

（4）阴阳两虚型

治法：调补阴阳。

方药：右归丸加味。生熟地各 15g，枸杞 10g，山萸肉 10g，杜仲 10g，肉桂 6g，附子 6g，女贞子 15g，旱莲草 15g，知母 10g，黄柏 10g，甘草 5g。

2. 外治疗法

穴位埋线

处方：中脘、水分、气海、天枢（双）、大横（双）、带脉（双）、水道（双）、足三里（双）、丰隆（双）、阴陵泉（双）、三阴交（双）。

操作方法：患者取卧位或坐位，严格消毒，消毒范围视选择穴位部位大小而定。双手戴消毒手套。检查核对一次性埋线针型号、灭菌日期、有无外包装破损等，从开口处撕开取出埋线针。检查针头是否堵塞、带钩、针芯抽拉是否顺畅等。检查无误后，后退一次性埋线针针芯，将制备好的羊肠线放入针管内。左手拇、食指绷紧或提起进针部位皮肤，右手持针，对准选定穴位，快速进针过皮，送针至一定深度，当出现针感后即酸、麻、胀等后，缓慢退针。边退针，边推针芯，将羊肠线埋植在穴位内。针孔处涂以碘酒，盖上消毒纱布，按压止血后，用创可贴固定。操作完毕，协助患者取舒适体位。嘱患者 1 天后去掉创可贴。

适应证：腹型肥胖者。

注意事项：患者在治疗后 24 小时之内不要洗澡，避免吃辛辣刺激性食物。

四、预后转归

手术成功切除肿瘤后，大多数由嗜铬细胞瘤引起的高血压患者可以得到治愈，术后一般 1 周内 CA 恢复正常，75% 的患者在 1 个月内血压恢复正常，25% 血压仍持续增高的患者其血压水平也较术前降低，并且用一般的降压药物可获得满意的疗效。垂体性皮质醇增多症原则上应选择对垂体微腺瘤进行手术切除，但这并不能解决全部问题，因为某些患者的原发病可能在下丘脑或中枢神经系统，故切除微腺瘤后仍有复发的可能性。肾上腺皮质癌易转移，预后较差，早期手术并配合化疗，约半数患者可生存 4 年。

五、预防调护

（一）预防

肾上腺皮质腺瘤患者手术切除常能收到满意效果，但如腺瘤为单侧性者，其对侧肾上腺往往萎缩，这就要十分慎重地对待手术中的应激问题，恢复期的激素调整和术后的激素替代等问题。术后 1 年以上腺体功能不能恢复者一般需激素终生替代治疗。临床上使用激素要严格掌握指征，并选择适当的品种、剂型和给药途径，同时配合应用一些中药，减少由激素造成的一些副作用或在不影响疗效的前提下减少一些激素的用量，这样可在部分患者中避免或减轻医源性肾上腺皮质增生症的发生。

（二）调护

手术后由于大部分患者需要激素治疗，患者常表现为阴虚阳亢的症状，因此在饮食方面尽量避免辛辣油腻之品，如高温油炸、烟熏烧烤、辛辣刺激、油腻生硬的食物等。多选择具有抗癌功效的食物：蔬果类（如芦笋、胡萝卜、菠菜、西红柿、西兰花、薯类、猕猴桃、柑橘）、大豆及其制品类、食用菌、坚果、海藻类、薏苡仁、牛奶、鸡蛋等。

主要参考文献

［1］丁丽萍．内分泌性高血压的临床诊治［J］．临床医药文献电子杂志，2016，3（32）：6364-6365.

［2］Lonser RR, Nieman L, Oldfield EH. Cushing's disease: pathobiology, diagnosis, and management［J］. J Neurosurg, 2017, 126: 404-417.

［3］高歌，郑丽丽，杨静，等．258例肾上腺肿瘤临床回顾性分析［J］．临床荟萃，2010，25（11）：943-945.

［4］Singh Y, Kotwal N, Menon AS. Endocrine hypertensionCushing's syndrome［J］. Indian J Endocrinol Metab, 2011, 15（4）: 313-316.

［5］李慧．内分泌高血压强化治疗与疗效分析［J］．基层医学论坛，2013，17（4）：489-490.

［6］刘超，张梅．皮质醇增多症所致高血压诊断与治疗［J］．中国实用内科杂志，2009，29（10）：890-892.

［7］孙博文，冯铭，张家亮，等．库欣病临床表现研究进展［J］．中国现代神经疾病杂志，2020，20（3）：162-165.

［8］李海霞，陈楠楠．穴位埋线治疗腹型肥胖合并高脂血症临床研究［J］．针灸临床杂志，2020，36（1）：29-33.

第六节　阻塞性睡眠呼吸暂停低通气综合征与高血压

阻塞性睡眠呼吸暂停低通气综合征（obstructive sleep apnea-hypopnea syndrome, OSAHS），有时也称为阻塞性睡眠呼吸暂停综合征（obstructive sleep apnea syndrome, OSAS），是指睡眠时上气道塌陷阻塞引起的呼吸暂停和通气不足，伴有打鼾、睡眠结构紊乱、频繁发生血氧饱和度下降、白天嗜睡等症状，由于涉及的生理病理系统较广，故属于综合征的范畴。2012年中国医师协会高血压专业委员会/中华医学会呼吸病分会睡眠呼吸疾病学组经过反复酝酿和讨论颁布了《阻塞性睡眠呼吸暂停相关性高血压临床表现和治疗专家共识》（简称《专家共识》），此次《专家共识》首次明确了阻塞性睡眠呼吸暂停相关性高血压的定义，对阻塞性睡眠呼吸暂停相关性高血压的危险因素、高危人群的识别、体格检查、实验室检查等方面做了详细的描述。认为阻塞性睡眠呼吸暂停相关性高血压，是一个不可忽视的高血压高发人群，是冠心病、心律失常、脑卒中等多种疾病的独立危险因素，可造成多系统器官功能损害，已成为我国当前高血压防治的一个特殊而重要的问题。

中医学无阻塞性睡眠呼吸暂停低通气综合征病名，依据其临床表现，可归属入中医"鼾证"范畴。

一、病因病机

（一）西医学认识

1. 发病原因

凡是上呼吸道（鼻腔、鼻咽、口咽、喉咽、喉部）出现解剖结构异常，以及局部软组织病理性改变，导致睡眠时呼吸通畅度障碍，则出现打鼾。

（1）局部解剖结构异常　鼻中隔显著偏曲、先天性小颌畸形、舌体肥大等，导致上呼吸道狭窄，容易引起打鼾。

（2）上呼吸道软组织病变引起的呼吸通道受阻　常见病变有以下多种，其中，儿童打鼾以腺样体肥大与扁桃体肥大较常见，成人打鼾与软腭松弛、软腭肥厚关系更密切。

①鼻腔阻塞性病变：如鼻中隔偏曲、鼻腔各种急慢性炎症、鼻息肉、鼻腔内肿块、鼻腔异物等。

②鼻咽阻塞性病变：主要见于小儿腺样体肥大。

③口咽阻塞性病变：如扁桃体肿大或肥大，舌扁桃体肥大、咽侧壁塌陷、软腭松弛、软腭肥厚至咽腔狭窄。

④喉咽与喉部阻塞性病变。

（3）其他主要危险因素　打鼾的发生不仅与上呼吸道通畅受阻有关，某些生理病理的改变，也容易导致打鼾的发生。较常见者如下：

①睡眠姿势（睡眠体位）：一般情况下，仰卧位更容易出现打鼾，侧卧或俯卧位可以减少打鼾的出现。

②疲劳过度与饮酒：疲劳过度与饮酒后，往往在睡眠时更容易打鼾，或打鼾症状更为显著，这在成年人群中更为常见。

③体质肥胖：体质肥胖者更容易导致软腭松弛、软腭肥厚至咽腔狭窄而产生打鼾。

④炎症感染：炎症感染有可能引起鼻腔黏膜肿胀、咽喉肿胀，以及腺样体或扁桃体的充血肿胀，加重上呼吸道通畅受阻的病变。因此，此类患者在有炎症感染的情况下（急性炎症时，如感冒、急性鼻炎、急性咽炎时，则打鼾症状明显加重；慢性炎症时，如鼻窦炎或慢性鼻炎，则打鼾症状持续日久而难以消除），容易出现或加重

打鼾等症状。

⑤遗传因素：遗传因素与身体的形体结构发育有关，也与儿童时期容易患某些疾病有关。因此，是否容易产生打鼾之类的综合征，与种族、家族有一定关系。

⑥其他因素：口服安眠药、妇女妊娠期，可诱发或加重打鼾等。

2. 发病机制

OSAHS引起的高血压机制包括睡眠片段化，胸腔内压增高所致的机械效应，交感神经系统活性增强，血液黏稠度增加所致的血流动力学改变和氧化应激以及炎症机制，其他还包括遗传因素，通过第二信使传递系统、线粒体耦联因子及压力-利尿钠等机制参与血压的调节。此外OSAHS在发生、发展过程中渐进性地对全身多器官造成严重伤害，尤其是病程的中晚期有可能产生不可逆性危害。

（1）睡眠结构紊乱、睡眠质量下降　由于打鼾与睡眠呼吸暂停，导致夜间睡眠质量差，容易做梦，因此容易引起晨起后头痛，白天嗜睡、睡眠时间延长，睡眠后不能解乏；精神不振，记忆力下降，注意力不集中等现象。睡眠结构紊乱还可导致瘦素分泌减少，脂肪代谢障碍，加重患者向心性肥胖；由于夜尿经常憋醒，引起夜尿次数明显增多，性格急躁，重者性功能减退。

（2）低氧血症、高碳酸血症　由于打鼾与反复呼吸暂停，通气不足，容易导致低氧血症、高碳酸血症（$PaCO_2 > 45mmHg$）。其中低血氧有可能降低心脏的舒缩功能，甚至导致心肌细胞缺氧性损伤，从而导致心室壁硬化；慢性缺氧刺激肾小管旁间质细胞，使之生成并释放促红细胞生成素，使红细胞生成增多，并进一步引起血液黏度升高，血小板活性增高，从而引起一系列与之相关的疾病，其中特别是心脑血管系统疾病的发生；严重缺氧可引

起窦性心动过缓、期前收缩甚至心室纤颤，还可降低对颈动脉体化学感受器的刺激，反射性兴奋迷走神经而导致心动过缓甚至停搏；局部缺氧可造成心脏异位起搏，以致心律失常。

（3）心血管系统疾病　OSAHS与心血管疾病密切相关，是引起心血管疾病的一种源头性疾病，应当引起重视。有研究表明，50%的OSAHS患者患有高血压，30%的高血压患者患有OSAHS。在OSAHS的过程中，呼吸暂停使患者心脏功能负荷增加；低氧血症对心脏功能可产生多方面的不良影响，并最终导致心脏的器质性损害。

（4）心肌梗死与猝死　有研究表明，20%的心肌梗死及15%的心源性猝死发生于睡眠状态。OSAHS患者50%死于睡眠状态，其中心血管系统疾病占死亡原因的71%。呼吸暂停本身能够对心电及冠状动脉供血产生影响，诱发心脏病患者出现致死性的心律失常及心肌梗死。OSAHS患者交感神经系统活性增强和血浆儿茶酚胺水平增加，从而导致血管内皮功能损害。

（5）OSAHS对儿童患者的影响　生长停滞、胸廓发育畸形、腭盖高拱、鼻腔狭窄、心肺功能异常（严重者可致肺源性心脏病或慢性心力衰竭）、神经系统认知功能损害、行为异常、遗尿、学习能力与记忆力下降、注意力不集中，会导致学习成绩下降等。

（二）中医学认识

现代医学中的OSAHS及高血压，追溯其古代病名，中医古籍中没有二者明确的记载。而根据高血压的主要表现，即头痛、头晕，参考中医学，可将其归类于"眩晕""头痛"一类。相对于"眩晕"的记载，最早可见于《内经·素问》："诸风掉眩，皆属于肝"；《灵枢》有云："故上气不足，脑为之不满，耳为之苦鸣，头为之苦倾，目为之眩"；《诸病源候论·风头眩候》指出，"风头眩者，由血气虚，风邪入脑，而引目系故也"。认为眩晕是由于气血阴阳的亏虚导致的生风动血。陈无择的《三因极一病证方论》最早记载了眩晕的病名，曰"方书所谓头面风者，即眩晕是也"。从此，"眩晕"病名沿用至今。而《内经》中也可见头痛病名，分为外感、内伤；结合《东垣十书》和《丹溪心法》，伤寒、痰厥、气滞、气血俱虚等因素均可导致头痛；中医认为其病因病机复杂，但不外乎内因、外因两部分，内因表现为气血亏虚、髓海不足致正气亏虚；外因多归于"痰浊阻滞、肝火上扰、瘀阻脑窍"等。其病变脏腑与"肝、脾、肾"密切相关。夜间打鼾、白天困倦甚至嗜睡是阻塞性睡眠呼吸暂停低通气综合征的主要临床症状。中医学将其归于"鼾症""酣眠""鼻鼾"等范畴。《诸病源候论》对该病证记述"鼾眠者，眠里喉咽间有声也"。同时也指出了鼾症的病因病机为"人喉咙，气上下也，气血若调，虽寤寐不妨宣畅；气有不和，则冲击喉咽而作声也"。古代医家们认为，"鼾病"多因外感风温热邪致机体出现肝肺火盛、痰湿内阻等所致。

1.肺脾气虚，气道塌陷

气为阳，主动，主肌肉的收缩与舒张运动。肺脾气虚，则运动无力，肌肉张力差（肌张力减退），以致咽部肌肉运动无力，容易松弛、塌陷，致上呼吸道通畅受阻。临床上，对于软腭松弛、软腭肥厚下塌的病变，往往与肺脾气虚有关。

2.痰凝气滞

痰凝与气虚有关，痰凝易致气滞。肺主卫外，肺气不足，则卫外不固，所以容易反复感冒，导致邪毒滞留，日久清窍壅阻不利（鼻腔、咽腔通畅受阻），出现打鼾；脾主运化水谷精微，并主利水化湿，脾虚则湿浊不化，久郁成痰，成为诸如腺样体、扁桃体、软腭等组织器官肥厚改变，痰浊壅阻，气机不畅，气道不利，则为打鼾。

临床上，此病的病机往往更为复杂得多。如气虚与痰凝病机互存；又痰凝阻滞气机以致气滞，而气行则血行，气滞则血瘀，病程久者，容易导致痰凝与血瘀互存；又年四十以上、老人多阴虚精亏，而精能化气，精亏则气虚，故年龄偏大的患者，亦可出现阴虚病机或气阴两虚病机，以及痰瘀并存病机；又嗜食烟酒、辛辣炙煿之人，体内蕴热，热则煎炼津液成痰，阻滞气机，发为打鼾；而热邪久蕴，亦能损伤阴液或阴精，精亏致气虚，从而使病机更为复杂，但有规律可循。

二、临床表现

（一）辨病诊断

1. 临床表现

（1）打鼾　睡眠时打鼾是典型症状。病变早期，打鼾症状较轻，间歇性，以后随病情加重而出现较重的打鼾，鼾声响度大，影响同室人休息。

（2）呼吸暂停　睡眠时如有严重的打鼾，容易出现呼吸暂停；呼吸暂停时间过长，则容易出现憋醒，严重者憋气明显，甚至不能平卧。

（3）白天嗜睡　由于夜间的睡眠质量差，因此出现白天嗜睡，精神不振，性情急躁，记忆力下降，精力不集中等症状，严重者还可出现白天胸闷的症状。

（4）某些原发病因症状　主要是上呼吸不通畅引起的在清醒状态下的症状，如鼻腔阻塞性病变，多伴有鼻塞，咽喉部性病变，多有咽喉异物感与梗阻感等。

（5）并发症症状　OSAHS患者中、后期往往导致一系列并发症，引起相应的临床，随并发症的不同而表现不同。常见的有：①咽喉炎症状：晨起后咽部明显干燥、有异物感。②心绞痛、夜间心律失常。③长期不明原因的头痛：晨起后更为明显。④性功能减退与性功能障碍。⑤儿童发育障碍：鸡胸、颌面发育不良，智力迟钝，行为异常，遗尿、学习能力与记忆力下降，注意力不集中等。

（6）高血压　此类高血压的特点：①夜间及晨起血压升高，日间高血压或日间血压正常。②血压节律紊乱，24小时血压监测显示血压曲线"非构型"，甚至呈现"反构型"。③单纯药物治疗降压效果较差；血压的控制又依赖于对阻塞性睡眠呼吸暂停低通气综合征的有效治疗。④伴随着呼吸暂停的血压周期性升高；可见夜间随呼吸暂停的反复发生，血压表现为反复发作的一过性升高，血压高峰值一般出现在呼吸暂停事件的末期、刚恢复通气时。

2. 相关检查

主要针对上呼吸道通畅受阻的原因进行全面检查与针对性重点检查，以及对于OSAHS患者进行睡眠呼吸监测检查，以明确疾病原因、性质、程度。

（1）鼻腔检查　属于鼻腔疾病引起者，往往有明显的鼻中隔偏曲，或有慢性鼻炎、鼻窦炎、鼻息肉等病变。

（2）鼻咽部检查　纤维镜检查或X线检查可以明确是否存在腺样体肥大，以及鼻咽部其他阻塞性病变。

（3）口腔与口咽部检查　以一般望诊检查为主，可以明确是否存在扁桃体肥大、舌体肥大、小颌畸形等，软腭肥厚，必要时可行CT检查。

（4）喉部检查　一般用纤维镜检查可以明确喉部有无阻塞性病变。

（5）睡眠呼吸监测　可以监测到呼吸暂停（睡眠过程中口鼻气流停止 ≥ 10秒钟）；低通气（通气不足，睡眠过程中呼吸气流强度较基础水平降低50%以上）、血氧饱和度（下降 4% 以上）等精确指标，对 OSAHS 具有重要诊断价值。

（二）辨证诊断

1. 肺脾气虚，气道塌陷型

临床证候：睡眠打鼾，甚则呼吸暂停。形体肥胖，肌肉松软，行动迟缓，神疲乏力，食少便溏，记忆衰退，白天嗜睡。舌淡苔白，脉细弱。本证多见于老人和儿童，儿童可见发育不良或虚胖，注意力不集中。

辨证要点：睡眠打鼾，甚则呼吸暂停，形体肥胖，神疲乏力，食少便溏。舌淡苔白，脉细弱。

2. 痰瘀互结，气道阻塞型

临床证候：睡眠打鼾，张口呼吸，甚或呼吸暂停，形体肥胖，痰多胸闷，恶心纳呆，头重身困。唇暗，舌淡胖有齿痕，或有瘀点，苔腻，脉弦滑或涩。

辨证要点：睡眠打鼾，形体肥胖，痰多胸闷，唇暗。舌淡胖有齿痕，或有瘀点，苔腻，脉弦滑或涩。

三、鉴别诊断

OSAHS 的症状多，患者可能以其中一种症状或并发症作为主诉就诊。需与以下几种疾病进行鉴别：

1. 发作性睡病

发作性睡病是一种原因不明的慢性睡眠障碍，临床上以不可抗拒的短期睡眠发作为特点，常伴有猝倒发作、睡眠瘫痪、睡眠幻觉等其他症状，合称为发作性睡病四联症。

2. 不宁腿综合征

不宁腿综合征系指小腿深部于休息时出现难以忍受的不适，运动、按摩可暂时缓解的一种综合征。临床表现主要是夜间睡眠时，双下肢出现极度的不适感，迫使患者不停地移动下肢或下地行走，导致患者严重的睡眠障碍。

3. 鼾症

鼾症是指呼吸时气流冲击使腭垂咽部组织震动发出的声音，扁桃体肿大，舌部过大，上呼吸道肌肉组织松弛，头颈部（重点是咽喉部和鼻腔、下颌部）脂肪压迫呼吸道等均可引起打鼾，呼吸暂停低通气指数＜ 5 次 / 小时。

4. 上气道阻力综合征

上气道阻力综合征是近年来才提出的又一睡眠呼吸紊乱性疾患，有人认为它属于睡眠呼吸暂停综合征病理变化的早期阶段，患者的呼吸功能尚能代偿，因而不出现呼吸暂停及明显的血氧饱和度降低。

四、临床治疗

（一）提高临床疗效的因素

对于所有的高血压患者，临床医师应该考虑患者是否合并有阻塞性睡眠呼吸暂停综合征，尤其患者有以下情况应警惕或注意：①肥胖。②睡眠过程中打鼾，白天嗜睡明显，晨起头疼、口干。③顽固性高血压或隐匿性高血压，晨起高血压或血压节律异常。④夜间反复发作难以控制的心绞痛。⑤夜间难以纠正的心律失常。⑥顽固性充血性心力衰竭。⑦顽固性难治性糖尿病及胰岛素抵抗。⑧不明原因的肺动脉高压。⑨不明原因的以夜间憋醒或以夜间发作为主要表现的疾病。

（二）辨病治疗

包括针对 OSAHS 的治疗和针对高血压的治疗。

（1）针对 OSAHS 的治疗　近年来，西医越来越重视或强调对 OSAHS 的早期诊断与早期治疗，以防止其进一步发展，导致对身体其他器官或功能产生不可逆性损害。由于 OSAHS 属于综合征，因此一些知名专家强调，在早期诊疗方面，应结合儿童患者、上呼吸道通畅受阻患者以及轻度OSAHS患者的临床特点，认真分析研究诊断依据，及时采取各种措施，进行早期有效的干预治疗；对于病程较长、病变较重者，由于OSAHS可进一步引起多系统、多器官的渐进性损害，因此应当进行多学科的密切合作，客观准确地评估局部和全身的伴发疾病，并建立综合诊治体系。主要治疗方法：

①病因治疗：纠正引起OSAHS或使之加重的基础疾病，如应用甲状腺素治疗甲状腺功能减退等。

②改变生活方式：是OSAHS相关性高血压治疗的基础，一般包括减肥、戒烟、戒酒、避免过度劳累、慎用镇静剂等。

③手术治疗：主要目的是消除引起上呼吸道通畅受阻的病变，其中包括局部解剖结构异常、上呼吸道软组织病理性改变（鼻甲肥大）、腺样体肥大、软腭肥厚松弛、咽侧壁塌陷、舌扁桃体肥大、腭扁桃体肥大。西医对上述病变，主要采取有针对性的不同的手术方法与不同的手术方式进行治疗，近期疗效确切。

④持续正压通气治疗和双正压通气治疗（呼吸机治疗）：是目前最有效的治疗OSAHS的方法之一，应用简便，无明显并发症，适用于重度、有其他并发症或无明显上气道狭窄的OSAHS患者。在围手术期治疗，可降低手术的危险性。对于腭咽成形手术失败或复发的患者，也可以考虑长期使用或作为补救措施。

⑤口腔矫治器治疗。

（2）降压治疗　目前尚无证据证明有任何特殊的抗高血压药物能够直接减轻睡眠呼吸暂停的严重程度，降压药物疗效目前还存在争议。可选用的降压药物，首先推荐使用血管紧张素转换酶抑制剂类降压药物，其次钙通道阻滞剂有一定的治疗作用。不宜选用的降压药物包括β受体拮抗剂；中枢性降压药物，如可乐定、利血平等，此类降压药物可加重睡眠呼吸紊乱，具有镇静作用。

（三）辨证治疗

1.辨证论治

（1）肺脾气虚，气道塌陷型

治法：健脾益气，开窍醒神。

方药：补中益气汤加减。党参10g，黄芪30g，白术15g，甘草6g，当归10g，升麻6g，柴胡6g.

加减：若夹痰湿，可加茯苓15g，薏苡仁30g，苍术10g健脾利湿助运，加半夏10g燥湿化痰；若兼血虚，可加熟地20g，白芍15g，枸杞子10g，桂圆肉10g以加强养血之力；若记忆力差，精神不集中，可加益智仁10g，芡实10g；若嗜睡可加石菖蒲10g，郁金10g以开窍醒脑。

（2）痰瘀互结，气道阻塞型

治法：化痰散结，活血祛瘀。

方药：导痰汤合桃红四物汤加减。半夏10g，制南星10g，陈皮6g，枳实10g，桃仁10g，红花6g，当归30g，赤芍15，川芎10g，甘草3g。

加减：若舌苔黄腻，可加黄芩10g以清热；局部组织肥厚增生，可加僵蚕10g，浙贝母10g，蛤壳粉20g，海浮石20g等以加强化痰散结之功效；身困嗜睡者加石菖蒲10g，茯神15g。

在上述证型中，根据所伴随的慢性鼻炎、鼻窦炎、腺样体肥大、扁桃体肥大等病变，可适当配合芳香通窍、化痰散结之类的药物。

2.外治疗法

（1）滴鼻法　用增加上气道开放的药物如滴鼻剂、鼻喷雾血管收缩剂减轻鼻塞及吸氧时咽部负压，减轻阻塞症状。主要针对慢性鼻炎、慢性鼻窦炎。

（2）电针疗法　运用喉三针电针治疗，

主穴：廉泉、旁廉泉。操作方法：患者取仰卧位，穴位常规消毒，以1.5寸28号毫针快速刺入廉泉和旁廉穴，针尖稍微向上、向舌根方向斜刺，咽喉部若有麻、胀感即停止进针，进针深度约1寸。接电针仪，电流强度以患者能耐受为度，每次留针20～30分钟，每日1次。

（3）刺血疗法　①器械：长柄三棱针。②步骤方法：患者取坐位，头部放在有靠背的椅子上，张口，医生面对患者，左手持压舌板压住舌体，充分暴露扁桃体，不使用麻醉药物。右手持长柄三棱针，在一侧扁桃体上做雀啄样动作，针刺深度3~5mm，每侧3~5下，致其少量出血（约2~5ml，口水量不算其内）。同法做对侧扁桃体。2次/周，10次为1疗程，治疗1个疗程。

（4）针灸治疗　取安眠、四神聪、神门、足三里、三阴交、照海穴。留针30分钟，每日1次，10天为1个疗程。

（四）医家诊疗经验

金东明教授治以清热利湿祛瘀，方药奥妙为活用二草（车前草、益母草，金东明教授经验习称），疗效理想。

国医大师王琦教授认为打鼾与痰湿体质关系最为密切，病理因素主要为痰浊阻滞或痰瘀互结，直接病位为咽喉，其主导病机为痰湿体质，浊邪阻滞咽喉，肺气不利。

五、预后转归

50%~60%的睡眠呼吸紊乱患者有高血压，睡眠呼吸紊乱是高血压的独立危险因素，根据美国Wisconsin Sleep Cohort Study对709人4年的随访，睡眠呼吸紊乱可以预测高血压的发生，高血压的发生率及增高程度与睡眠呼吸紊乱的严重度之间有着稳定的剂量关系。经过校正基线的年龄、性别、体重指数和颈围等参数之后，这种关系依然存在。通过手术或呼吸机治疗与口腔矫治器治疗能够迅速解除阻塞的临床症状，改善患者的睡眠呼吸紊乱指数，对阻塞性睡眠呼吸暂停相关性高血压患者的血压水平进一步降低，尤其是夜间收缩压和舒张压明显降低，但手术治疗后复发率较高。

六、预防与调护

阻塞性睡眠呼吸暂停综合征的预防首先是改变生活方式；改变生活方式是OSAHS相关性高血压治疗的基础，一般包括减肥、戒烟、戒酒、避免过度劳累、慎用镇静剂等。其次是病因治疗：纠正引起OSAHS或使之加重的基础疾病，其治疗后的复发，主要见于咽腔较狭窄且体形偏于肥胖的一类患者，其中常见于儿童腺样体肥大、成人软腭肥厚、软腭松弛引起者。复发的原因主要是再次出现咽腔狭窄。

儿童腺样体肥大术后再次复发腺样体增生，多见于在5岁以前进行的腺样体切除。而儿童期腺样体一般在6~7岁时最大，10岁后开始萎缩。如果5岁以前切除了腺样体，在此后的1~2年内仍然有可能再次出现增生而复发打鼾。

引起软腭肥厚、软腭松弛的主要原因是体质肥胖，中医学认为属于气虚，或气虚痰凝。手术虽然暂时缓解了气道不通畅，但并没有对导致软腭肥厚、软腭松弛的身体状态进行有效的治疗，因此，如果不注意手术后调理体质，如坚持适当减肥或中药调理，就有可能再次出现软腭肥厚、软腭松弛而导致复发。

因此，为了预防复发，建议手术治疗后一是坚持适当减肥，二是坚持锻炼身体，三是适当配合经常性地服中药调理与保健。

七、专方选要

1. 六君子合消瘰丸

组成：主方用六君子合消瘰丸加减。党参 10~15g，白术 6~12g，法半夏 6~15g，茯苓 10~15g，炙甘草 3~9g，陈皮 6~10g，玄参 10~15g，牡蛎 10~20g，浙贝母 10~20g。（注：小数值为儿童剂量）

治则：健脾化痰，散结利咽。

加减：睡眠不宁，加酸枣仁 10~20g；纳差加神曲、麦芽，或山楂、鸡内金之类；鼻塞加白芷、石菖蒲各 6~10g；舌质淡，脉弱，加黄芪 10~30g，当归 6~10g；肢凉、脉沉，加巴戟天 6~15g；舌尖红，苔黄，加栀子、木通之类；病程较久的成年患者，酌加三棱、莪术。

2. 醒神汤

处方：陈皮 10g，茯苓 10g，法半夏 10g，生甘草 6g，远志 10g，石菖蒲 12g，郁金 10g，杏仁 10g，桔梗 10g，枳实 10g。

加减：伴有鼻塞流涕，语声重浊者，加苍耳子 10g，辛夷 10g 以宣通鼻窍；伴有口苦口臭、苔黄、脉数者，加竹茹 10g，黄芩 10g，生石膏 20g（打碎先煎）以清泄郁热；食后即困倦欲寐、多食则腹胀便溏者，加苍术 10g，白术 10g，佩兰 10g，厚朴 10g 以加强健脾化湿之功；伴有高血压、冠心病、心律失常等并发症者，加桃仁 10g，红花 6g，丹参 15g 以活血化瘀通络。

操作方法：上药水煎服，日 1 剂，取汁 300ml，分 2 次服。15 天为 1 个疗程。

适应证：夜间打鼾，鼾声如雷，时断时续，反复出现呼吸暂停，甚至反复憋醒，或多梦，或尿频；白天怠惰身重，疲乏困倦，不分昼夜，时时欲睡，伴头昏头痛、健忘、体力不支、口干口黏或口苦或口臭，或泛泛欲吐、胸闷脘痞等；舌质淡红或暗，苔白腻或黄或厚，脉弦滑或数；存在不同程度肥胖、口咽部狭小、舌体肥厚及舌根后坠等表现。

注意事项：合并下颌畸形、下颌后置，非药物所能取效。

八、研究进展

（一）病因病机

鼾证或 OSAHS 的产生是由于过食肥甘或嗜酒无度，损伤脾胃，运化失司，聚湿生痰，痰浊结聚，加之脉络瘀阻，血运不畅，终致瘀血停聚，痰瘀互结气道，气流出入不利，冲击发声发为睡眠打鼾甚至呼吸暂停；或因素体脾气虚弱，土不生金致肺脾气虚，化源匮乏，咽部肌肉失去气血充养则痿软无力，致气道狭窄，气流出入受阻而发病。林琳等认为此病多因长期饮食不当或久病失治，以致脾、肾二脏功能失调，痰浊阻滞，气机不利，上蒙清窍，伤及神志。张元兵等认为"喉为肺之门户"，鼾症多由痰浊壅滞咽喉所致，痰湿内生是重要的发病因素，"脾为生痰之源，肺为贮痰之器"，肾的气化异常也是痰湿生成的重要原因，所以肺、脾、肾三脏的功能异常是发生鼾症的主要原因。王步青认为鼾症以痰湿和瘀血为主。王永红等认为早期以痰湿为主要表现，中期以痰瘀互结为主，后期是脏腑虚损和痰瘀互见。徐婷贞等总结鼾症的影响因素有先天禀赋异常、饮食不当、吸烟、外感六淫、体虚病后 5 种情况，并分为 8 个证型施治。付桂玲等指出，痰湿肥胖体质是引起该病发生的重要危险因素，中医认为"肥人多湿""肥人多痰""人多气虚"，脾胃运化水湿和精微的功能减退，不能化生精微反成水湿痰浊之邪，精微之气不能上承而致肺气虚弱，痰阻气机以致痰气互结，痰气久结而成痰热，气血运行不畅出现血瘀证候。

（二）分型证治

肖全成将鼾证分为风温热鼾证、内热外寒发鼾证、中阳虚鼾证3型；林琳等将本病分为湿盛、脾虚、阳虚3型；姚亮等把鼾证分为气虚、血虚、肾阴虚、肾阳虚、痰湿、痰热、血瘀7个证型；王永红根据中医理论，将鼾证分为脾虚痰湿、脾肾两虚、肝郁气滞、胃热湿阻4型；骆仙芳则将其分为5型：痰湿内阻、肺气壅滞型，痰浊壅塞、气滞血瘀型，肺脾肾亏、痰瘀交阻型，心肺两虚型，肺肾亏虚型。王明航等对于本病调查后认为痰气互结证、肺脾气虚证、气阴两虚证、痰热壅肺证、肺肾气虚证、腑实证、风热袭肺证、血瘀证等是临床常见证候。骆仙芳等依据分型，确立健脾化痰、顺气开窍治则，方用二陈汤化裁；理气化痰、活血开窍，方用涤痰汤合血府逐瘀汤加减；益肾健脾、祛瘀除痰，方用金水六君煎化裁；温心阳、益肺气、运神机，方用麻黄附子细辛汤合参脉散加减；益肺肾、开神窍，方用金匮肾气丸加味等。姚亮根据虚实两大型，制订相应的治法，实证以二陈汤为主加白术、郁金、石菖蒲、枳实等，若有痰热加黄芩、竹茹；虚证以金匮肾气丸加半夏为主治疗。

（三）外治疗法

陈弘用针刺治疗OSAHS患者8例，采用头皮针进行治疗，取头皮运动区、感觉区为穿刺点，每次留针20分钟，10天为1个疗程，连续治疗2个疗程后，5例患者平均发作次数从每周1~2次降为每月1~2次，另3例治疗2个疗程后，1年内未再发作。王光涛采用针灸治疗，主穴：中脘、气海、滑肉门、大横、梁丘。配穴：脾虚湿盛配足三里、阴陵泉、三阴交、公孙；胃热湿阻配合谷、曲池、丰隆、内庭；肝郁气滞配膻中、期门、阳陵泉、太冲；阴虚内热

配内关、足三里、三阴交、太溪。每天1次，10天为1个疗程，连续治疗2个疗程，疗程间隔5~7天，治疗后AHI值平均下降13.66次/小时、13.04次/小时、26.70次/小时，最低SaO_2值平均升高10.43%。

（四）评价与瞻望

对于阻塞性睡眠呼吸暂停综合征，一般而言，对于局部解剖结构异常引起的上呼吸道狭窄，一般应以手术治疗为主，中药往往不能解决问题；对于上呼吸道局部软组织病理性改变引起的打鼾，病变程度较轻者，一般应当以保守疗法为主，而病变重者，一般宜先行手术治疗，然后再结合减肥与中药内服等保守疗法。西医常用的呼吸机治疗与口腔矫治器治疗，具有缓解症状的明显效果，但难以解决根本问题，需要长期使用，或在围手术期使用。腺样体肥大、扁桃体肥大、舌根扁桃体肥大、软腭松弛、软腭肥厚、咽侧壁塌陷等固然是引起打鼾或OSAHS的直接因素，西医疗法有迅速解除阻塞的临床优势。但为何会出现腺样体肥大、扁桃体肥大、舌根扁桃体肥大、软腭松弛、软腭肥厚、咽侧壁塌陷，西医在治疗方面尚无更好的方法，因此，手术后仍有复发的可能。而中医疗法从整体病机着眼，虽然取效相对较慢，但在疗效上具有治本的效果，对于不愿意接受手术疗法的人群而言，仍然是一种值得接受的有效方法，可以避免手术之苦，也可以避免因手术不当，甚至因为手术适应证不当引起的某些并发症。

主要参考文献

[1] 江玲玲，方丽君，裴少芳，等. 阻塞性睡眠低通气综合征参与缺血性脑血管病变的机制研究进展[J]. 实用老年医学，2020，34（1）：86-88.

[2] 何权瀛，王莞尔. 阻塞性睡眠呼吸暂停

低通气综合征诊治指南（基层版）［J］. 中华全科医师杂志，2015，14（4）：398-405.

［3］李娟芝，余勤. 阻塞性睡眠呼吸暂停低通气综合征对肾脏损伤的研究进展［J］. 中国呼吸与危重监护杂志，2017，16（5）：521-524.

［4］冯炜，高峰，杨翼，等. 健脾化痰方联合行为干预治疗痰浊型阻塞性睡眠呼吸暂停低通气综合征的随机对照研究［J］. 中医耳鼻喉科学研究，2018，17（2）：7-11.

［5］颜敏，冯娟，蒋红丽，等. 中医药治疗阻塞性睡眠呼吸暂停综合征的系统评价［J］. 现代预防医学，2016，43（14）：2772-2677.

［6］孙宁玲，赵连友. 高血压诊治新进展［M］. 北京：中华医学电子音像出版社，2012.

［7］王清海. 高血压中西医结合研究与临床［M］. 北京：人民卫生出版社，2013.

［8］陆再英，钟南山. 内科学［M］. 北京：人民卫生出版社，2008.

［9］中华医学会呼吸病学分会睡眠呼吸疾病学组. 阻塞性睡眠呼吸暂停低通气综合征诊治指南（草案）［S］. 中华结核和呼吸杂志，2002，25（4）：195-198.

［10］徐婷贞，骆仙芳. 阻塞性睡眠呼吸暂停低通气综合征中医辨证分型的临床研究［J］. 中医药学刊，2006，24（8）：1475-1476.

［11］付桂玲，闫雪，刘艳骄，等. 睡眠呼吸暂停综合征与中医体质关系的初步研究［J］. 中国中医基础医学杂志，2006，12（12）：937-938.

［12］夏璿，陈继忠，邵国民，等. 中医痰湿体质与阻塞性睡眠呼吸暂停低通气综合征病变机制探要［J］. 中华中医药杂志，2006，21（8）：465-469.

［13］王明航，赵焕东. 睡眠呼吸暂停综合征中医征候分布规律及其影响因素［J］. 辽宁中医杂志，2006，33（1）:5.

［14］苗青，张旭丽，林佳扬，等. 80例睡眠呼吸暂停综合征患者中医证候分析［J］. 中医杂志，2008，49（11）：989-991.

第七章　老年高血压

老年高血压（elderly hypertension）是指以体循环动脉压升高，伴有心、脑、肾损害为主要年龄特征的全身性疾病。其诊断标准是在 60 岁以上、未服抗高血压药情况下，血压持续或非同日 3 次以上超过高血压的诊断标准（收缩压 ≥ 140mmHg 及或舒张压 ≥ 90mmHg），且伴有上述器官损害，排除假性或继发性高血压者称为老年高血压。

近年来随着社会的发展，人口老龄化逐渐成为人类发展的一个趋势，随之出现的是老年疾病发生率的增加，特别是老年高血压及其并发靶器官的损害，已经成为危害老年人健康的最重要疾病之一。高血压是我国老年人群常见病和多发病之一，是全球范围内重大的公共卫生问题。Keamey 等根据 1980 年以来的相关文献进行分析预测，到 2025 年，高血压患病率将由 2000 年的 26.4% 上升至 29.2%。流行病学资料研究表明，我国 60 岁以上老年人群中高血压患病率为 49.1%，患病人数呈持续增加趋势，部分城市老年人群患病率已大于 60%。我国老年高血压中约 55% 以上为单纯收缩期高血压（ISH），占我国 ISH 总数的 86%，而男性 ISH 仅为女性的 67%。在 60~70 岁 ISH 为单纯舒张期高血压（IDH）之 2.7 倍，在 70 岁后高达 11.9 倍，并为收缩舒张期高血压（SDH）之 1.8 倍。高血压也是老年人致死、致残的主要原因之一，是心脑血管疾病发病的重要危险因素。若血压长期控制不理想，更易发生靶器官损害。冠心病患者中有 62.9%~93.6% 的人有高血压。高血压患者发生脑卒中比正常血压者高 6 倍，尤其是脑出血，每年有 150 万人因高血压引起脑卒中，由此致残者达 700

余万人。老年单纯收缩期高血压是高龄患者的灵敏危险预警，是危害老年人健康的主要心血管危险因素，降低老年单纯收缩期高血压使危险警报得以缓解，对预测脑、心血管、肾脏疾病显得尤为重要。

老年高血压具患病率高（36.5%~56%）（≥ 80 岁者可高达 70%）、致残率高、死亡率高和自我知晓率低、合理用药率低、有效控制率低的"三高三低"特征。长寿老人高血压患病率更可高达 68%~85.2%、单纯收缩期高血压比例大（54.9%~78.3%）和血压波动度更大的特点。在我国仅 32.2% 的老年高血压患者接受治疗，控制率仅为 7.6%。对高血压人群进行健康教育及积极早期干预治疗势在必行。

一、病因病机

（一）西医学认识

老年高血压的病因和发病机制十分复杂，对其病因病机尚未完全明了，目前认为是遗传因素和环境因素共同作用引起的疾病，血压随年龄增高是多种因素作用的结果。

1. 大动脉粥样硬化及血管重建

近年研究发现，大动脉硬度是预测高血压患者、糖尿病患者、老年人发生心血管疾病的独立危险因素，其硬度增加是造成老年高血压患者血管顺应性及弹性降低的主要原因。老年人的动脉壁特别是主动脉壁发生许多病理改变，包括内膜和中层变厚，胶原、弹性蛋白、脂质和钙盐增加，中层弹性纤维丧失，内膜表层不规则，内膜下间隙的细胞浸润。这些病变导致大动脉僵硬、弹性减低，使舒张期顺应性下降。导致：

①收缩期大动脉扩张减弱，对血压升高的缓冲降低；而且大动脉弹性回缩加快，由原来主要发生在舒张期提前到主要发生在收缩期，使收缩压升高。②大动脉弹性回缩减弱和弹性回缩时间提前，使舒张压降低。另外，由于小动脉壁的透明样变性，动脉壁与腔径的比值升高，对血管活性物质的反应性增强，血管的阻力增大，引起血压升高。

2. 内皮细胞功能受损

血管管腔的内皮细胞，不仅是一种屏障结构，而且具有调节血管舒缩功能、血流稳定性和血管重建的重要作用。血压升高使血管壁剪切力和应力增加。去甲肾上腺素和 AT Ⅱ 等血管活性物质增多，均可明显损害血管内皮及其功能。内皮受损后细胞变性、增大，内皮细胞的间隙开放使血管通透性增加，血流中大分子物质如低密度脂蛋白（LDL）、胰岛素以及各种细胞因子可进入血管壁；一氧化氮（NO）与前列环素（PGI_2）释放减少，而具有潜力缩血管作用的内皮素（ET）与血栓素（TXA_2）释放增加，导致血管舒张减少和收缩增强。内皮受损后，可致血管收缩和舒张异常，血管张力增加，血小板聚集和吸附增强，促使血栓形成及动脉中膜平滑肌细胞增生。

3. 肾脏排钠能力减退

随着年龄增加，肾脏皮质逐渐变薄，有效肾单位减少，肾小球滤过率减低，肾曲小管的浓缩功能减退，故老年人尽管尿量未减甚至夜尿增多，肾脏的排钠能力反而减退，致水钠潴留，血压升高。

4. 受体功能亢进

老年人体内去甲肾上腺的灭活、清除能力减弱，致其血浆浓度升高，引起血管收缩增强。另一方面，血管平滑肌细胞上的 β 受体数目及敏感性下降，交感神经系统的 α 受体数目相对增多，造成 α 受体功能亢进，血管收缩性增强。

5. 血小板释放功能增强

血小板活化所致的释放功能增强是血栓形成的重要机制。研究证实，高血压时存在血小板活性增高。血小板释放功能随年龄的增长而增强，尤其在迅速通过有粥样硬化斑块的血管时，血流存在湍流和切应力等血流动力学改变，一方面使血小板膜与红细胞膜受损，另一方面可以损伤血管内皮细胞，两者可以引起血小板的黏附聚集，通过一系列的变化反应使血小板内钙离子、花生四烯酸释放，生成 TXA_2 增多、PGI_2 减少。血栓素有较强的血管收缩作用，使血管收缩、外周阻力增加，血压增高，并降低血小板环磷酸腺苷，促使血小板聚集，血栓形成。PGI_2 有扩血管和血小板抑制作用，两者平衡作用被破坏引起并促进血小板活化。因此，高血压患者存在着血小板的活性增高，血小板活化后释放出多种生物活性物质。这些因子又可进一步激活血小板，有的则作用于靶器官，导致疾病的发展。另外，血流速度减慢，纤维蛋白原的立体构型改变，均可使血液的黏滞度增大，进一步增强血管的阻力。这些共同造成了老年 ISH 的形成和发展。

6. 压力感受器功能减退与失衡

随着年龄的增长，位于主动脉弓与颈动脉窦的压力感受器的敏感性减退，影响对体循环的血压波动的缓冲能力，而位于肺循环的低压压力感受器功能正常，提示两种压力感受器之间的功能失衡是使血压升高的一种较重要的因素。

7. 胰岛素抵抗（IR）

IR 是指胰岛素作用的靶器官对胰岛素作用的敏感性下降，即正常剂量的胰岛素产生低于正常生物学效应的一种状态。目前认为，IR 不仅是 2 型糖尿病的发病基础，更是贯穿多种代谢相关疾病的主线，是联结它们的纽带，是这些疾病的共同病理生理基础。研究发现，高血压伴胰岛素抵抗是体脂、血脂等诸多因素共同参与的结果，总体脂增加、高 TG 是导致个体胰岛素抵抗指数升高的独立危险因素，尤以总体脂增多对其影响更为明显。

8. 瘦素（LP）

瘦素（LP）在 1994 年被首先发现，是由肥胖基因编码的一种由 167 个氨基酸组成的蛋白质，主要由白色脂肪组织产生，具有强亲水性，以单体形式存在于血浆中。研究表明，LP 在高血压发病机制中扮演重要角色：首先，LP 主要通过下丘脑 - 促黑皮素系统增强交感神经的活性而升高血压；其次，高 LP 血症还可继发于肥胖、胰岛素抵抗，它们联合作用可使血压升高；此外，单纯慢性高 LP 血症可引起血压升高。长期高血压可使左心室收缩期负荷增加，造成左心室肥厚（LVH），LVH 是高血压性心衰、冠心病及猝死的独立危险因。此外，LP 致胰岛素抵抗，导致高胰岛素血症，参与左心室肥厚的发生和发展。因此 LP 是参与高血压形成的一个重要因素。

9. 不良生活方式的影响

血压随年龄的升高可能反映了随年龄增长而来的生活方式的改变。研究表明，体育锻炼降低血压的作用独立于年龄和体重的减轻，在各年龄段，体重和血压相关，10kg 体重的差异，就伴随着 2/3mmHg 的血压的差异。盐摄入与高血压患病率之间呈线性相关，在控制了总热量后，摄入钠与收缩压、舒张压的相关系数分别达到 0.63 及 0.58。人群中平均每人每天摄入食盐增加 2g，则收缩压（SBP）和舒张压（DBP）分别升高 2.0mmHg 及 1.2mmHg。每日摄盐在 3g 以下地区的人群平均血压正常，血压也不随年龄增长而增加，此外钾、钙、镁都有可能是致病的重要因素。

10. 其他发病机制

有研究证实，原发性高血压患者细胞内 Na^+ 高而 Mg^+ 低，而高血压导致心脑血管病患者中细胞内高 Na^+、低 Mg^+ 尤为明显。另外，炎性细胞因子如 C 反应蛋白（CRP）、肿瘤坏死因子（TNF）、白介素（IL）、干扰素（IFN）等，在血管内皮细胞增殖调控中起重要作用，它们可能参与了高血压发生和发展的过程。心输出量（CO）改变的影响，CO 改变动脉血压水平主要依靠左心排血量和外周血管阻力的调节。另有研究发现，在中枢神经系统中，多巴胺可能参与系统血压的调节，在外周通过直接或间接调节肾动脉、肺动脉等外周阻力血管张力，促进肾钠排泄，调节醛固酮合成分泌，与心房肽、精氨酸血管加压素、血管紧张素、醛固酮等相互作用共同调节水、盐平衡，在血压调节中发挥重要作用。

（二）中医学认识

高血压是西医学的症状名词，在中医文献中没有"高血压"这个名称，也没有"血压"的概念。传统中医学理论中把"高血压"概念归属于"眩晕""头痛""肝风""肝火""中风"的范畴，"气血理论"与西医学"血压"的概念有着相似之处。气血一方面是作为人体生命活动的重要物质基础，即"气主煦之，血主濡之"的作用；另一方面，气血是以动态运动方式而存在，即"气行则血运，气虚则血滞"的功能。因此，气血运行的异常和障碍，是某些疾病的基本病理变化，血是在气的推动下循脉管而"环周不息"，所以"气为血之帅"；气则是依附于有形之血，血旺则气足，血虚则气弱，所以"血为气母"。当气血二者保持在一定的动态平衡，气血的运行则循常道而能保证人体脏腑组织的煦濡之需，称为"气血冲和"。若因各种内外因素影响，气血的动态平衡受到破坏，则可出现相应的病理变化。高血压的临床表现常为眩晕、头痛、颈部不适、心悸、失眠等，而以眩晕、头痛为主要证候。因老年人脏腑功能衰退，正气亏虚，以及既往存在诸种内伤杂病，如胸痹、消渴、中风等，故近代医家认为正气亏虚，阴阳失调，风、火、痰、瘀交阻为患，扰乱清空，是老年高血压的主要病因病机。

1. 正虚为本，邪实为标

老年人随着年龄增长，脏腑生理功能逐渐衰退，正气渐亏，阴阳失调。古代医家对衰老论述颇多。《素问·阴阳应象大论》："年四十而阴气自半也。"《灵枢·天年》："五十岁，肝气始衰，肝叶始薄，胆汁始减，目始不明；六十岁，心气始衰，苦忧悲，血气懈惰，故好卧；七十岁，脾气虚，皮肤枯；八十岁，肺气衰，魄离，故言善误；九十岁，肾气焦，四脏经脉空虚；百岁，五脏皆虚，神气皆去。"朱丹溪所著《格致余论·养老》："人生至六十、七十以后，精血俱耗。"可见，步入老年以后，脾、肾等脏腑功能逐渐减退，脾主运化，又为生痰之源，脾虚则不能运化水湿，停聚为痰，痰浊中阻；肾阴亏虚，阴阳失调，水不涵木；加之肝阳上亢，肝风内动，或肝郁化火，热极生风；久病则气虚血瘀、痰阻血瘀、气滞血瘀或阴亏血瘀导致脑络痹阻，脑失所养，最终引起高血压的发作，故老年高血压的主要病机为本虚标实，以脾、肾等脏腑亏虚为本，风、火、痰、瘀交阻为标。

（1）正虚为本　进入老年之后，脏腑功能衰退，正气渐亏，阴阳失调。故《灵枢·海论》云："髓海不足，则脑转耳鸣，胫酸眩冒"；《灵枢·口问》云："故邪之所在，皆为不足，上气不足，脑为之不满，耳为之苦鸣，头为之苦倾，目为之眩……"张景岳云："无虚不能作眩，当以治虚为主，而酌兼其标"；巢元方在《诸病源候论·目眩候》论曰："五脏六腑之精华，宗脉之所聚也。筋骨血气之精，与脉并为目系，系上属于脑，若脏腑虚，风邪乘虚随

目系入于脑，则令脑转而目系急，则目眴而眩也"；对于眩晕的认识，何梦瑶认为本自气血之虚，风火夹痰上攻致眩晕，且重视肾水的作用；清代医家汪文绮对于痰眩的认识颇具心得，认为虚痰主要在脾、肾，为痰之本；沈金鳌认为眩晕之"上虚"，当为肝虚，颇合经义。所以正虚是老年人发生眩晕的基础。

（2）风、火、痰、瘀交阻为标　风性善动，肝乃风木之脏，其性主升主动，若肝肾阴亏，水不涵木，肝阳上亢，肝风内动，上扰头目，发为眩晕；痰性黏滞，饮食不节，嗜酒肥甘，损伤脾胃或脾气本虚，健运失司，水湿内停，聚湿生痰，痰浊中阻，蒙蔽清窍，故发为眩晕；各种原因导致久病入络，形成瘀血，瘀血停留，阻滞经脉，气血不能上荣于头目，故眩晕时作；火性上炎，肝阳暴亢，肝火上炎，肝风内动，上扰头目，发为眩晕。《素问玄机原病式》："风气甚而头目眩运者，由风木旺，必是金衰不能制木，而木复生火，风火皆属阳，阳多为兼化，阳主乎动，两动相搏，则为之旋转。"《证治汇补》："以肝上连目系而应于风，故眩为肝风，然亦有因火、因痰、因虚、因暑、因湿者。"《医学从众录》："盖风者非外来之风，指厥阴风木而言，与少阳相火同居，厥阴气逆，则是风升火动……"；《丹溪心法》中指出无痰则不作眩，痰因火动；头痛多因痰与火；杨仁斋《直指方》："瘀滞不行，皆能眩晕"；虞抟提出"血瘀致眩"。可见或风，或痰，或瘀血，或火，或四者夹杂均为老年人发生眩晕的标实因素。

2. 肝、脾、肾三脏功能失调为主

高血压的病位在于脑窍，病机与肝、脾、肾三脏功能失调相关。肝乃风木之脏，其性主升主动，年半百而阴气自亏，肝肾阴亏，水不涵木，阳亢于上，上扰头目，发为眩晕，如《临证指南医案》华岫

云按："经云：诸风掉眩，皆属于肝，头为诸阳之首，耳、目、口、鼻皆系清空之窍，所患眩晕者，非外来之邪，乃肝胆之风阳上冒耳，甚则有昏厥跌仆之虞。"脾主运化，又为生痰之源，饮食失节、过度忧思使脾胃功能受损或脾气本虚，脾失健运，痰湿中阻，风阳夹痰，上扰清空，发为眩晕；痰湿郁久化热，湿热夹杂或气虚不能推动血液运行，导致气虚血瘀，或为清阳不升，或为血瘀气滞而发高血压。肾为阴阳之根本，或久病伤肾，或房劳过度，年老肾精亏乏，髓海不足，上下俱虚，发生眩晕；或肝肾阴亏，肝阳上亢，发为眩晕。如《灵枢·海论》说："脑为髓之海。""髓海不足，则脑转耳鸣，胫酸眩冒，目无所见，懈怠安卧。"《医学正传》言："大抵人肥白而作眩者，治宜清痰降火为先，而兼补气之药；人黑瘦而作眩者，治宜滋阴降火为要，而带抑肝之剂。"指出眩晕脾虚痰湿及肾阴亏虚之分。

二、临床表现

（一）辨病诊断

1. 临床表现

年龄在 60 岁及以上，持续或 3 次以上非同日坐位血压收缩压（SBP）≥ 140mmHg和（或）舒张压（DBP）≥ 90mmHg，可定义为老年高血压。若 SBP ≥ 140mmHg，舒张压 < 90mmHg，则定义为老年单纯收缩期高血压（ISH）。

2. 相关检查

血尿常规、肾功能、尿酸、血脂、血糖、电解质（尤其血钾）、心电图、胸部 X 线和眼底检查应作为老年高血压患者的常规检查。

（1）血常规 红细胞和血红蛋白一般无异常，但急进型高血压时可有 Coombs 试验阴性的微血管病性溶血性贫血，伴畸形红细胞，血红蛋白高者血液黏度增加，易有血栓形成并发症（包括脑梗死）和左心室肥大。

（2）尿常规 早期患者尿常规正常，肾浓缩功能受损时尿比重逐渐下降，可有少量尿蛋白、红细胞，偶见管型。随着肾病的进展，尿蛋白量增多，在良性肾硬化者，如 24 小时尿蛋白在 1g 以上时，提示预后差。红细胞和管型也可增多，管型主要是透明和颗粒者。

（3）肾功能 多采用血尿素氮和肌酐来估计肾功能。早期患者检查并无异常，肾实质受损到一定程度可开始升高。老年人肌酐 91.5mmol/L 时提示有肾损害。酚红排泄试验、尿素清除率、内生肌酐清除率等可低于正常。

（4）胸部 X 线 可见主动脉，尤其是升、弓部迂曲延长，其升、弓或降部可扩张。出现高血压性心脏病时有左心室增大，有左心衰竭时左心室增大更明显，全心衰竭时则可左右心室都增大，并有肺淤血征象。肺水肿时则见肺间明显充血，呈蝴蝶形模糊阴影。应常规行 X 线片检查，以便前后检查时比较。

（5）心电图 左心室肥厚时，心电图可显示左心室肥大或兼有劳损。心电图诊断左心室肥大的标准不尽相同，但其敏感性和特异性相差不大，假阴性为 68%~77%，假阳性为 4%~6%，可见心电图诊断左心室肥大的敏感性不是很高。由于左心室舒张期顺应性下降，左心房舒张期负荷增加，心电图可出现 P 波增宽、切凹、PV1 的终末电势负值增大等，上述表现甚至可出现在心电图发现左心室肥大之前。可有心律失常如室性早搏、心房颤动等。

（6）超声心动图 左心室肥厚早期，虽然心脏的整体功能，如心排血量、左心室射血分数仍属正常，但已有左心室收缩期和舒张期顺应性的减退，如心肌收缩最大速率（V_{max}）下降，等容舒张期延长、二尖瓣开放延迟等。在出现左心衰竭后，超声心动图检查可发现左心室、左心房心腔扩大，左心室壁收缩活动减弱。

（7）眼底检查　视网膜中心动脉压可增高，在病情发展的不同阶段可见下列眼底变化：

Ⅰ级：视网膜动脉痉挛。

Ⅱ级 A：视网膜动脉轻度硬化。

　　 B：视网膜动脉显著硬化。

Ⅲ级：Ⅱ级加视网膜病变（出血或渗出）。

Ⅳ级：Ⅲ级加视乳头水肿。

（8）其他检查　患者可伴有血清总胆固醇、甘油三酯、低密度脂蛋白胆固醇的增高和高密度脂蛋白胆固醇的降低，及载脂蛋白 A–Ⅰ的降低。亦常有血糖增高和高尿酸血症。部分患者血浆肾素活性、血管紧张素Ⅱ的水平升高。

（二）辨证诊断

老年高血压按照其早期临床表现当属于中医学"头痛""眩晕""肝阳""肝风"等范畴，随病程发展可归属于"心悸""胸痹""水肿"及"中风"等范畴。其主症为头晕目眩、头痛，次症为头如裹、面红目赤、口苦口干、耳鸣耳聋、汗出、腰膝酸软、肌肤或肢体麻木等。各证型的临床表现及辨证要点见下。

1. 肝火上炎型

临床证候：头胀痛，头晕，口苦，面红目赤，烦躁易怒，胁痛，少寐多梦，大便秘结，小便黄赤。舌红苔黄，脉象弦滑数。

辨证要点：头痛，头晕，口苦，烦躁易怒，大便秘结。舌红苔黄，脉象弦滑数。

2. 痰湿内盛型

临床证候：头晕目眩，或头重如蒙，肢体沉重，胸闷，恶心，或肌肤麻木不仁，

倦怠，多梦，纳呆，舌淡。苔白腻，脉弦滑。

辨证要点：头晕，或头重如蒙，胸闷，恶心，纳呆。舌淡，苔白腻，脉弦滑。

3. 肝阳上亢型

临床证候：头晕目眩，腰酸，耳鸣，咽干，五心烦热，面红升火，口渴欲饮，不寐多梦，小便热赤。舌红，苔少，脉弦数。

辨证要点：头晕，腰酸，耳鸣，五心烦热，不寐多梦。舌红，苔少，脉弦数。

4. 肝风内动型

临床证候：头晕作胀，不能转动俯仰，视物模糊，目赤，步履不稳，肢体麻木或抖动不已。舌质红，苔黄腻，舌体偏斜、颤动，脉弦滑数。或有烦躁不安等中风先兆。

辨证要点：头晕作胀，步履不稳，肢体麻木或抖动不已。舌质红，苔黄腻，脉弦滑数。或有烦躁不安等中风先兆。

5. 气阴两虚型

临床证候：眩晕时作，少气乏力，动则气短，自汗或盗汗，口干心烦，心悸失眠，纳呆，腹胀，便溏。舌淡，脉细。

辨证要点：眩晕，少气乏力，自汗或盗汗，口干心烦，心悸失眠。舌淡，脉细。

6. 心肾不交型

临床证候：眩晕，头痛，耳鸣，健忘，心烦不寐，心悸不安，腰酸，五心烦热，口干津少。舌红，脉细数。

辨证要点：眩晕，耳鸣，心烦不寐，心悸不安，口干津少。舌红，脉细数。

7. 瘀血内停型

临床证候：头痛日久，固定不移，头晕阵作，胸闷，时有心前区痛，手足麻木。舌紫，脉细涩、弦或紧。

辨证要点：头痛日久，固定不移，时有心前区痛，手足麻木，脉细涩。舌紫，脉弦或紧。

8. 阴阳两虚型

临床证候：头晕作胀，身凉畏寒，耳鸣，腰酸，小便清长，大便溏薄。舌淡带青，苔白而滑，脉沉细数。

辨证要点：头晕畏寒，耳鸣，腰酸，大便溏薄，苔白而滑。舌淡带青，脉沉细数。

三、鉴别诊断

（一）西医学鉴别诊断

1. 肾实质性高血压

肾实质性高血压包括急慢性肾小球肾炎、肾盂肾炎、多囊肾等。多有链球菌感染史或反复浮肿史，在血压升高之前尿常规已有明显改变（蛋白尿、血尿）和贫血，以肾小球滤过功能损害为主。原发性高血压有高血压的危险因素（烟酒、肥胖、超重等），很少出现明显的蛋白尿，早期以肾小管功能损害为主（夜尿增多等），肾脏超声、肾盂造影有助于诊断。

2. 肾血管性高血压

肾血管性高血压是一种常见的继发性高血压。各种病因引起的一侧或双侧肾动脉及其分支狭窄进展到一定的程度，即可引起肾血管性高血压，经介入或手术治疗后血压可恢复正常或改善。

3. 嗜铬细胞瘤

嗜铬细胞瘤起源于肾上腺髓质、交感神经节和体内其他部位嗜铬组织，肿瘤间歇或持续释放过多肾上腺素、去甲肾上腺素与多巴胺。临床表现变化多端，典型的发作表现为阵发性血压升高伴心动过速、头痛、出汗、面色苍白。在发作期间可测定血或尿儿茶酚胺或其代谢产物3-甲氧基-4-羟基苦杏仁酸（VMA），如有显著增高，提示嗜铬细胞瘤。超声、放射性核素、CT或可作定位诊断。

4. 原发性固酮增多症

本症是肾上腺皮质增生或肿瘤分泌过多醛固酮所致。临床上以长期高血压伴低血钾为征，亦有部分患者血钾正常。由于电解质代谢障碍本症可有肌无力、周期性瘫痪、烦渴、多尿等症状。血压大多为轻、中度升高，约1/3表现为顽固性高血压。实验室检查有低血钾、高血钠、代谢性碱中毒、血浆肾素活性降低、血浆和尿醛固酮增多。血浆醛固酮/血浆肾素活性比值增大有较高诊断敏感性和特异性。超声、放射性核素CT、MRI可确立病变性质和部位。选择性双侧肾上腺静脉血激素测定，对诊断确有困难者，有较高的诊断价值。

5. 皮质醇增多症

皮质醇增多症主要是由于促肾上腺皮质激素（ACTH）分泌过多导致肾上腺皮质增生或者肾上腺皮质腺瘤，引起糖皮质激素过多所致。80%患者有高血压，同时有向心性肥胖、满月脸，水牛背、皮肤紫纹、毛发增多、血糖增高等表现。24小时尿中17-羟和17-酮类固醇增多、地塞米松抑制试验和肾上腺皮质激素兴奋试验有助于诊断。颅内蝶鞍X线检查、肾上腺CT和放射性核素肾上腺扫描可确定病变部位。

6. 主动脉缩窄

主动脉缩窄多数为先天性，少数是多发性大动脉炎所致。临床表现为上臂血压增高，而下肢血压不高或降低。在肩胛间区、胸骨旁、腋部有侧支循环的动脉搏动和杂音，腹部听诊有血管杂音。胸部X线检查可见肋骨受侧支动脉侵蚀引起的切迹。主动脉造影可确定诊断。

7. 医源性高血压

医源性高血压常见于应用某些药物，如糖皮质激素、避孕药、非类固醇消炎镇痛药、甘草制剂等。有明确的用药史，停用相关药物后血压逐渐恢复正常，可以诊断。

（二）中医学鉴别诊断

1. 厥（真）头痛

真头痛为突发剧烈头痛，面白汗出，恶心呕吐，血压显著升高等，其症状较风眩严重而凶险。

2. 虚眩

虚眩的临床表现以眩晕、疲乏、脉弱等为主，血压不高反低。

3. 内耳眩晕

内耳眩晕多为突发剧烈眩晕，有恶心呕吐，耳鸣，水平性眼球震颤，血压多在正常范围。

四、临床治疗

（一）提高临床疗效的要素

1. 辨证论治，病证结合

老年高血压的病机以阴虚阳亢为主，辨证以头痛、眩晕为主，伴见阴阳偏盛偏衰、虚实夹杂的多种症状。同时老年人常兼夹多个脏器虚损或各种慢性疾病，多种证型往往相互转化，早期往往以肝阳上亢或痰湿内盛型为主。如果血压控制不理想，病情可不断演化。肝阳上亢，由于阳亢日久，暗耗阴液，导致肝肾阴虚；痰湿内壅，化热伤阴，亦可转化为肝肾阴虚；肝肾阴虚，引动肝风，可以转化为肝风内动；肝肾阴虚，久之阴损及阳，导致阴阳两虚；由于情志不畅，肝郁气滞，血行受阻而导致瘀血内停；瘀血停阻于内，又同肝肾阴虚、阴阳两虚、肝风内动等证型交互在一起，使病情错综复杂。因此采取病证结合，辨证论治，治本与治标相结合，兼顾风火痰瘀等表现，灵活应用滋补肝肾、阴阳同补以及平肝潜阳、宁心安神、祛痰化湿、活血化瘀等治法，随症化裁。

2. 标本缓急，灵活施治

对老年高血压患者辨标本主次，首先辨明阳亢与阴虚的标本虚实，再辨风火痰虚瘀的主次与兼夹。肝肾亏虚为病之本，阳亢为病之标，风火痰瘀为病之纲。治疗遵循急则治标、缓则治本的原则。实证以平肝息风，清火化痰为主；虚证给予滋补肝肾，有气血虚者给予补益气血；如果虚实夹杂者当区别标本主次，兼顾治疗。血压骤升则重用平肝潜阳，可在应用羚羊角粉的基础上，辅以重镇药物，以防止心、脑、肾等靶器官受到损害，待病情稳定后再辨证论治，给予宁心安神、祛痰化湿、活血化瘀等。

3. 异病同治，同病异治

"同病异治"是指同一病证，可因人、因时、因地的不同，或由于病情的发展、病型的各异、病机的变化，以及用药过程中正邪消长等差异，治疗时根据不同的情况，采取不同的治法；"异病同治"则是指不同的疾病，若促使发病的病机相同，可用同一种方法治疗。两者均为辨病与辨证相结合的治疗原则，体现了中医辨证论治的精神。老年高血压患者往往具有瘀血阻滞、经络不通的临床表现，且往往形体肥胖，容易形成水湿内停阻滞，根据"异病同治、同病异治"的理论，在平肝潜阳方中可加入活血化瘀药以及利水渗湿药，用于老年高血压的防治。

4. 中西药合理选择和应用

对于老年高血压，西医多着重于降压，以减轻心、脑、肾等靶器官的损害，延长寿命。中医则主要根据高血压所引起的症状、体征而辨证施治，以"阴平阳秘"为要，着重改善机体的全身状况，缓解症状，提高生活质量。二者结合，旨在创造一种降压与改善症状并举，近期疗效与远期疗效兼顾，最终逆转病理生理改变（包括靶器官损害）的高血压的诊治新模式。在临床上，应针对老年人高血压的临床特点，合理选择中西医治疗方法和药物。对老年高血压患者，首先要明确其高血压的分期、分级、有无并发症。有条件者应检查有关血液生化项目，如高血压四项、血糖、血脂、肝功能、肾功能，以及动脉硬化检测、血液流变等。血压检测要正确无误，要通过望、闻、问、切准确辨清患者的中医证型。根据以上资料，决定选用治疗方法，因为老年高血压患者自身的生理、病理特点，对抗高血压药物的敏感性增加而适应性降低，故治疗一定要仔细权衡考虑。剧烈降压或血压波动过大，极易造成重要器官如心、脑、肾供血不足，诱发心绞痛、脑血管意外、肾功能损害。同时，老年人药物代谢动力学参数改变，通常使用相同剂量的药物在老年人身上往往血浓度偏高，毒副作用发生率偏高。此外，老年人心肌收缩和窦房结功能减弱，亦应避免单独使用具有抑制心肌收缩力和影响心脏传导系统的降压药。对于高血压前期或初期，提倡采取健康生活方式，改变不利于心理和身体健康的行为和习惯，如戒烟，减轻体重，减少过多的酒精摄入，适当运动，减少盐的摄入，减少食物中饱和脂肪酸的含量和脂肪总量，多食水果蔬菜；减轻精神压力，调整心理等。另外，结合选用中医非药物治疗，如食疗、推拿、针灸、气功等，观察治疗降压效果。降压效果不明显者，再服用中成药治疗，如菊藤胶囊等。若患者血压控制不理想，血压波动较大，或临床表现较多者，则给予选用合适的西药，配合中药辨证施治，在西药降压治疗基础上，配合中药辨证施治，常常可明显改善患者自觉症状，提高生活质量，亦有可能减少西药降压药的剂量，从而降低不良反应的发生率。

（二）辨病治疗

1. 非药物治疗

老年高血压患者的治疗首先也应该从改变其生活方式入手，包括增加运动量、控制体重、调节饮食结构、戒烟和限酒等。饮食上要合理膳食，多食富含钙、钾、镁、铁的食物，限制钠盐摄入，减少脂肪摄入；加强体育锻炼，减轻体重，降低心率和心排出量，降低血压；保持健康积极的心态，避免情绪波动影响血压的控制。

2. 药物治疗

老年高血压使用药物降压治疗的原则：首先宜缓慢降压，避免血压下降太快或太低影响重要脏器的供血；其次要针对不同的发病机制联合用药；使用长效制剂，维持有效的血药浓度，降低血压变异性；综合考虑患者的其他疾病，合理用药。目前，用于治疗高血压的药物主要有6种：利尿剂、β受体拮抗剂、钙通道阻滞剂、血管紧张素转换酶抑制剂、血管紧张素Ⅱ受体拮抗剂和α受体拮抗剂，应根据患者疾病特点及各类药物的优缺点选择用药。

（1）利尿剂　老年高血压患者服用利尿剂后的降压作用明显，特别是噻嗪类利尿剂，降低收缩压比舒张压更显著，尤其适用于老年单纯收缩期高血压。国内外大规模的研究显示，其在降低血压的同时能显著减少各种心脑血管事件的发生率和死亡率，主要副作用是电解质紊乱，影响糖、脂、血尿酸代谢，由于利尿剂剂量对血压的影响较副作用要小，所以应从小剂量开始服用。

（2）β受体拮抗剂　β受体拮抗剂的降压机制目前主要归结为通过降低交感神经兴奋性、减弱血管收缩而起到降压作用。β受体拮抗剂常用于心肌梗死后，伴心绞痛及心功能不全的患者，主要副作用为疲乏、心动过缓，长期大剂量使用可引起糖脂代谢紊乱，不适用于有糖耐量异常、传导阻滞、哮喘、慢性阻塞性肺气肿、双下肢动脉硬化闭塞症的患者。由于其对糖脂代谢的影响，负性肌力作用以及会加重由于动脉硬化而引起的肢体动脉供血不足等，目前倡导选择性较强的β受体拮抗剂。治疗时应采用极低剂量起始缓慢增加或减少剂量的方法，而且要避免骤然停药，以防血压反跳发生"停药综合征"。

（3）钙通道阻滞剂　钙通道阻滞剂主要通过舒张血管平滑肌、抗动脉粥样硬化、抑制血管平滑肌增生等作用而起到良好的降压作用，不良反应及禁忌证相对较小，所以钙通道阻滞剂（二氢吡啶类）常作为老年高血压的首选药，而且降压作用有效，有些患者单用此药即能有效地控制血压。钙通道阻滞剂可以降低收缩压和舒张压，也可以逆转高血压引起的左心室肥大，但由于短效制剂血药浓度不稳定，致使血压波动性增大，可能使心肌梗死的危险性增加，高血压的死亡率上升，所以老年高血压患者应该选用长效制剂，减少血压的变异性，以达到平稳降压，减少心脑血管事件的发生。此外研究还表明，二氢吡啶类钙通道阻滞剂的严重不良反应较少，主要副作用为头痛、面部潮红、踝部浮肿，个别药物可增加心率。

（4）血管紧张素转换酶抑制剂　血管紧张素转换酶抑制剂是现在治疗高血压和心力衰竭的主要有效药物，可舒张动静脉，降低全身血管阻力，降低血压。因为其可以有效地降低肾小球压力，所以具有保护肾功能的作用，而且与钙通道阻滞剂联合使用，可以减轻钙通道阻滞剂引起的踝部水肿的不良反应。由于血管紧张素转换酶抑制剂作用平稳，可以增强胰岛素的敏感性，对糖、脂代谢影响小，更重要的是有抑制心室重构、抗心肌缺血、保护心肌和肾功能的作用，所以常用于老年高血压合并心衰、心肌梗死后合并心衰、糖尿病及糖尿病肾病或其他原因引起的肾脏疾病。此类药主要副作用是咳嗽、皮疹，少见味觉异常、肾功能恶化，罕见血管神经水肿。

（5）血管紧张素Ⅱ受体拮抗剂　血管紧张素Ⅱ受体拮抗剂在降压和减低靶器官损害等方面的作用与血管紧张素转换酶抑制剂相似，由于其不影响缓激肽的代谢，所以较少出现咳嗽等副作用，耐受性好。有研究显示，氯沙坦还兼有促尿酸排泄作用，副作用除了少有咳嗽外，其余与血管紧张素转换酶抑制剂相似。

（6）α受体拮抗剂　α受体拮抗剂对血脂代谢、哮喘患者的支气管功能和糖尿病的代谢均没有不良影响，但会出现严重的体位性低血压，特别是对压力调节功能减低的老年患者发生率更高，故需通过逐步调整剂量来减轻不良反应，一般不作为老年高血压治疗的首选药物或单独使用，但合并前列腺肥大者仍可考虑应用，如特拉唑嗪、多沙唑嗪等。

总之，老年高血压患者的治疗应综合考虑危险因素、高血压分级、靶器官损害、并发症、血压变异性以及降压药物的特点等诸多因素，遵循个体化治疗原则，采取疗效最佳、副作用最少的药物。

（三）辨证治疗

1. 辨证论治

（1）肝火上炎型

治法：清肝泻火。

方药：龙胆泻肝汤加味。龙胆草6g，柴胡12g，泽泻12g，车前子（包煎）9g，生地黄9g，当归3g，栀子9g，黄芩9g，甘草6g，生槐米30g，茺蔚子12g。

加减：失眠严重者，加夜交藤20g，炒枣仁15g。大便秘结者，加生大黄5g，或加柏子仁9g，瓜蒌仁15g；血压较高者，加羚羊角粉吞服，每日2次，每次0.3g。

（2）痰湿内盛型

治法：平肝化痰，和胃降浊。

方药：半夏白术天麻汤加味。半夏9g，白术12g，白蒺藜30g，钩藤15g（后下），天麻 15g，泽泻 12g，瓜蒌皮 30g，车前子 9g（包煎），菖蒲 12g，丹参 30g。

加减：如见烦热呕恶、胸闷气粗、舌质红、苔黄腻、脉弦滑数等痰郁化火证者，加天竺黄 12g，黄连 6g；身重麻木甚者，加制胆南星 9g，地龙 9g；纳差者加焦三仙各 30g。

（3）肝阳上亢型

治法：滋阴补肾，平肝潜阳。

方药：天麻钩藤饮加减。生地 30g，山茱萸 20g，知母 9g，白蒺藜 30g，钩藤 12g（后下），玄参 9g，北沙参 12g，夏枯草 30g，丹皮 12g，怀牛膝 20g，益母草 30g。

加减：血压较高者，加羚羊角粉分吞；大便秘结者，加大黄 6g；小便赤热，寐差者，加淡竹叶 9g。

（4）肝风内动型

治法：镇肝潜阳息风。

方药：镇肝熄风汤加减。水牛角 30g（先煎），生石决明 30g，生槐花 30g，生地 15g，生赭石 30g，天麻 15g，钩藤 12g（后下），益母草 30g，灵磁石 30g，地龙 30g。

加减：便秘者，加生大黄 6g。

（5）气阴两虚型

治法：益气养阴，佐以平肝潜阳。

方药：生脉饮加减。党参 15g，黄芪 30g，怀山药 20g，麦冬 12g，五味子 15g，北沙参 15g，丹参 30g，白蒺藜 30g。

加减：若心神不宁，心悸甚者，加枣仁 12g，远志 12g，茯神 20g，柏子仁 12g；大便溏薄者，加白术 15g，木香 12g；乏力气短明显者，重用黄芪。

（6）心肾不交型

治法：滋阴降火，宁心安神。

方药：黄连阿胶汤加减。黄连 6g，北沙参 15g，麦冬 12g，龟甲 12g，白芍 12g，生地 15g，山萸肉 12g，白蒺藜 30g，珍珠母 30g，灵磁石 30g。

加减：若惊悸不安，酌加珍珠母 30g，

煅龙骨 30g，生牡蛎 30g，石决明 30g；阴虚明显者加天冬 12g，鳖甲 12g。

（7）瘀血内停型

治法：活血化瘀，佐以潜镇肝阳。

方药：血府逐瘀汤加减。丹参 30g，生蒲黄 15g，当归 12g，泽兰 12g，益母草 30g，牛膝 12g，桔梗 9g，黄芪 15g，郁金 12g，车前子 12g（包煎），杜仲 15g，白蒺藜 30g。

加减：血压偏高者，加天麻 15g，钩藤 12g（后下）；气虚明显者，用黄芪 30g，怀山药 12g；阳虚明显者，加仙茅 30g，淫羊藿 30g；阴虚火旺明显者，加龟甲 12g，鳖甲 12g，地骨皮 12g。

（8）阴阳两虚型

治法：滋养肝阴，温补肾阳。

方药：用金匮肾气丸加减。当归 12g，生白芍 12g，枸杞子 20g，牛膝 30g，巴戟天 12g，知母 12g，黄柏 12g。

加减：若见阳痿、遗精，加覆盆子 15g，杜仲 12g；大便溏薄者，可加四神丸治疗。

2.外治疗法

中医外治法对治疗老年高血压具有方法简单、降压效果好、副反应少、疗效确切的优点，对改善临床症状，提高患者生存质量效果较好。多联合运用中药穴位敷贴加穴位针灸按摩治疗，根据中医辨证论治理论，穴位选择多取多气多血之大肠经、胃经，以泻人体有余之气血，调和阴阳。

（1）毫针治疗

方法一：

选择内关、太冲穴。针刺双侧内关、太冲穴，进针得气后，留针 20 分钟。每周 3 次，连续治疗 4 周。

方法二：

针刺四神聪穴。用平补平泻手法，使患者有酸胀或麻木感即可。每分钟捻转 200 次左右，每捻转 2~3 分钟，留针 5~10 分钟。

每次治疗 20~30 分钟，10 次为 1 个疗程。

（2）耳穴压豆法

方一：降压沟、肾上腺、交感、皮质下、内分泌、神门、肾等。

方二：耳尖、降压沟、下脚端。

方三：降压沟、降压点、肾上腺、皮质下、心、肝、肾、神门。

用胶布裁成 3mm×3mm 大小的方块，每块粘上 1 粒王不留行籽，贴压于穴位对应处。隔日换 1 次，嘱患者每日自行按压耳贴数次。10 次为 1 个疗程。

（3）穴位贴敷法

方一：附子、川芎、三棱。以醋或白酒调敷内关、风池、三阴交、涌泉。

方二：痰湿内盛型选芥子、半夏、莱菔子、白术、牡蛎；气阴两虚型选党参、丹参、川芎、黄芪、当归；肝阳上亢型选天麻、菊花、牛膝、水蛭、磁石。以醋调成药膏贴敷于神阙、涌泉。

方三：吴茱萸、川芎、夏枯草。以醋调成糊状，贴敷于相应穴位处。取穴以涌泉为主，肝阳上亢型加肝俞，瘀血内停型加太冲。

（4）足浴法　足部是三阴经之起点，又是三阳经的终点，足浴疗法能使中药的有效成分经皮肤、汗腺、毛囊吸收，渗透至体内，通过经络与穴位，改善动脉血管壁弹性，解除细小动脉痉挛，使血管扩张、外周阻力下降，进而降低血压。足浴药物以夏枯草、钩藤、丹参为主，肝阳上亢者加桑叶、菊花；阴阳两虚者加桑寄生、肉桂；痰湿内盛者加薏苡仁、苍术。

3. 成药应用

（1）牛黄降压丸

药物组成：牛黄、羚羊角、珍珠、冰片、郁金、黄芪、白芍、水牛角粉、雄黄、草决明、党参等。

功能主治：清心化痰，镇静降压。主要用于治疗阴虚阳亢型高血压所引起的眩晕、心烦易怒、心悸失眠等症。

用法：小蜜丸 20~40 丸 / 次，2 次 / 日，口服；大蜜丸 1~2 丸 / 次，1 次 / 日，口服。

使用注意：腹泻者忌服。

（2）六味地黄丸

药物组成：熟地黄、山茱萸、山药、茯苓、牡丹皮、泽泻。

功能主治：滋补肝肾。对于改善肝肾阴虚型的高血压患者症状有一定疗效。

用法：水蜜丸每次 6g，大蜜丸每次 6g，2 次 / 日，口服。

（3）松龄血脉康胶囊

药物组成：葛根、珍珠层粉等。

功能主治：平肝潜阳，镇心安神。

用法：每次 3 粒，每日 3 次，口服。4 周为 1 个疗程。

（4）清脑降压胶囊

药物组成：黄芩、磁石、地黄、钩藤、珍珠母、夏枯草、牛膝、丹参、决明子、槐米、当归、水蛭、地龙。

功能主治：平肝潜阳，清脑降压。适用于肝阳上亢、头昏头晕、失眠健忘的高血压患者。

用法：每次 4~6 片，每日 3 次，口服。

使用注意：孕妇忌用。

（5）天麻钩藤颗粒

药物组成：天麻、钩藤、石决明、栀子、黄芩、牛膝、丹参、决明子、槐米、当归、水蛭、地龙。

功能主治：平肝息风，清热安神。用于肝阳上亢型高血压引起的头痛、眩晕、耳鸣、眼花、震颤、失眠。

用法：每次 10g（1 袋），每日 3 次，口服。

使用注意：舌绛无苔之阴虚动风证不宜服用。

（6）礞石滚痰丸

药物组成：煅青礞石、黄芩、大黄、沉香、朴硝。

功能主治：降火逐痰。用于高血压痰火壅盛者。

用法：每次 3g，每日 4 次，口服。

（7）复方羚羊降压片

药物组成：羚羊角、桑寄生、夏枯草、黄芩。

功能主治：平肝潜阳，清肝热，降血压。用于高血压引起的头晕目眩、烦躁失眠等。

用法：每次 4 片，每日 3 次，口服。

（四）新疗法选粹

1. 定眩止痛贴（陕西中医药大学附属医院研制）

处方：天麻 10g，钩藤 12g，石决明 10g，牛膝 8g，麦冬 9g，五味子 12g，生龙骨 12g，生牡蛎 10g，炒酸枣仁 10g，玉竹 8g，川芎 12g，蔓荆子 10g，菊花 8g，冰片 6g，薄荷脑 6g。每贴规格为 6.5cm×10cm，8 贴 / 盒，为橡胶膏药。

操作方法：于夜间贴敷神阙穴、双侧涌泉穴，次日晨起摘除，每日更换敷贴 1 次，连续使用 42 天。

适应证：老年高血压之阴虚火旺型。主症：眩晕、头痛、腰酸膝软、五心烦热。次症：心悸、急躁易怒、失眠、耳鸣、健忘。舌红少苔、脉弦细数。

2. 培补二天膏

处方：山萸肉 300g，菟丝子 100g，天麻 150g，川牛膝 150g，白术 300g，砂仁 50g，五味子 150g，酸枣仁 150g，太子参 150g，绿萼梅 100g，藏红花 1g，三七片 50g，姜半夏 150g，泽泻 150g，麦冬 150g，黄连 60g。

操作方法：上药先浸泡 24 小时，煎取 3 次，将 3 次煎液混合后浓缩至 200ml 左右，加入预先烊化的阿胶 300g，龟甲胶 200g，最后加入饴糖等炼制收膏。

适应证：肝肾阴虚型老年高血压。

注意事项：用瓷罐或玻璃器皿收储备用。夏季放冰箱内存放。每次 10g，每日 3 次，用温开水冲服。

（五）医家诊疗经验

岳美中认为，老年高血压舒张压较难控制，此类患者以气虚者居多，其中可有肾气虚与中气虚之不同。用苦寒泻肝或二仙汤之类不起作用，用大量黄芪有时可有一定作用。一般用 50g 以上，配陈皮 10g 以防滞涩。

邓铁涛认为，老年高血压降压治疗要合理，要重视证候改善的变化，对肝阳过亢者，用药宜潜降平肝，不宜苦寒伐肝；对肝肾阴虚者，宜滋养肝肾，但勿滋腻碍脾；对阴阳两虚者，更需育阴助阳，阴阳并治；兼痰瘀者宜加活血祛瘀之品以畅运血行，化痰开窍之品以除痰泄浊。处方用药尽可能做到降不伤气，燥不伤肝，滋不碍脾，以达到阴阳平衡为目的。

陈可冀根据高血压发病的不同病因及不同年龄阶段，总结了独具特色的辨证规律和证治特点。针对老年期高血压，认为老年人存在脾虚、肾虚，实证主要表现为痰浊、血瘀。临床上老年高血压患者以肝肾亏虚、阳亢、血瘀最为多见，常以补肾为主的复方进行治疗。凡辨证属于肝肾阴虚、肝阳上亢者，采用自拟经验方清眩降压汤治疗。方用苦丁茶 30g，天麻 30g，钩藤（后下）30~60g，夜交藤 30g，鲜生地 30g，桑叶 15g，菊花 15g，每日 1 剂，水煎，分 2 次口服。

卢永兵将老年高血压分八法辨治：①清肝泻火法：用龙胆泻肝汤去当归，酌加羚羊角、大黄、石膏治之。②平肝潜阳法：用天麻钩藤汤酌加生地、羚羊角、葛根、白芍。③燥湿化痰法：用半夏白术天麻汤酌加葛根、泽泻。④滋肾柔肝法：用六味地黄汤合一贯煎酌加白芍、天冬、牡蛎治之。⑤滋肾养心法：用天王补心丹酌加女贞子、五味子之类。⑥益气活血法：用补阳还五汤酌加田七、益母草、水蛭治之。⑦育阴助阳法：用二仙汤酌加熟地、山萸肉等药。⑧温肾健脾法：用黄芪散酌加山萸肉、淫羊藿、补骨脂治之。

魏品康认为痰浊是现代人患高血压的主要原因，且贯穿于高血压的全过程，采用化痰健脾、燥湿和中、清热化痰、平肝潜阳、健脾化痰、调补肝肾、理气活血、化痰通络等法，以半夏白术天麻汤为基础方进行加减，每获良效。

曹玉山治疗老年高血压，重视发病条件与诱因，临证首别阴阳，细审气机之变，详查水湿痰瘀，析究标实腑气，关注四时节气；治疗以调和五脏为旨，重视气机升降，用药动静相宜，除浊邪化痰瘀，畅腑气降胃气，视寒温而定法度。

张崇泉认为老年高血压的病机为本虚标实，阴虚阳亢，夹风火痰瘀，临床辨证为肝火亢盛型、阴虚阳亢型、肝阳化风型、痰湿肝风型、气阴两虚型和瘀血阻络型，分别采用自拟夏栀泻肝汤、天麻钩藤饮、羚角钩藤汤、半夏白术天麻汤合二陈汤、黄芪地黄汤和血府逐瘀汤治疗，临床收效颇佳。

五、预后转归

老年高血压患者由于动脉压持续性升高，引发全身小动脉硬化，从而影响组织器官的血液供应，造成各种严重的后果。在各种并发症中，以心、脑、肾的损害最为显著。

1. 脑血管意外

脑血管意外亦称中风，病势凶猛，致残率、致死亡率极高，是急性脑血管病中最凶险的一种。高血压患者血压越高，中风的发生风险越高。高血压患者都有动脉硬化的病理改变，如脑动脉硬化到一定程

度时，再加上一时的激动或过度的兴奋，如愤怒、突然事故的发生、剧烈运动等，可使血压急骤升高，脑血管破裂出血，此时，患者可立即昏迷，倾跌于地。凡高血压患者在过度用力、愤怒、情绪激动的诱因下，出现头晕、头痛、恶心、麻木、乏力等症状，要高度怀疑中风的可能。

2. 肾动脉硬化和尿毒症

高血压合并肾衰竭者约占10%。高血压与肾病有着密切而复杂的关系，一方面，高血压会引起肾脏损害；另一方面肾脏损害又加重高血压。高血压与肾脏损害可相互影响，形成恶性循环。急骤发展的高血压可引起广泛的肾小动脉弥漫性病变，导致恶性肾小动脉硬化，从而迅速发展为尿毒症。

3. 高血压性心脏病

动脉压持续性升高，会增加心脏负担，形成代偿性左心室肥厚。高血压患者并发左心室肥厚时，即形成高血压性心脏病。该病最终导致心力衰竭。

4. 冠心病

血压变化可引起心肌供氧量和需氧量之间的平稳失调。高血压患者血压持续升高，左心室后负荷增强，心肌肌力增加，心肌耗氧随之增加，合并冠状动脉粥样硬化时，冠状动脉血流储备功能降低，心肌供氧减少，因此出现心绞痛、心肌梗死、心力衰竭等。

六、预防调护

（一）预防

不仅要降低高血压的患病率，更重要的是减少或延缓心、脑血管并发症的出现。高血压预防分为三级：一级预防即针对高血压高危人群，也针对普通人群，是在存在危险因素而尚未发生高血压时采取预防措施；二级预防是针对已诊断为高血压的

患者进行系统的、有计划的全面治疗，以防止病情加重或发生并发症，实质上就是动脉硬化、脑卒中、冠心病等的一级预防；三级预防是指对高血压危重患者的抢救，防止并发症的发生，减少死亡，同时也包括抢救成功后的康复治疗。显然，高血压病预防重点在一级预防和二级预防。除了临床治疗高血压患者外，高血压防治的另一个重要领域在社区，社区防治应采取政府领导部门、卫生主管部门和专业人员结合的形式，通过健康教育、卫生促进、疾病监测等工作，降低高血压的发生率和其他心血管危险因素。对于行动不便或有精神障碍的老年人，最好由社区医生负责监督药物治疗。

（二）调护

1. 生活规律

老年高血压患者应注意平时生活有规律，按时作息，每日晨起后，按时服用降压药后，再去户外活动1小时，可以进行做保健操、打太极拳、游泳、慢跑或快走等适当有效的有氧运动。每日保持大便通畅，养成按时排便的习惯。

2. 大度乐观，情绪稳定

老年高血压患者容易激动，情绪不稳，易发脾气，一旦生活中遇到一点小事，心里就放不下。情绪不稳定，血压就上升，自古以来"怒发冲冠，气绝身亡"的例子也很多。古人有"人有百病，皆生于气"之说。脑血管病变时，脑部血液循环降低、缺氧、脑水肿或血性脑脊液直接刺激下丘脑，使自主神经调节功能紊乱，引起高血压。此外，在情绪激动时，机体处于应急状态，体内肾上腺素、儿茶酚胺分泌增多使心率加快，血压升高，轻则可导致脑卒中，重则死亡，可见情绪对脑病的影响是很重要的。实践证明，凡事不要着急，遇事不怒，善待别人也善待自己，保持乐观

的心态，不断提高自己的修养。

3. 合理饮食

选用低盐、低脂、低糖、高纤维素、高维生素及富含微量营养素的食物。世界卫生组织（WHO）建议食盐摄入量应低于每天3g，其中包括钠盐、酱油、味精、咸菜等高钠食品，多吃新鲜蔬菜，少吃腌制食品；选用植物油，少吃含饱和脂肪酸的动物脂肪。避免摄入肥甘厚味、高盐、高胆固醇和甜食，选择低盐饮食，少吃动物内脏和油炸食品，多吃小米、玉米、荞麦等五谷杂粮以及富含钙、钾的瘦肉、牛奶、虾、豆制品等。同时还要多吃香蕉、西瓜、桃、菠萝、大枣、菠菜、芹菜、胡萝卜、竹笋、燕麦、黑木耳等水果和蔬菜，以上食品多有降低血胆固醇或抗凝作用，宜坚持饮用或食用。可适当饮用红葡萄酒，戒烟。

4. 控制体重

体重增加，则静脉回流血量增多，心排血量增加，从而使血压升高。因此必须控制体重，根据体重指数调节膳食及活动量。

5. 适当运动

虽然老年高血压患者不宜剧烈活动，但适当活动是不可少的。从健身防病的目的出发，1992年WHO提出了世界上最好的运动形式是步行。适度运动既可避免高血压患者精神紧张，又可以消耗其体内多余的热量，从而避免肥胖，防止血压升高。还可根据年龄、健康状况，做一些力所能及的户外运动，如走路、打太极拳等。冬季晨练应在日出后，外出前应服降压药并进食少量食物。随身备用急救药品，无人陪伴者应携带"联系卡"，写明姓名、年龄、住址、电话号码、联系人姓名、所患疾病、简易救治的方法。以便于他人紧急救治并通知亲属。

6. 注意休息，保证睡眠质量

老年高血压患者一定要保证充足的睡

眠时间，一旦休息不好，血压升高，会加重病情，甚至引起急性心功能不全而危及生命。高血压患者要保证每天精神放松，排除杂念，保持良好的心态，加强个人自身修养，晚餐进食量要少，睡前不要看刺激性节目。如入睡不好，可于当晚睡前服用 1~2 片安定片，以防睡眠不好诱发血压升高。老年高血压患者要避免长期熬夜、久坐打牌，洗澡水不要过热，不能长时间看电视，每日中午休息 20~30 分钟。居住环境应以安静、舒适、宽敞、明亮、温暖和空气清新为宜，最好远离机场、闹市和高速公路，避免噪音、强光刺激。

7. 应对气候，自我调节

每当春秋季节交替或遇天气变化，患者的血压就会随之升高，春秋季节病情变化明显，血压波动较大，这也是临床证实的规律。另外，在一年四季中，平时气候温差的变化，如大风天、阴雨天、寒热骤变，都能引起血压的变化。天气与自然界的变化是人体变化直接影响的因素，这种"天人相应"的观点也是符合大自然规律的。因此，心脑血管病患者要随季节气候的变化，随时调整作息与衣着。

七、专方选要

1. 降压胶囊

处方：川牛膝、怀牛膝、天麻、海藻、川芎、地龙。

适应证：阴虚阳亢型高血压患者。

使用分析：无论是否与西药联合应用，降压胶囊均表现出良好的降压疗效，能有效改善临床症状、提高脑血流速度、改善血液流变学指标及升高血浆心钠素水平。

2. 桑芪首乌方

处方：桑寄生 20g，黄芪 20g，制首乌 15g，生白芍 12g，炒杜仲 15g，当归 10g，川芎 6g，紫丹参 10g，天麻 10g，钩藤（后下）20g 等共 17 味，制备成膏方。

功效：滋养肝肾，调和阴阳，补益气血，活血化瘀。

使用分析：方中的主药能够通过影响环核苷酸起到调节血管舒张、提高机体免疫力、抑制血小板聚集等作用，从而发挥防治高血压与其所引起的心血管疾病及肾损害的临床作用。

八、研究进展

（一）病因病机

钱海凌认为，老年高血压的基本病机为上实下虚，其发病多由病因、体质、社会环境、生活方式等因素作用于人体，伤形损神，致阴阳不调，气血不和，留邪内生，经气不利。气机升降失常，肝风内动，瘀血、痰饮等留邪积滞内阻，变证百出。并认为：正气内虚，脏气不和，经气不利是老年高血压患者上盛下虚证之基本病因。元气不足，阴阳不交，气血不通是老年上盛下虚证的基本病机。

王长海认为，老年性高血压是以脏腑虚衰为本，加上邪实为患，形成本虚标实的证候特点，其病因病机可概括为风、火、痰、瘀、虚五个方面。"虚"主要是肝肾阴虚，"风"主要指肝阴不足，则肝阳上亢，"火"主要指肝火或相火，"瘀"指脉络瘀滞。

范平认为，就老年高血压而言，不完全遵循常规证候变化规律，其病机特点表现为阴阳俱损而阳气衰甚，血气不和，虚中夹瘀者并不少见。究其缘由是由老年人的生理病理特点决定的，也是病变发展过程的一个必然转归。人至老年，脏腑功能衰退，气血阴阳皆不足是其生理病理基础，而老年高血压则在此基础上，受情志、劳倦、饮食、感邪等因素的影响，致使血脉运行不畅，形成所谓"阴阳血气虚，脉不通"的因虚致实、虚中夹瘀的病变机制。

证之临床，老年高血压常见的头晕、头昏、头空痛、目眩、耳鸣、畏寒肢冷、面色㿠白、项背紧痛、神疲乏力、脉沉等症，均为阳衰气弱而致脏腑、肢体、头目耳窍失于温煦的表现。

近年来，血瘀在高血压发生发展中的作用逐渐为人们所关注。程志清认为老年高血压是综合因素作用下，人体阴阳平衡失调，尤其是肝肾阴阳失衡所致。肝肾亏虚为老年高血压之根本，阳亢痰瘀为老年高血压之标，而瘀血内停贯穿老年高血压的整个过程。

（二）辨证思路

戴霞对 60 岁以上高血压病患者主要证候和兼夹证候的类型及出现频率进行统计，结果显示，老年高血压主要证候的出现频率依次为肝肾阴虚＞肾气亏虚＞肝阳上亢＞痰湿壅盛＞瘀血阻络＞痰瘀互结＞肝火亢盛；兼夹证候依次为肝阳上亢＞痰湿壅盛＞瘀血阻络＞痰瘀互结＞肾阴亏虚。老年高血压以虚证为多，肾气亏虚证是老年高血压病临床常见证型，且多为 2 项或多项复合证型（52.6%），痰湿壅盛、瘀血阻络及痰瘀互结证常作为兼夹证出现。

索红亮研究中老年高血压患者群中发生多重危险因素的现状及其中医证候学特点，发现中老年高血压患者群的基础中医证候中最常见的是血瘀证，其次是痰湿证、阴虚证、气虚证等，年龄、危险度分层、血脂、高敏 C 反应蛋白与发生心血管事件密切相关，血瘀证、阴虚证、痰湿证患者更易发生心脑血管事件。

由于老年高血压患者并发症较多，且受高血压的分级、危险度分层等因素的影响，研究者采用的辨证分型的标准和方法不同，导致结论并不一致。

（三）治法探讨

1. 以平肝息风法为主治疗老年性高血压
顾雄华等自拟降气活血汤（天麻、钩藤、石决明、珍珠母、白蒺藜、白芍、葛根、川芎、益母草、赤芍、桃仁）平肝息风、活血化瘀，与非洛地平缓释片合用治疗单纯性收缩期高血压，取得较好降压疗效，并降低 24 小时收缩压负荷。

欧文用平肝健脾化浊为组方原则，方中用天麻、钩藤、珍珠母、川牛膝、法半夏、白术、茯苓、防己、泽泻、莱菔子、地龙、川芎，治疗老年高血压病证属肝阳上亢、脾虚痰浊型 42 例，有效地降低了患者总胆固醇及甘油三酯，且不良反应少。

赵文明等将 135 例老年单纯收缩期高血压患者随机分为 3 组，且将 3 组各按中医辨证分为阴虚阳亢和非阴虚阳亢 2 个亚组，联合组以平肝化痰、活血化瘀组方的降压胶囊联合尼莫地平治疗，中药组服降压胶囊，对照组以尼莫地平治疗，3 组治疗后收缩压均明显降低，但联合组的降压疗效优于另外两组，联合组和中药组对阴虚阳亢型症状积分、有效率均优于同组非阴虚阳亢型，且两组患者的生存质量积分值均明显提高。

张珊红等以平肝潜阳、活血利水法为组方原则自拟菊藤胶囊治疗老年高血压伴左心室肥厚 50 例，治疗 12 周后，患者 24 小时平均脉压、白昼及夜间平均脉压均下降，室间隔厚度、左室后壁厚度、左室重量指数明显降低，左室舒张功能明显改善，提示对左心室肥厚有逆转作用。

张珏等用天麻钩藤饮加水蛭、地龙与氯沙坦合用，对老年高血压早期肾损害患者进行干预性治疗。8 周后，治疗组在降低收缩压、舒张压、血尿素氮、肌酐、尿微量白蛋白、血浆内皮素、升高一氧化氮水平方面优于单用氯沙坦对照组。

2. 以补益肝肾法为主治疗老年性高血压

陆峰等观察了补肾和络方治疗老年 I、II 级单纯收缩期高血压肾虚证的疗效和安全性。补肾和络方由杜仲、桑寄生、女贞子、生黄芪、淫羊藿、黄精、泽泻、怀牛膝等组成，肾阴虚加熟地黄、枸杞子，肾阳虚加炮附子、肉苁蓉，用中药复方合用规范化抗高血压治疗方案，治疗 6 个月，起效平稳，作用持续，能改善 24 小时血压昼夜节律，缩小脉压差，耐受性和安全性均良好。

汪笋等以三子养阴汤补肝肾阴虚，与氨氯地平合用，起到了较好的降压、降糖、调脂作用。

3. 从痰论治老年性高血压

郑梅生等从痰论治老年性高血压，以夏枯草、汉防己、玉米须、莱菔子组方，制成玉夏稳压胶囊，治疗痰湿壅盛型老年性高血压，其降压显效率及证候总有效率均高于对照组。

4. 从瘀论治老年性高血压

余佳欣等用血塞通软胶囊与安博诺合用，治疗老年单纯收缩期高血压瘀血内阻型，较好地改善了临床症状，降低了血压，且能有效降低全血及血浆黏度。

黄美爱等用非洛地平缓释片加复方丹参滴丸治疗老年舒张期高血压，在降低血清总胆固醇、低密度脂蛋白胆固醇、改善血管内皮依赖性舒张功能指标值方面，均优于非洛地平缓释片对照组。

陈爱须等自拟红灯散瘀汤治疗老年高血压血瘀证 50 例，取得良好疗效，且能降低血液脂蛋白相关磷脂酶 Lp-PLA2，改善血流动力学指标。

5. 益气活血法治疗老年性高血压

段学忠等以益气活血通络为原则，制成益脉降压流浸膏治疗老年气虚血瘀型高血压，不仅具有良好的降压和改善症状的作用，还有良好的降低血浆肾上腺髓质素、内皮素、血管紧张素 II、降钙素基因相关肽水平，升高一氧化氮水平的作用。

杨宁等以益气活血、滋肾平肝为法组方，制成调压益心胶囊治疗老年收缩期高血压阴虚阳亢型和（或）气虚血瘀型患者，治疗 3 个月后，降压总有效率为 90%，对左心室肥厚均有逆转作用，还能明显改善左室舒张功能和血脂异常。

（四）中药研究

1. 单药研究

杜仲 杜仲味甘、性温，入肝、肾经，具有补肝肾、强筋骨、安胎、轻身耐老等功效。李亚平用杜仲醋浸液治疗老年高血压患者，临床症状改善总有效率为 84%。贺庆等通过动物实验发现杜仲生品与炮制品均有显著降压活性，同时杜仲炮制品还可显著减慢心率。

2. 复方研究

（1）滋阴补阳调压

药方组成：熟地 20g，山药 15g，枸杞 15g，山茱萸 15g，菟丝子 10g，牛膝 15g，杜仲 15g，附片 10g，肉桂粉 1.5g，鹿角胶 10g，龟甲胶 10g，川芎 10g，酸枣仁 15g，党参 15g，当归 10g。

疗效：周萍等研究发现滋阴补阳调压方联合氨氯地平治疗老年性高血压可充分发挥中西医结合治疗的优势，降压更为平稳，有助改善预后。

（2）老年降压丹

药物组成：当归 15g，制首乌 30g，白芍 30g，杜仲 15g，葛根 30g，天麻 15g，钩藤 30g，草决明 30g，地龙 15g，川芎 15g，丹参 30g，茯苓 30g，泽泻 10g，大黄 10g，黄柏 10g，山楂 30g，甘草 10g。上述方药，杜仲、地龙煎汁，其他药物磨粉，过 120 目筛，制丸。

疗效：本方既能补肝肾之虚，又能填髓海之不足，兼能补气活血，利湿通腑导滞，多管齐下，使气足血活，道路通畅，血可达到高巅之上，则"眩晕""头痛"之症消也。

（3）息风降压汤

药物组方：牡蛎30g，怀牛膝20g，生地黄20g，龙骨30g，赤芍15g，山药30g，天麻15g，菊花10g，代赭石10g，夜交藤10g，甘草6g。

疗效：丁博智研究发现息风降压汤在老年性高血压的治疗中效果显著，可在保证安全的基础上，提高治疗效果，对血压的控制以及不良反应的杜绝有明显促进作用。

（4）天麻钩藤饮　周林等研究加味天麻钩藤饮佐治老年阴虚阳亢高血压证的疗效，结果表明，加味天麻钩藤饮佐治老年高血压的疗效优于单纯使用马来酸依那普利片联合叶酸片，但关于天麻钩藤饮是否可以进一步改善高血压所致的血管硬化等并发症仍需以后进一步进行临床观察及研究。袁勇凡研究发现天麻钩藤汤能加强老年性高血压患者的血压控制效果，提高治疗有效率，且该方不良反应少，安全可靠，可在临床积极推广和应用。

（5）六味地黄丸　六味地黄丸不仅能够增强钙通道阻滞剂的降压作用，对老年性高血压患者取得满意的治疗效果，而且还能够明显改善血管内皮功能，降低患者的血清内皮素检测指标水平，增加血清一氧化碳的水平。六味地黄丸具备良好的靶器官保护功能，从不同程度上延缓或逆转了老年性高血压患者的肾损害，对老年性高血压患者具有多重性肾保护作用。

（6）血府逐瘀汤　刘锦成研究发现血府逐瘀汤可改善老年高血压患者全血、血浆黏度、血细胞比容、血沉、纤维蛋白原含量和体外血栓形成指标，降低血压、避免血栓形成、改善心血管功能。

（7）金匮肾气丸　刘旭东等以金匮肾气丸干预脾肾阳虚老年高血压患者，发现金匮肾气丸可在硝苯地平控释片基础上，提高降压效果。

（8）养血清脑颗粒　养血清脑颗粒为中药复方制剂，临床常用于治疗血虚肝旺证所致的头痛、眩晕、失眠等，也可用于高血压的治疗。刘芳等发现养血清脑颗粒在西药治疗基础上，可改善老年原发性高血压合并轻度血管性认知障碍患者的收缩压、简易智能精神状态检查量表（MMSE）总分及记忆力、注意力、计算力及即刻回忆力。

（9）清脑降压片　清脑降压片治疗肝阳上亢证，症见血压偏高、头晕头昏、失眠健忘。索志荣等在西药基础上加用清脑降压片治疗老年单纯收缩期高血压患者，发现清脑降压片治疗老年单纯收缩期高血压，在辅助降压的同时对舒张压的影响更小。

（五）评价及瞻望

老年高血压因其独有特点，已日益引起医药工作者的重视，近年来中西医在这一领域都取得了很大进展，大量循证医学的证据及现代科学技术和实验方法，为该病的防治提供了明确的指导原则和有力的理论依据；中医日臻完善的辨证施治，中药降压药物标本兼顾、综合治疗、安全有效而极少有毒副作用的特点，有着广阔的发展前景。老年高血压患者发病率高、控制率低、并发症多、药物耐受性差，中西医结合必然能够使老年高血压的研究达到更新、更高的水平。中医药辨证论治老年高血压患者能够有效降压，作用平稳，显著改善症状，从多层次、多靶点进行干预，具有相当的优势。

但是，目前中医药治疗老年性高血压的研究与临床尚存在一些问题，主要表现在：①作为高血压的重要亚型，无明确的老年高血压的中医证候特征分布规律，多数研究以自拟的证候进行研究，以致难以进行荟萃分析等进一步研究，而且对于同类型的研究，难以进行比较。②目前的中医药相关研究普遍存在样本量小、实施不规范等问题，缺乏论证强度高的大样本、多中心随机对照研究。③中药复方降压作用的机制尚不明确，缺乏多角度的深入研究。④非药物疗法在临床运用较少，有待推广。同时，中医药对于血压变异性的影响研究很少，尚不知从多靶点、整体调节血压的中医药疗法能够在多大程度上影响血压变异性，而对于血压变异性的证候特点研究亦是甚少，哪些证候的血压变异性大，进行针对性的治疗是否会减少血压变异性，是否能够获得降压之外的额外益处尚需进一步研究。

主要参考文献

[1] 贺庆，张萍，张横，等. 杜仲不同炮制品降压活性的比较研究 [J]. 药物分析杂志，2015，35（9）：1574-1577.

[2] 粟源，可燕，蒋嘉烨，等. 天麻钩藤饮对自发性高血压大鼠血管功能及肾脏蛋白表达的影响 [J]. 中国中西医结合杂志，2015，35（4）：481-487.

[3] 周林，姚丽莉. 加味天麻钩藤饮佐治H型高血压病阴虚阳亢证25例临床观察 [J]. 浙江中医杂志，2017，52（10）：723-724.

[4] 何燕铭，曹惠红，于志颖，等. 六味地黄汤早期干预对肥胖高血压大鼠的治疗作用及其机理研究 [J]. 辽宁中医杂志，2016，43（11）：2427-2430.

[5] 李志伟，赵晓阳，韩丽华. 血府逐瘀汤治疗瘀血阻络型高血压病50例临床疗

效观察 [J]. 中医临床研究，2015，7（25）：101-103.

[6] 刘旭东，付坚，封木忠，等. 金匮肾气丸联合硝苯地平控释片治疗老年脾肾阳虚型高血压的效果观察 [J]. 中国中药杂志，2015，40（24）：4908-4913.

[7] 王雪冰，李晓. 补中益气汤加味治疗高血压病Meta分析 [J]. 山西中医，2016，32（9）：46-48.

[8] 张金叶，周胜勇. 建瓴汤治疗肝阳上亢型高血压临床研究 [J]. 中华中医药学刊，2016，34（3）：548-550.

[9] 江宏，钱林超，吴胜艳，等. 五苓散对自发性高血压大鼠血压及肾素-血管紧张素-醛固酮系统的影响 [J]. 中国中医基础医学杂志，2016（10）：1319-1322.

[10] 张小聪. 中西药剂复方珍菊降压片治疗高血压临床分析 [J]. 当代医学，2015，21（29）：151-152.

[11] 孙朋波，刘光峰，刘慧慧. 中西药复方制剂珍菊降压片的利弊分析与应用探讨 [J]. 转化医学电子杂志，2015，2（8）：110-111.

[12] 任小娟，刘源源. 补肾和脉方联合替米沙坦片治疗老年高血压临床观察 [J]. 山西中医，2015，31（5）：20-26.

[13] 侯杰军，路亚娥，吕予，等. 定眩止痛贴治疗阴虚火旺型老年原发性高血压100例 [J]. 环球中医药，2019，12（12）：1864-1867.

[14] 张晖. 培补二天膏溯源及其对老年自发性高血压大鼠降压及血管保护研究 [D]. 南京：南京中医药大学，2019.

第八章　妊娠高血压

妊娠20周后，孕妇发生高血压、蛋白尿及水肿称为妊娠高血压综合征（pregnancy-induced hypertension，PIH）。如果只是血压升高，而无蛋白尿出现，称为妊娠高血压。当病情进一步发展，血压高达160/110mmHg或更高，24小时内尿蛋白量达到或超过5g，可有不同程度的水肿，并有一系列症状出现，为重度妊娠高血压综合征。

妊娠高血压综合征是妊娠期的特有疾病，是引起全世界孕妇和胎儿死亡的主要原因之一，特别是先兆子痫和子痫，是严重威胁孕妇生命健康的疾病，尤其在发展中国家是一个重要的公共健康问题。据全国孕产妇死亡原因调查报道，威胁孕产妇生命安全的六大疾病，本病居第2位，仅次于产科出血。本病多发生于妊娠32周，发病越早病情越重，子痫是其最严重的阶段，易出现各种并发症，如脑出血、急性心衰、胎盘早剥及急性肾衰等，直接危及母子的生命。

中医古籍并无"妊娠高血压"的病名，根据其症状，可将其归入"子痫""子痉""子肿"等范畴。

一、病因病机

（一）西医学认识

妊娠高血压综合征的发病原因未能真正明确，迄今较公认的有免疫学说、子宫－胎盘缺血、肾素－血管紧张素－前列腺素系统平衡失调和弥散性血管内凝血等与发病的关系较为密切。

1. 子宫－胎盘缺血学说

本学说最早由Young（1918年）提出，认为临床上本病易发生于初孕妇、多胎妊娠、羊水过多，系由于子宫张力增高，影响子宫的血液供应，造成子宫－胎盘缺血、缺氧所致。此外，全身血液循环不能适应子宫－胎盘需要的情况下，如孕妇有严重贫血、肾性高血压、糖尿病等，亦易伴发本病。亦有学者认为子宫－胎盘缺血并非疾病的原因，而是血管痉挛的结果。

2. 神经内分泌学说

肾素－血管紧张素－前列腺素系统的平衡失调可能与本病的发生有一定关系。过去认为妊高征患者的血液循环内有大量肾素（renin），从而使血管紧张素Ⅱ（AⅡ）含量增加，AⅡ使血管收缩，血压升高，并促进醛固酮的分泌，从而增加肾小球回收钠离子。然而，近年来已证实妊高征患者血浆内肾素及AⅡ含量均较正常孕妇低，特别是重症患者的含量更低。因此，认为妊高征的发病可能与机体对AⅡ的敏感性增强有关。

前列腺素（PG）与妊高征发病有关，除已确认前列腺素E_2（PGE_2）具有拮抗AⅡ在血管壁肌纤维的作用而使血管扩张及前列腺素F_2A（PGF_2a）具有较强的血管收缩作用外。近年来又发现两种新的前列腺素类似物，即前列环素（PGI_2）及血栓素A_2（TXA_2）对妊高征的发病可能更具有重要意义，PGI_2具有抑制血小板凝集及增强血管扩张的作用；TXA_2则具有诱发血小板凝聚及增强血管收缩的作用。正常妊娠时，二者含量随妊娠进展而增加，但处于平衡。妊高征时，PGI_2量明显下降，而TXA_2量增高，从而使血管收缩、血压升高并可能引起凝血功能障碍。有资料表明，PGI_2的减少先于妊高征临床症状的发生，提示PGI_2

的减少可能参与妊高征的发生。

3. 免疫学说

妊娠被认为是成功的自然同种异体移植。正常妊娠的维持，有赖于胎母间免疫平衡的建立与稳定。从免疫学观点出发，认为妊高征病因是胎盘某些抗原物质免疫反应的变态反应，与移植免疫的观点很相似。从妊高征的免疫学研究发现，母体血浆的 IgG，补体价均低下，而夫妻间组织相容性抗原（HLA）不相容增高。这种 HLA 不相容可能与妊高征的发生有一定关系。有资料表明，妊高征患者 HLA 抗体的检出率明显高于正常妊娠。然而，不是每一例妊高征患者均能查出 HLA 抗体，甚至有重症患者检不出 HLA 抗体。因此，本病与免疫的关系仍未完全明确。

4. 慢性弥散性血管内凝血（DIC）学说

妊高征时，特别是重症患者有出血倾向，有各种凝血因子不同程度的减少及纤维蛋白原降解产物（FDP）明显增高，肾的病理检查发现肾小球血管内皮细胞及基底膜有前纤维蛋白沉着以及胎盘梗死等慢性 DIC 所致的改变。但 DIC 是本病病因还是结果，尚难判明。

5. 其他

近年对本病病因的研究又有新进展，如内皮素、钙、心钠素以及微量元素等，其中以血浆内皮素及缺钙与妊高征的关系较为瞩目。

（1）妊高征与血浆内皮素 内皮素（ET）是血管内皮细胞分泌的一种多肽激素，是强有力的血管收缩因子。ET 与 TXA_2 和血管内皮细胞舒张因子（EDRFs）与 PGI_2，正常时保持动态平衡，控制机体的血压与局部血流。妊高征时，患者体内调节血管收缩的 ET 和 TXA_2 增加，而调节血管舒张的 EDRFs 和 PGI_2 却减少，使血管收缩与舒张的调节处于失衡。

（2）缺钙与妊高征 近年认为妊高征的发生可能与缺钙有关。有资料表明，人类及动物缺钙均可引起血压升高。妊娠易引起母体缺钙，导致妊高征发生，而孕期补钙可使妊高征的发生率下降。因此，认为缺钙可能是发生妊高征的一个重要因素，其发生机制尚不清楚。此外，尿钙排泄量的检测可作为妊高征的预测试验。

（二）中医学认识

中医学中无妊娠期高血压疾病的概念，但早在东汉时期，已有对该病的记载，中医学家张仲景称之为"痉病"，并在《金匮要略》中提出治疗方法。此后，随着对妊娠期高血压病认识的不断加深，其治疗方法也在不断改进。后世对该病进行了深入的研究，提出了子晕、子眩、子肿、子痫的概念，对子痫的症状及严重性做了较具体的描述。《胎产心法·子痫论》中描述子痫发作时状况如同中风，但区别于中风，若不及早治疗，必定出现流产或死胎。《医学心悟》强调子痫发病急，进展快，必须尽快治疗，如果发病频繁，后果更为严重，胎儿不能存活，母亲的性命也难以保全。

妊娠晚期或临产前及新产后，突然发生眩晕倒仆，昏不知人，两目上视，牙关紧闭，四肢抽搐，全身强直，须臾醒，醒复发，甚至昏迷不醒者，称为"子痫"，又称"子冒""妊娠痫证"。根据发病时间不同，若发生在妊娠晚期或临产前，称产前子痫；若发生在新产后，称"产后子痫"。临床以产前子痫多见。《诸病源候论·妇人妊娠病诸候》记载："（妊娠）体虚受风，而伤太阳之经，停滞经络，后复遇寒湿相搏……又名曰风痉。"认为本病病机为本虚标实。

中医学认为该病病位以肾为主，兼及肝、脾。指出孕妇血压升高主要由于饮食不节、情志失调、劳逸过度、体质偏盛偏衰等，导致人体脏腑阴阳失衡，气血失调，气机升降失常，风火内生，痰瘀交阻，肝肾阴阳失调为病机的重点；而蛋白尿属于肾气不固的范畴，由于肝、脾、肾功能失调，不能升清降浊，封藏失职而成，妊娠期高血压患者出现蛋白尿则主要是由于脾气不足、肝肾亏虚、气血不足及固摄功能失职导致。水肿的发生涉及肾、脾，肾主水，调节全身的水液代谢，《素问·水热穴论》曰："肾者，胃之关也，关门不利，故聚水而从其类也，上溢于皮肤，故为胕肿。"《诸病源候论》曰："脾主肌肉，脾气虚则肌肉虚，水气流溢于肌，故令周身浮肿。""诸风掉眩，皆属于肝。"肝经失养则出现头晕、眼花、视物不清楚。本病涉及心肺时可出现胸闷、心慌、呼吸困难、口唇青紫等心衰症状。金代中医学家刘完素认为"肾水衰而心火旺，肝无所养"，明确指出了妊娠期高血压的发病原因。

总之，妊娠期高血压多由于孕妇体质虚弱，怀孕后调养不当，作息时间改变，过于劳累或情绪波动太大而诱发肝、脾、肾三大脏腑的功能失调。因此，中医学者从脾虚、肾虚、肝旺三方面对妊娠期高血压进行立论。若产妇素体肝肾不足或脾胃虚弱，因孕重虚，忿怒伤肝，肝郁化火，火盛动风，风助火威，风火相扇；或湿聚成痰，痰火交炽，蒙蔽清窍。妊娠晚期、临产时或产后，阴血聚下或阴血暴虚，阳失潜藏，五志化火，气血逆乱，筋脉失养，神不内守，而发筋脉痉挛、四肢抽痛、神志昏迷等症。如此多脏受累，因果相干，病情复杂，危及生命。

二、临床表现

（一）辨病诊断

1. 临床表现

妊娠 20 周后出现高血压、水肿、蛋白尿。轻者可无症状或轻度头晕，血压轻度升高，伴水肿或轻度蛋白尿；重者头痛、眼花、恶心、呕吐、持续性右上腹痛等，血压升高明显，蛋白尿增多，水肿明显，甚至昏迷、抽搐。

2. 相关检查

（1）血液检查　红细胞比容升高、血液黏稠度升高、全血黏度异常，处在高凝状态。

（2）肝肾功能　尿素氮（BUN）＞5.36mmol/L 为肾功能轻度受损害。肌酐 ＜ 88.4μmol/L。

（3）尿液检查　尿比重＞1.020 提示尿液浓缩；尿蛋白为（＋）～（＋＋＋），严重妊娠期高血压疾病患者应每两日或每日检查一次尿蛋白。

（4）眼底检查　妊高征时动静脉比例增大，可变为 1∶2、1∶3 或 1∶4，严重者可出现视网膜水肿，絮状渗出，散在出血点或火焰状出血。

（5）损伤性血流动力学监测　必要时监测中心静脉压。

（6）其他　B 超声检查观察胎儿生长发育，可及时发现胎儿生长受限（FGR），并可了解羊水量和胎盘成熟度。羊水量减少，如羊水指数（AFI）≤ 5cm，胎儿发育小于孕周，子宫动脉、脐动脉血流高阻，均提示胎儿缺氧，应积极处理。

胎心监护自孕 32 周后应每周行胎心监护，了解胎儿情况。若无激惹试验（NST）或缩宫素激惹试验（OCT）结果可疑者应于 3 天内重复试验。

对重度先兆子痫、子痫患者做心电图和脑电图检查，可及时发现心、脑异常。对可疑有颅内出血或脑栓塞者，应做 CT（或 MRI）检查以助于早期诊断。

（二）辨证诊断

中医将"妊娠高血压"归入"子痫""子痉""子肿"等范畴。本病多发于妊娠晚期或临产前及新产后，主症为眩晕、头痛、水肿，次症为倦怠乏力、五心烦热、恶心呕吐、小便不利、肌肤或肢体麻木等。重则突发眩晕倒仆，昏不知人，两目上视，牙关紧闭，四肢抽搐，全身强直，须臾醒，醒复发，甚至昏迷不醒。各证型的临床表现及辨证要点如下：

1. 脾虚湿盛型

临床证候：眩晕头痛，头重如裹，肢体水肿，食欲缺乏，恶心呕吐，神疲懒言，大便溏薄，小便不利。舌红苔腻，脉缓。

辨证要点：眩晕，头重如裹，恶心呕吐，大便溏薄。舌红苔腻，脉缓。

2. 脾肾阳虚型

临床证候：畏寒肢冷，倦怠乏力，头晕目眩，肢体水肿，面色㿠白，口淡不渴，小便清长或尿少、尿闭，大便溏薄。舌质淡白有齿痕，苔薄白或水滑，脉虚迟或沉弱。

辨证要点：畏寒肢冷，头晕目眩，肢体水肿，小便清长或尿少尿闭，大便溏薄。舌质淡白有齿痕，苔薄白或水滑，脉虚迟或沉弱。

3. 肝肾阴虚型

临床证候：头晕目眩，耳鸣如蝉，咽干口燥，五心烦热，失眠健忘，颧红唇赤，腰膝酸软。舌红绛少苔，脉细数。

辨证要点：头晕耳鸣，五心烦热，失眠健忘，腰膝酸软。舌红绛少苔，脉细数。

4. 肝风内动型

临床证候：抽搐，肢体麻木，甚至口噤，面部瘛疭，神志昏迷，大小便失禁，头痛如掣，眩晕欲仆，恶心呕吐，视物模糊。舌红绛，脉弦。

辨证要点：肢体麻木，甚至剧烈抽动，眩晕欲仆，视物模糊。舌红绛，脉弦。

5. 瘀血阻络型

临床证候：眩晕，头痛，痛如针刺，痛有定处，脸色暗淡无光，口唇眼眶紫暗，腹痛，腰痛，或伴阴道出血。舌质紫暗或有瘀斑，舌下络脉迂曲，脉弦涩或细涩。

辨证要点：头痛，痛有定处。舌质紫暗或有瘀斑，舌下络脉迂曲，脉弦涩或细涩。

三、鉴别诊断

1. 原发性醛固酮增多症

本症是肾上腺皮质增生或肿瘤分泌过多醛固酮所致。临床上以长期高血压伴低血钾为特征，亦有部分患者血钾正常，临床上常因此忽视了对本症的进一步检查。由于电解质代谢障碍本症可有肌无力、周期性瘫痪、烦渴、多尿等症状。血压大多为轻、中度升高，约1/3表现为顽固性高血压。实验室检查有低血钾、高血钠、代谢性碱中毒、血浆肾素活性降低、血浆和尿醛固酮增多。血浆醛固酮/血浆肾素活性比值增大有较高诊断敏感性和特异性。超声、放射性核素 CT、MRI 可确立病变性质和部位。选择性双侧肾上腺静脉血激素测定，对诊断确有困难者，有较高的诊断价值。

2. 慢性肾炎

慢性肾炎轻者肾功能可正常，或可出现轻度受损，严重者可出现尿毒症，如果出现血压突发性进行性升高，并对降压药不敏感，应考虑肾性高血压。

3. 嗜铬细胞瘤

嗜铬细胞瘤起源于肾上腺髓质、交感神经节和体内其他部位嗜铬组织，肿瘤间歇或持续释放过多肾上腺素、去甲肾上腺素与多巴胺。临床表现变化多端，典型的发作表现为阵发性血压升高伴心动过速、头痛、出汗、面色苍白。在发作期间可测定血或尿儿茶酚胺或其代谢产物 3- 甲氧基 -4- 羟基苦杏仁酸（VMA），如有显著增高，提示嗜铬细胞瘤。超声、放射性核素、CT 或可作出定位诊断。

4. 妊娠合并肾炎

孕前有急、慢性肾炎病史，孕前浮肿，孕后逐渐加重，浮肿首先发生在眼睑，24小时尿蛋白 ≥ 0.5g，尿中有管型或红、白细胞，血中尿素氮升高。

5. 妊娠合并心脏病

孕前有心脏病史，通过心电图、心功能检查可确诊。此病仍是威胁孕产妇四大死亡症之一，务必重视。

四、临床治疗

（一）提高临床疗效的要素

对子痫应防重于治，因其病程进展有明显的阶段性，所以中医的治疗重点在子痫前期及先兆子痫。

（二）辨病治疗

1. 一般处理

保证充分休息，密切监护母子状态，间断吸氧，饮食上提供充足的蛋白质、热量，不限盐和液体，对全身水肿者适当限盐。

为保证休息及睡眠，对先兆子痫者可给予苯巴比妥（phenobarbital）0.03~0.06g，3次/天；或地西泮（diazepam）2.5mg，睡前服。降压药对早期轻度先兆子痫无效果。美国 Cunninghan 等（1997）综合 4 篇文章，包括 655 例轻度先兆子痫患者，分为使用降压药与不使用降压药组，在孕周推迟、发展成重度先兆子痫、胎盘早剥、平均出生体重、FGR、剖宫产率、新生儿死亡方面均无区别。

重度先兆子痫者需住院治疗，以防子痫及各种并发症发生。治疗原则为解痉、止抽、降压、镇静，合理扩容利尿，适时终止妊娠。

2. 药物治疗

（1）解痉止抽药物　硫酸镁主要用于防止重度先兆子痫与先兆子痫发展成子痫、控制子痫抽搐与发作、防止产程中抽搐已有 70 多年的历史。

1）作用机制：Mg^{2+} 可抑制运动神经末梢对乙酰胆碱的释放，阻断神经肌肉的传导，使骨骼肌松弛而预防和控制抽搐；Mg^{2+} 可降低脑细胞耗氧量，改善脑缺氧；Mg^{2+} 可使交感神经节冲动传递障碍，舒张子宫内血管周围平滑肌，从而扩张血管，改善子宫血流。Mg^{2+} 可增加内皮细胞释放 PGI_2，抑制血小板的聚集；Mg^{2+} 可降低血浆肾素活性，减少血管对加压物质的反应。但不能用于降压。

2）用法：25% 硫酸镁（5g）加 5%GS 500ml 以 1g/h 的速度静脉滴注，根据病情每天 2~3 次，总量 10~15g。此外，采用 50% 硫酸镁 7ml（3.5g）予臀部深肌内注射，每天 2 次，总量为 7g，以补充静脉滴注 Mg^{2+} 浓度不足。每天总量为 22.5g，不超过 30g。

3）不良反应：部分患者有发热、烦躁、出汗、口干、恶心、心悸、乏力等反应。如 Mg^{2+} 浓度高则可以抑制呼吸、降低肺功能、增加肺水肿机会，并抑制子宫收缩、延长产程、增加产后出血量及产后出血率。

4）注意事项：血 Mg^{2+} 浓度为 2~3.5mmol/L 时为有效治疗浓度，达 4~5mmol/L 浓度时膝腱反射消失，达 6mmol/L 浓度时呼吸抑制，以后因缺氧而心搏停止，甚至死亡。故每次用药前应做以下检查：①膝腱反射必须存在；②呼吸每分钟不少于 16 次；③尿量每小时不少于 25ml；④必须准备 10% 葡萄糖酸钙 10ml，在出现 Mg^{2+} 中毒时应静脉推注，5~10 分钟推完。

（2）降压药物　降压药是用于控制重度先兆子痫、先兆子痫及子痫的过高血压。一般在收缩压 ≥ 160mmHg 或舒张压 ≥ 110mmHg 时，为避免脑血管意外、胎盘早剥才用。使用降压药时不要使血压下降过快、过低以免发生意外。如血压未达到一定高度，用降压药亦无作用。降压药不能止抽。使用时应选择对心、肾及子宫－胎盘血流影响小的药物。

1）硝苯地平：为钙通道阻滞剂。抑制 Ca^{2+} 内流、松弛血管平滑肌。剂量为 10mg，口含或口服，3~4 次／天，大剂量如一次 40~80mg 可抑制宫缩。与 Mg^{2+} 同用时有协同作用。

2）拉贝洛尔（柳氨苄心定）：为 α、β 肾上腺素受体拮抗药。剂量为 50~100mg，口服，3 次／天。子痫患者可用 10mg 静脉滴注，如 10 分钟后血压下降不理想，可再静脉滴注 20mg，待血压稳定后改为口服。

3）肼屈嗪（肼苯哒嗪）：该药扩张小动脉平滑肌，降低外周阻力而降压，同时兴奋交感神经、增加心率及心搏出量。剂量为 10~25mg，口服，3~4 次／天，可渐增加至 200mg/d。子痫时可用 5~10mg 稀释后静脉缓推，或 20~40mg 溶于 5% 葡萄糖 250~500ml 静脉滴注，根据原血压状态，使舒张压维持在 100~105mmHg。

4）尼莫地平：为钙通道阻滞剂，能有效调节细胞内 Ca^{2+} 水平，对脑血管有选择性扩张，改善脑缺氧。大剂量可使升高的血压降低。20~60mg，口服，3 次／天。子痫时可以 0.5mg/h 速度静脉滴注，1 小时后 1~2mg/h 静脉滴注，血压控制后改口服。

5）酚妥拉明（苄胺唑啉）：为 α 肾上腺素受体拮抗药。用 10~20mg 溶入 5% 葡萄糖液 100~200ml，以 0.1mg/（kg·min）速度静脉滴注。

6）硝普钠：为强效血管扩张剂，它释放出 NO，直接扩张血管。其代谢产物硫氰化盐使组织缺氧、代谢性酸中毒、脑水肿，对母子均不利，只能短期用，产前用不应超过 24 小时。10mg 溶于 5% 葡萄糖液 100ml 中，以 0.5~0.8μg/（kg·min）速度点滴，逐渐加量至血压满意。

7）其他：如卡托普利（巯甲丙脯酸），因会使母儿肾血流减少而致羊水过少、胎儿异常，故现已不用。

（3）镇静剂

1）地西泮（安定）：10mg，肌内注射或静脉缓慢推注。

2）巴比妥类药：①异戊巴比妥（阿米妥）250mg，肌内注射或静脉缓慢注射；②硫喷妥钠 0.5~1g，静脉缓慢推注，但须注意喉痉挛。

3）冬眠合剂：有利于抑制子痫抽搐。哌替啶 100mg，异丙嗪 50mg，氯丙嗪 50mg，溶于 5% 葡萄糖液 500ml 静脉滴注。紧急时可用 1/2~1/3 量肌内注射或溶于 5% 葡萄糖液 10ml 静脉缓推 5~10 分钟。

（4）扩容与利尿 重度先兆子痫时，血浓缩与低血容量是主要病理生理变化之一。扩容可纠正血浓缩，疏通微循环，改善脏器因灌注不足的缺氧。但毛细血管渗透性增加，易使血管内液流向血管外细胞间隙、细胞，致组织器官水肿，不恰当地扩容易发生肺与脑水肿，故一般不主张扩容。扩容必须有指征：HCT > 35%，全血黏度比值 ≥ 3.6~3.7，1.020 < 血浆黏度 < 1.6，中心静脉压 < 7cmH_2O，有心、肾衰竭时禁用。

扩容药物分胶体和晶体两大类，常用制品有：人血白蛋白、全血、血浆、右旋糖酐 –40。

近年认为，先兆子痫患者有效血容量已存在不足，利尿将加重血液浓缩与水电解质紊乱。但对重度先兆子痫心力衰竭伴肺水肿、可疑早期急性肾衰竭和子痫脑水肿者，使用快速利尿剂如呋塞米，或 20% 甘露醇脱水、利尿及降颅压仍为重要治疗措施。

（5）促胎肺成熟 对孕周 < 34 周的孕妇可肌内注射地塞米松 5mg，1 次 /12 小时，共 4 次。或羊膜腔内注射地塞米松 10mg 一

次，以促进胎儿肺成熟。

（6）终止妊娠 先兆子痫是妊娠特有的疾病，终止妊娠后病情可好转。

1）终止妊娠指征：轻度先兆子痫，病情控制满意，应在孕39~40周终止妊娠；重度先兆子痫、先兆子痫伴脏器损害者的终止妊娠指征：①经过积极治疗24~48小时无明显好转；②妊娠36周以上，经治疗好转；③妊娠<36周，尤其是发生早于34周的重度先兆子痫，采取非手术治疗时，需权衡利弊，经积极治疗后无好转，胎儿肺未成熟，应用DEX促肺成熟后终止妊娠。此期间密切监测母体病情与胎儿状态，如发现异常，即使用DEX未达24小时终止妊娠也有效果。

孕30周以前重度先兆子痫的围生儿死亡率较高，近年来产科监测手段与新生儿重点监护有了长足进步，以及1994年以来广泛应用糖皮质激素促胎肺成熟后，极大地改善了早产儿预后。人们开始挑战"对远离足月的重度先兆子痫积极终止妊娠"的原则，是否能适当延长胎龄以改善围生儿病死率与存活率？但上述期待疗法一定要严格选择病例，且要在三级医院进行严密临床监测，在病情有变化时及时终止妊娠，并需有完善的新生儿重症监护病房（NICO），使<1500g的早产儿能更好存活。

2）终止妊娠方式：依据病情与宫颈条件而定。引产与阴道分娩：宫颈条件成熟（Bishop≥5分），可人工破膜加缩宫素静脉滴注引产。临产后注意监测产妇与胎儿。重度先兆子痫患者产程中需静脉滴注硫酸镁以防止子痫。第一产程应使孕妇保持安静，适当缩短第二产程，可做会阴侧切、胎吸或产钳助产。防止产后出血：如产程中出现异常，应及时剖宫产终止妊娠。对以下情况应剖宫产结束分娩：①病情严重，有较重脏器损害，或不能耐受产程刺激者；②子痫抽搐频繁或昏迷，多种药物难以控制

者；③宫颈条件不成熟而急需终止妊娠者；④并发症及产科情况如胎盘早剥、HELLP综合征或前置胎盘、第一胎臀位、头盆不称者；⑤胎盘功能减退、胎儿窘迫者。

3）注意事项：产后24~48小时内硫酸镁及镇静剂等的使用不宜中断，术后镇痛不能忽视，以免发生子痫。

（三）辨证治疗

1.脾虚湿盛型

治法：理气健脾，利水消肿。

方药：五皮散加减。生姜皮10g，桑白皮10g，陈橘皮10g，大腹皮30g，茯苓皮15g。

加减：脾虚甚者可加白术，蛋白尿者加黄芪、山药、党参、白茅根。

2.脾肾阳虚型

治法：温阳利水。

方药：真武汤加减。茯苓15g，芍药15g，生姜（切）3片，附子（炮，去皮，破八片）10g，白术15g。

加减：若水饮阻滞，气化不利，加桂枝、生姜；若脾虚甚，加山药、芡实。

3.肝肾阴虚型

治法：滋补肝肾。

方药：杞菊地黄汤。熟地黄10g，山茱萸10g，山药15g，泽泻15g，丹皮10g，茯苓15g，枸杞10g，菊花10g。

加减：若肝肾虚甚，症见腰膝酸软、头晕眼花，可加二至丸。

4.肝风内动型

治法：平肝息风。

方药：羚角钩藤汤。羚羊角3g，钩藤15g，桑叶6g，菊花10g，贝母10g，竹茹10g，生地黄10g，白芍12g，茯神15g，甘草3g。

加减：恶心呕吐者，加半夏、黄芩清热止呕；抽搐甚者，加石决明、珍珠母重镇平肝。

5. 瘀血阻络型

治法：活血化瘀。

方药：当归芍药散。当归 10g，芍药 10g，茯苓 15g，白术 10g，泽泻 15g，川芎 10g。

加减：若水肿明显者，加泽兰、佩兰、车前子、泽泻；头痛甚者，加天麻、钩藤、珍珠母。

（四）医家诊疗经验

周世鹏认为，本病临床上以脾虚所致为多见，其次为脾肾同病、脾肺同病。纯属肾或肺而致本病者，实为少见。对于本病以脾虚所致者，症见四肢、面目浮肿，面色萎黄，乏力，腹胀，纳减，舌胖苔白，边有齿痕，脉濡，治疗主要以健脾助运法。基本方由全生白术散加味组成。肾阳不足、水气泛溢之脾肾同病者，宜健脾温肾法，即以上方去大腹皮，加炒川断、制狗脊，并吞服济生肾气丸。对于浮肿以下肢为甚（甚则趾间出水）、胸胁胀满、脉细弦、苔薄白等肺气郁滞、水不得随气升降之肺脾同病者，宜健脾宣肺理气，以白术散合天仙藤散加减，在健脾助运法基本方中去黄芩、党参等味，选加宣升肺气诸药如桑叶、桔梗等，以冀益脾气而不滞气，宣肺气而不耗气，使胎孕无损。

门成福根据妊娠妇女的特殊生理及病理变化，通过临床观察，反复研究，总结了一套对妊娠高血压综合征早期预防（孕前调理法）、早期治疗（孕期保胎及对症治疗法）的治疗方案。早期预防：女子以血为本，月经、妊娠、分娩、哺乳均以血为用，而易损阴血，加之中年妇女若操劳过甚，或七情过度，易使阴血受伤，故机体相对血分不足；肝为藏血之脏，血伤则肝失所养，肝体阴而用阳，肝之阴血充足才能维持其正常功能，肝阴不足，则易导致肝阳上亢，虚火偏盛。故女性孕前应予以滋阴补血、平肝潜阳。药用：当归 15g，白芍 12g，川芎 15g，熟地黄 18g，山药 18g，山茱萸 12g，牡丹皮 9g，泽泻 12g，丹参 24g，茯苓 12g，钩藤 12g，天麻 12g，川牛膝 12g。早期治疗：妇女受孕以后，精血聚于冲任，供养胎儿，致使孕妇机体处于阴血偏虚，阳气偏亢的生理状态；加之素体阴虚，孕后赖精血以养胎，肾精亦亏，致阴不潜阳，肝阳上亢，风阳易动，上扰头目清窍而发为眩晕。或血聚养胎，肝失所养，筋脉拘挛，进而发展为热极生风，肝风内动之证。如肝阴不足，肝阳火亢时可出现眩晕等。热极生风，肝风内动则可导致子痫等。故孕期以养血安胎、平肝息风为主。药用：黄芩 12g，砂仁 6g，麦冬 18g，白术 12g，太子参 24g，菟丝子 18g，续断 18g，桑寄生 18g，阿胶珠 12g，钩藤 12g，天麻 12g，杜仲 15g。

钱祖淇以山羊角、钩藤、白僵蛹、地龙、当归、川芎、生地、白芍为基本方。浮肿明显加防己、白术、天仙藤；蛋白尿加鹿衔草、益母草、薏苡仁根、怀山药，中度以上加服解痉散（羚羊角粉、全蝎、琥珀粉）。

李智芬以加味五苓散（茯苓、桑寄生、大腹皮、白术、猪苓、泽泻、桂枝、木瓜、砂仁）为基本方。血压高、头晕目眩加夏枯草、钩藤、石决明；头痛、视物不清，恶心呕吐加半夏、珍珠母、羚羊角粉。

张雅萍以钩藤、丹参、僵蚕、玄参、牡蛎、地龙、山栀子、麦冬为基本方。浮肿明显加防己、桑白皮、车前子、泽泻；蛋白尿加黄芪、山药、党参、白茅根；伴头晕、眼花加石决明、白蒺藜、白菊花；重度加天麻、山羊角、黄芩。

吴国春以八正散加减（木通、车前子、栀子、桑白皮、瞿麦、海金沙、甘草）随证化裁。

李昭荣以黄芪腹皮白术汤（黄芪、白

术、山药、腹皮、茯苓、当归、白茅根、泽泻）随证加减。

朱梨馨以复方当归芍药散（当归、茯苓、白芍、桑寄生、钩藤、菊花、白术、泽泻、煅石决明）治疗妊娠期高血压，血压不同程度上升。

五、预后转归

子肿、子晕（先兆子痫）、子痫，可视为同一疾病的不同阶段，首先是子肿、子晕，为中医药治疗的有效时期，若此时治疗不及时，病情进一步发展，可出现先兆子痫，稍有不慎，一触即发为子痫。子痫一旦发作，需中西医结合抢救，若治疗及时，处理得当，可控制抽搐，母子可能平安；若抽搐反复发作，抽搐时间长，往往预后不良，危及母子生命。

六、预防调护

（一）预防

1. 保持心理健康

A 型性格是妊娠期高血压的重要危险因素，A 型性格孕妇在妊娠过程中会表现出易紧张、急躁、易冲动、情绪变化大等特征，致使神经分泌功能异常而导致疾病的发生。因此孕妇应保持愉快的心情，调整自己的心态，避免长期紧张、烦躁、抑郁等不良情绪。孕期应克服对妊娠和分娩的恐惧及一些不必要的担心，可听一些轻音乐来调整和舒缓自己的心情。

2. 适当的体育锻炼

职业或业余的体育活动者子痫前期发生率较低，故规律的产前运动可减少子痫前期的发生。

3. 良好的饮食习惯

加强营养，合理膳食，多吃富含蛋白质、维生素、铁、钙、钾及其他微量元素的食品，减少脂肪和过多盐的摄入，但不要忌盐。

4. 体重管理

孕前和孕期体重管理是预防妊娠期高血压的关键措施，对体重增加高于或低于正常范围者均应视为高危妊娠，要进行相应的营养指导。

5. 保证足够的休息

有发生妊娠期高血压倾向的孕妇，应保证充足的休息，并采用简单地增加左侧卧位休息的方法。

（二）调护

1. 监测血压

妊娠期高血压时，血压增高的程度和持续时间与预后密切相关，血压越高威胁越大，所以应严密监测妊娠期高血压患者的血压变化。妊娠期高血压、轻度子痫前期患者应每天监测 4 次血压，重度子痫、子痫前期患者应持续监测血压。静脉应用降压药时应控制收缩压在 130~155mmHg，舒张压在 80~105mmHg。

2. 监测 24 小时出入量

妊娠期高血压患者特别是应用硫酸镁时应监测 24 小时尿量，保证 > 25ml/h。大量静脉输液是导致妊娠期高血压患者肺水肿的重要原因，所以应了解患者液体摄入与排出之间是否平衡。

3. 一般护理

密切关注患者的病情变化，早期发现心力衰竭、脑出血、肺水肿、肾衰竭、DIC 等并发症，及时处理。患者出现头痛、眼花、胸闷、上腹不适时，提示全身血管痉挛加剧，随时有抽搐的可能，应予绝对卧床、持续心电监护，治疗护理集中进行，以减少刺激；做好病情动态记录，备好急救药品器材，随时准备抢救。应用硫酸镁时应警惕硫酸镁中毒。

4. 心理护理

妊娠期高血压患者多存在焦虑情绪，

Black 等研究发现该病患者精神压力随疾病严重程度的增加而增加，患者担心疾病、用药影响自身和胎儿，所以应做好解释，介绍药物的作用，解除患者的顾虑。病房应安静，保证患者休息和睡眠。

5. 子痫的护理

子痫发作时立即予开口器分开上下臼齿，防止舌咬伤；如有义齿应立即取出，必要时用缠有纱布的卵圆钳牵拉舌头，防止舌后坠堵塞呼吸道。密切注意体温、脉搏、呼吸、血压、神志、尿量等。安静护理，避免声光刺激。子痫控制后 6~12 小时终止妊娠。观察有无心衰、脑出血、肾衰竭、临产征兆，注意胎心，做好接生和抢救新生儿的准备工作。

七、专方选要

1. 双降汤加减

双降汤是朱良春先生所创制，原方由黄芪、当归、川芎、水蛭、泽泻、广地龙、赤芍、生山楂、豨莶草、丹参、甘草组成，具有活血化瘀、益气通络、化痰消脂的功效。以双降汤为基本方加减治疗轻度子痫前期，取其能益气降压、凉血化瘀、化痰祛浊。加减后药物后改为：丹参 15g，黄芪 30g，豨莶草 12g，地龙 10g，赤芍药 12g，知母 12g，当归 12g，川芎 10g，泽泻 10g，山楂 12g，白术 12g，甘草 10g。

2. 七子方加减

七子方选自李文良方，由决明子、枸杞子、菟丝子、女贞子、金樱子、沙苑子、桑椹子七种药物组成，是治疗高血压肝肾阴虚型的验方。为预防子痫的发生，结合现代病理研究，加减后药物后改为：菟丝子 12g，枸杞子 12g，桑椹子 12g，杜仲 15g，生地 10g，龙骨 15g，钩藤 24g，决明子 24g，金樱子 9g，沙苑子 9g，丹参 6g。

八、研究进展

（一）病因病机

中医学认为本病的病因多因孕妇体虚，孕期阴血聚于下以养胎，以致脏腑功能受损而发病。大多数学者都从脾虚、肾虚、肝旺、气滞、湿阻等方面进行论据。

随着近年中医临床研究的开展，对本病的认识又有了新的进展，很多学者结合西医学对本病的病因病机作了进一步的探讨。如王淑雯根据妊娠期高血压患者多有舌下静脉曲张和血液流变学障碍，认为血瘀可致本病发生并产生恶性循环，影响预后。栾峰基于妊娠期高血压的基本病变是全身性小动脉痉挛，存在高黏血症、低灌注状态及微循环障碍的恶性病理过程，以活血化瘀药物治疗取得满意疗效，为本病是血瘀证提供了客观指标。王冰洁结合西医学理论，认为妊娠期高血压患者子宫胎盘及主要脏器缺血、缺氧乃血瘀所致，或肾阳亏虚不运，血滞不畅而致瘀；或血聚养胎，肝失所养，筋脉拘挛，因肝旺而致瘀，患者舌暗紫、血液流变学提示血液处于浓、黏、凝、聚状态，为本病从瘀论治提供了依据。

（二）辨证思路

卢雪莲通过对妊娠期高血压中医证型分布与职业的关系研究发现，在考虑患者的职业、年龄、产次、孕周、血压值分级及血压值升高的情况下，中医证型分布各有特点。脑力劳动者中居于前三位的中医证型是脾虚湿盛证、肾虚水泛证、脾虚肝旺证；体力劳动者中居于前三位的中医证型是痰火上扰证、肝风内动证、脾虚肝旺证。20~29 岁的患者中，居于前三位的中医证型分别是痰火上扰证、脾虚湿盛证脾虚肝旺证；30~39 岁的患者中，居于前三位的中医证型分别是脾虚湿盛证、脾虚肝旺证、肝风内动证；40岁及以上的患者中，居于前三位的中医证型分别是肾虚水泛证、脾虚肝旺证、阴虚肝旺证。产次是0次的患者中，居于前三位的中医证型是脾虚湿盛证、脾虚肝旺证、气滞湿阻证；产次是1次的患者中，居于前三位的中医证型是脾虚湿盛证、肾虚水泛证、肝风内动证；产次是2次及以上的患者中，居于前三位的中医证型是肾虚水泛证、痰火上扰证、气滞湿阻证。孕周在2~32周的患者中，居于前三位的中医证型是肝风内动证、脾虚湿盛证、肾虚水泛证；孕周在33~37周的患者中，居于前三位的中医证型是肝风内动证、脾虚湿盛证、脾虚肝旺证、肾虚水泛证、阴虚肝旺证；孕周在38周及以上的患者中，居于前三位的中医证型是痰火上扰证、脾虚湿盛证、阴虚肝旺证。

（三）治法探讨

本病属"子肿""子眩""子痫"等病证范畴，传统理论认为脾虚、肾虚或气滞致水湿不运发为肿胀，阴虚或脾虚肝旺而发眩晕，肝风内动或痰火上扰导致子痫。近年的临床研究中，在传统的认识上又有了新的进展，认为妊高征病因病理与内科疾病原发性高血压或肾性高血压等有着本质不同，胎盘因素可能是导致妊高征一系列病变的中心环节。众多临床及研究证据表明，妊高征病变过程存在血瘀证候，其主要依据有：

（1）病变过程表现：滋养细胞缺血缺氧→胎盘化血管重铸过程中血管浸润受阻→胎盘浅表着床→小动脉痉挛或舒张不良、循环阻力增大，胎盘血流量下降→子宫－胎盘－胎儿血供不足。

（2）循环微血栓形成、红细胞变形能力下降，血浆黏稠度增大。

（3）血管活性因子平衡失调，凝血机制异常。

（4）易合并孕期阴道流血或胎盘早剥。

有选择性地应用活血化瘀药物，如丹参（有"一味丹参可抵四物之说"，有效成分能松弛平滑肌）、当归、川芎（脂溶性成分可舒张平滑肌）等，并配益气固本之药（如黄芪具有降压、利水、舒张平滑肌作用），益气、化瘀有机结合，活血不忘安胎，则能够达到益气生血、行血行水之功，对妊高征表现的高血压、水肿、蛋白尿及胎儿宫内生长迟缓表现的胎不长养等，具有长胎、降压、利水作用，改善微循环，缓解血管痉挛，提高子宫－胎盘－胎儿血供作用，临床疗效较好（如名方补阳还五汤也是通过益气而达到行血化瘀之目的）。

中药有效成分青心酮、川芎嗪对妊高征、胎儿宫内生长迟缓动物或病例，具有调整血浆心钠素、环腺苷酸水平；提高胎盘血管壁一氧化氮含量，降低血浆内皮素水平，以及提高子宫、脐血流量，调整前列腺素水平等作用。

上述研究为本病存在血瘀证的认识提供了充分依据。妊高征之高血压、水肿、蛋白尿三大症状不应割裂，应综合分析判断，以补阳还五汤及当归芍药散等为代表的益气化瘀或活血化瘀方剂则开阔了治疗妊高征的思路，从治气、治血、治水角度，益气行水、活血利水相结合，益气化瘀而潜阳，从而可以达到扶正祛邪、安胎祛病之目的。总之，将血瘀证与活血化瘀、益气化瘀等治法引入妊高征的研究与治疗之中，探讨妊娠疾病血瘀证形成的实质，并将活血化瘀与益气固本有机结合，根据药理作用特点，有选择性地运用化瘀药物，必将为这些疾病的诊治揭开新的篇章，同时也对丰富妊娠疾病的诊疗思路和方法，具有积极意义。

（四）中药研究

近年来，关于中西医药物合用治疗妊娠高血压的研究日益增多，中西医结合治疗妊娠高血压既可以提高临床疗效，又能减少西药用量，避免了对孕妇和胎儿的不良影响，并且疗效显著。总体来说，中药治疗妊娠高血压的效果不如西药的作用直接、疗效确切，但是中药可以积极预防妊娠高血压的发生，具有广阔的发展前景。

1. 单药研究

近年来，单味中药提取物所制成的药物针剂在临床上被应用于治疗妊娠期高血压。如谈珍瑜等运用黄芪注射液配合硫酸镁对妊高征进行治疗，较单纯西药组可以显著降低尿蛋白和浮肿，明显改善红细胞压积、全血黏度以及尿比重，并可减少因西药大量应用所出现的副作用。廖燕桃等报道川芎嗪治疗妊娠高血压综合征患者，总有效率达96.9%。白丽华发现川芎嗪配伍硫酸镁治疗可以进一步降低妊娠期高血压患者血管性血友病因子、D-二聚体和纤维蛋白原水平，而血小板计数水平呈上升趋势。提示川芎嗪对妊娠期高血压患者内皮细胞损伤、血栓前状态等多个环节都有不同程度的疗效。廖凌芸等应用葛根素注射液并结合硫酸镁治疗80例妊娠高血压综合征患者，轻、中、重度妊娠高血压综合征治疗后较治疗前其平均动脉压显著下降，尿蛋白含量均显著下降，眼底小动脉扩张，眼底水肿明显好转。

2. 复方研究

近年来众多临床试验观察用中药复方治疗妊娠期高血压的效果，主要治疗方法可分为健脾益气、行气活血法和补益肝肾、平肝息风法，均取得较好的临床效果。

（1）健脾益气，行气活血法　赵伟等运用中药防治妊娠期高血压，体现中医治未病的思想，提出针对气血两虚型应用八珍丸，脾虚痰盛型应用四君子丸，发现较单纯服用钙剂相比，经中药治疗的孕妇妊娠期高血压发病率明显降低，对平均动脉压、尿酸、尿钙、抗心磷脂抗体均有改善作用。楼豪英运用益气聪明汤（黄芪、党参、炙甘草、升麻、葛根、蔓荆子、白芍、黄柏）使得脾气健运，痰湿内化，另配合解痉镇痛、扩容利尿等治疗60例早期妊娠高血压，发现与服用拉贝洛尔相比，可以显著降低血压，明显改善整体临床症状、体征。王桂英等运用益气养阴汤（炒白术、黄芪、太子参、麦冬、五味子、女贞子、旱莲草）配合西医治疗脾肾气阴两虚的妊娠期高血压患者，发现较单纯西医疗法可以进一步控制血压、改善临床症状及降低血清、尿 α1- 微球蛋白、尿素氮、血肌酐，进而保护肾功能。

（2）补益肝肾，平肝息风法　天麻钩藤饮具有平肝息风、清热活血、补益肝肾之功效。陈宝艳等发现天麻钩藤饮可降低轻度子痫前期患者的血压、尿蛋白，并改善临床症状。叶晓云和江玉清采用天麻钩藤饮加减对肝阳上亢的妊高征患者进行治疗，其总有效率分别为97.7%和93.06%。吴彩花发现重度子痫前期应用天麻钩藤饮加减并配合西药治疗，在子痫发作时运用羚羊钩藤饮加减并配合西药治疗可以控制抽搐、纠正缺氧、降低血压、有效改善患者自觉症状，降低24小时尿蛋白定量、血压及血液流变学各项指标。

孙保华治疗妊娠高血压综合征着眼于阴虚、气滞、痰火，制法以滋阴法为主，方用一贯煎（北沙参、麦冬、当归身、生地黄、枸杞子、川楝子）加减，无1例发生子痫，均足月生产，该法对于降低血压、消退水肿，疗效较为显著。杞菊地黄汤具有滋肾养肝之效，李艳芳等发现杞菊地黄丸在怀孕20周前使用，可以改善先兆子痫肝肾阴虚型孕妇的临床症状及妊娠结局。

陈丽虹等发现杞菊地黄汤加减联合西药治疗妊娠期高血压除了可以进一步控制血压和改善妊娠结局之外，还可以减少西药不良反应及妊高征并发症的发生。

（五）评价及瞻望

中医对本病的研究分为两个阶段，即20世纪90年代初期，大多数医者从脾虚水泛、脾肾阳虚、阴虚肝旺等方面阐述的发病机制，用健脾益气、渗湿利水、滋阴潜阳的药物治疗，20世纪90年代中期以后更多地从血瘀立论，使用活血或益气活血药物治疗，为中医治疗本病开辟了新的途径，将血瘀论与活血化瘀、益气化瘀等法进一步引入到本病的研究与治疗中，探讨妊娠疾病血瘀证形成的实质，并将活血化瘀与益气固本有机结合，根据药理特点，有选择地运用化瘀药物，对丰富妊娠疾病的中医药诊疗思路，具有重要意义。

主要参考文献

[1]张爱平，杨文明，赵军，等. 中药浸足2号配合间苯三酚治疗重度妊娠高血压的疗效及对血浆脑钠肽的影响[J]. 现代中西医结合杂志，2015，24（8）：882-883.

[2]韩秀红，张超，邱忠君. 穴位按摩联合心理干预对妊娠期高血压患者血压、心理及妊娠结局的影响[J]. 护理研究，2020，34（8）：1439-1442.

[3]蒋海燕，徐晓英. 复方丹参注射液联合拉贝洛尔治疗妊娠期高血压疾病的临床研究[J]. 中西医结合心脑血管病杂志，2020，18（9）：1436-1439.

[4]刘奕彤，郑明明，孟欢欢. 平肝益气补血法治疗妊娠高血压综合征的临床效果分析[J]. 临床医药文献电子杂志，2020，7（29）：37.

[5]高丹，刘艳华，郭瑞菊. 中医降压汤联合硫酸镁注射液治疗妊娠高血压的效果评价[J]. 实用中西医结合临床，2020，20（1）：39-40，68.

[6]陈亚楠，王娜，郝素影，等. 分析中西医结合治疗妊娠高血压综合征的疗效[J]. 实用妇科内分泌电子杂志，2019，6（30）：49，53.

[7]蔡晓晓，王甜，朱丽红. 中西医结合治疗妊娠期高血压疾病的Meta分析[J]. 中国中医急症，2019，28（9）：1559-1562

[8]邓毅芩. 决明子穴位敷贴治疗妊娠高血压患者的临床效果[J]. 医疗装备，2019，32（17）：2-3.

[9]李晓. 中西医结合防治妊娠高血压综合征的疗效分析[J]. 黑龙江中医药，2019，48（4）：29-30.

[10]谭秀梅，张龄玉，邹秀玲，等. 杞菊地黄汤联合硫酸镁治疗妊娠高血压综合征患者的效果评价[J]. 世界复合医学，2019，5（1）：127-129.

[11]胡慧芳，王斌，陈淑群. 滋肾平肝降压安胎方联合硫酸镁治疗妊娠高血压的疗效分析[J]. 中国中医药科技，2018，25（2）：292-293.

[12]周敏. 当归芍药散对脂多糖诱导的妊娠高血压大鼠的干预作用及其降压机制研究[D]. 合肥：安徽中医药大学，2018.

第九章　高血压合并冠心病

高血压最常损害的靶器官之一是心脏，主要表现为左心室肥厚、冠状动脉粥样硬化、心律失常及心力衰竭，冠状动脉病变是高血压导致的全身血管病变的一部分。高血压在冠心病发生发展过程中起着极其重要的作用。长期血压升高可导致左心室肥厚和心肌纤维化，使冠状动脉血流供应发生障碍，也影响冠状动脉储备能力。由于血压持续升高产生的机械压力使血管内皮功能受损，以及血管紧张素Ⅱ、儿茶酚胺、内皮素、血栓素等血管活性物质共同作用，使冠状动脉内膜损伤、血管壁增生肥厚、脂质沉积，最终致动脉粥样硬化斑块形成，导致冠心病的发生。流行病学研究显示，高血压患者患冠心病的危险是非高血压患者的 2~3 倍，而且血压升高水平与冠心病发生率呈线性相关。如冠心病患者合并高血压，高血压对冠状动脉粥样硬化病变产生加速及恶化作用，其可因心肌耗氧量的增加加剧冠心病的发展，产生心绞痛，重者可致急性心肌梗死、心脏性猝死。流行病学研究显示，确诊高血压患者中冠心病的患病率，显著高于非高血压者，较正常人高 2~3 倍，即使临界高血压者，冠心病的发病率也会增高。冠心病的每一种表现，包括心绞痛、心肌梗死和猝死，均与先前的血压水平密切相关。高血压的存在也能影响冠心病患者的预后，高血压者不但心肌梗死的发病率高，而且病死率（包括猝死）也较非高血压者为高，若同时合并左心室肥厚者尤为如此。冠心病的病因是多因素和复杂的，调查表明近 70% 高血压患者的血胆固醇高于 5.2mmol/L（200mg/dl），25% 的患者高密度脂蛋白处于低水平，可见高血压患者常同时合并冠心病的其他易患因素，由于多因素共同存在并相互影响，使高血压合并冠心病患者的病变范围较广，临床症状较重、预后差，死亡率也较高。

高血压合并冠心病者，临床症状以头晕、胸闷、阵发性心前区疼痛、心慌、气短、失眠等为主，属中医学"眩晕""胸痹""心痛"等范畴。

一、病因病机

（一）西医学认识

1. 高血压时冠状动脉储备功能下降

在一般情况下，冠状动脉血流量随着平均血压的升高而增加，但血压持续升高，可引起室壁张力增加，进而导致左心室肥大。左心室肥大患者其单位心肌的供血，在静息时尚能保持在正常范围内，但在需提高供血脉血流量时会明显减少，引起冠状动脉血流储备进一步降低。此时若合并心功能不全，则更由于左心室充盈压增高，心率加快，冠状动脉灌注时间缩短，冠状动脉灌注压降低等多种因素，使冠状动脉储备进一步降低。

2. 发病机制

高血压是冠心病的重要危险因素之一，血压长期升高可导致动脉硬化的发生发展。高血压可导致动脉发生粥样硬化，其发病机制公认的理论是压力升高所致的内膜受损、脂质沉积，肥大的平滑肌细胞从血管中层向损伤的内膜浸润，使包括冠状动脉在内的动脉纤维化、脂质沉积和粥样斑块形成甚至阻塞。在动脉粥样硬化形成过程中，动脉平滑肌细胞和内皮细胞起着关键作用，前者使动脉的代谢发生变化，后者改变其通透性。有相当多的证据表明，高血压对动脉粥样硬化的不良影响。在高血压时，由于周围阻力的增高而使平均压升高，脉压差增大。按照Laplace定律，血管壁的张力取决于压力和管腔的口径，因此血管壁张力的增大可引起血管损伤。除张力外，对动脉壁的机械性刺激尚受其他因素影响，包括：①对动脉壁的侧面压力。②流速梯度改变和血流涡动所引起的切变应力改变。③动脉壁各层的相对形态可变性的差异等。高血压对动脉壁的结构和代谢也可产生机械性影响。此外，血管活性物质和由损伤或炎症产生的化学介质，在促进动脉粥样硬化和高血压性血管病变中也起着相当重要的作用，其中包括与高血压发病有关的介质，如儿茶酚胺、肾素、血管紧张素等，其水平的升高，可能改变动脉壁代谢和引起血管损害，且能因盐类皮质激素和高钠饮食加剧。必须提出，除了上述由血压增高引起切应力、扭力和侧壁压力的改变，导致内膜损伤并由此而引起的血小板聚集和中层平滑肌细胞增生外，还必须有高脂血症这个重要的致粥样硬化因素的存在。高血压可使升高的血脂渗入内膜细胞，最后形成粥样硬化的基本病变——粥样纤维斑块。

（二）中医学认识

"高血压合并冠心病"不曾出现在中医古代文献中，但"胸痹""心痛"相当于西医的"冠心病"。《金匮要略·胸痹心痛短气病脉证治》有云："夫脉当取太过不及，阳微阴弦，即胸痹而痛，所以然者，责其极虚也。今阳虚知在上焦，所以胸痹、心痛者，以其阴弦故也。"仲景指出，一切疾病的发生都离不开邪胜与正虚两个方面，胸痹心痛的"阳微阴弦"脉象也是太过与不及的反映。"阳微"是上焦阳气不足，胸阳不振之象，"阴弦"是阴寒太盛，水饮内停之征，"阳微"与"阴弦"同时并见说明胸

痹心痛的病机是上焦阳虚，阴邪上乘，邪正相搏。

二、临床诊断

高血压合并冠心病时高血压的诊断，参照原发性高血压的诊断，对其冠心病的诊断应与单纯冠心病时相同，主要依赖典型的临床症状，再结合辅助检查发现心肌缺血或冠脉阻塞的证据，以及心肌损伤标志物判定是否有心肌坏死。发现心肌缺血最常用的检查方法包括常规心电图和心电图负荷试验、核素心肌显像。有创性检查有冠状动脉造影和血管内超声等。但是冠状动脉造影正常不能完全否定冠心病。通常首先进行无创方便的辅助检查。

（一）辨病诊断

1. 症状

（1）典型胸痛　因体力活动、情绪激动等诱发，突感心前区疼痛，多为发作性绞痛或压榨痛，也可为憋闷感。疼痛从胸骨后或心前区开始，向上放射至左肩、臂，甚至小指和无名指，休息或含服硝酸甘油可缓解。胸痛放射的部位也可涉及颈部、下颌、牙齿、腹部等。胸痛也可出现在安静状态下或夜间，由冠脉痉挛所致，也称变异型心绞痛。如胸痛性质发生变化，如新近出现的进行性胸痛，痛阈逐步下降，以致稍事体力活动或情绪激动甚至休息或熟睡时亦可发作。疼痛逐渐加剧、变频，持续时间延长，祛除诱因或含服硝酸甘油不能缓解，此时往往怀疑不稳定心绞痛。

心绞痛的分级：国际上一般采用CCSC加拿大心血管协会分级法。

Ⅰ级：日常活动，如步行、爬梯，无心绞痛发作。

Ⅱ级：日常活动因心绞痛而轻度受限。

Ⅲ级：日常活动因心绞痛发作而明显受限。

IV级：任何体力活动均可导致心绞痛发作。

发生心肌梗死时胸痛剧烈，持续时间长（常常超过半小时），硝酸甘油不能缓解，可有恶心、呕吐、出汗、发热，甚至发绀、血压下降、休克、心衰。

（2）不典型胸痛　一部分患者的症状并不典型，仅仅表现为心前区不适、心悸或乏力，或以胃肠道症状为主。某些患者可能没有疼痛，如老年人和糖尿病患者。

（3）猝死　约有1/3的患者首次发作冠心病表现为猝死。

（4）其他　可伴有全身症状，如发热、出汗、惊恐、恶心、呕吐等。

2. 体征

心绞痛患者未发作时无特殊。患者可出现心音减弱、心包摩擦音。并发室间隔穿孔、乳头肌功能不全者，可于相应部位听到杂音。心律失常时听诊心律不规则。

3. 辅助检查

（1）心电图　心电图是诊断冠心病最简便、常用的方法。尤其是患者症状发作时是最重要的检查手段，还能够发现心律失常。不发作时多数无特异性。心绞痛发作时ST段异常压低，变异型心绞痛患者出现一过性ST段抬高。不稳定型心绞痛多有明显的ST段压低和T波倒置。心肌梗死时的心电图表现：①急性期有异常Q波、ST段抬高。②亚急性期仅有异常Q波和T波倒置（梗死后数天至数星期）。③慢性或陈旧性期（3~6个月）仅有异常Q波。若ST段抬高持续6个月以上，则有可能并发室壁瘤。若T波持久倒置，则为陈旧性心肌梗死伴冠脉缺血。

（2）心电图负荷试验　包括运动负荷试验和药物负荷试验（如双嘧达莫、异丙肾上腺素负荷试验等）。对于安静状态下无症状或症状很短难以捕捉的患者，可以通过运动或药物增加心脏的负荷而诱发心肌缺血，通过心电图记录到ST-T的变化而证实心肌缺血的存在。运动负荷试验最常用，结果阳性即为异常。怀疑心肌梗死的患者禁忌。

（3）动态心电图　是一种可以长时间连续记录并分析在活动和安静状态下心电图变化的方法。此技术于1947年由Holter首先运用于监测电活动的研究，所以又称Holter。该方法可以记录到患者在日常生活状态下心电图的变化，如一过性心肌缺血导致的ST-T变化等。无创、方便，患者容易接受。

（4）核素心肌显像　根据病史、心电图检查不能排除心绞痛，以及某些患者不能进行运动负荷试验时可做此项检查。核素心肌显像可以显示缺血区、明确缺血的部位和范围大小。结合运动负荷试验，可提高检出率。

（5）超声心动图　超声心动图可以对心脏形态、结构、室壁运动以及左心室功能进行检查，是目前最常用的检查手段之一。对室壁瘤、心腔内血栓、心脏破裂、乳头肌功能等有重要的诊断价值。但是，其准确性与超声检查者的经验关系密切。

（6）血液学检查　通常需要采血测定血脂、血糖等指标，评估是否存在冠心病的危险因素。心肌损伤标志物是急性心肌梗死诊断和鉴别诊断的重要手段之一。目前临床中以心肌肌钙蛋白为主。

（7）冠状动脉CT　多层螺旋CT心脏和冠状动脉成像是一项无创、低危、快速的检查方法，已逐渐成为一种重要的冠心病早期筛查和随访手段。适用于以下情况。①不典型胸痛症状患者，心电图、运动负荷试验或核素心肌灌注等辅助检查不能确诊时。②冠心病低风险患者的诊断。③可疑冠心病，但不能进行冠状动脉造影。④无症状的高危冠心病患者的筛查。⑤已知冠心病或介入及手术治疗后的随访。

（8）冠状动脉造影及血管内成像技术

冠状动脉造影及血管内成像技术是目前冠心病诊断的"金标准"，可以明确冠状动脉有无狭窄，以及狭窄的部位、程度、范围等，并可据此指导进一步治疗。血管内超声可以明确冠状动脉内的管壁形态及狭窄程度。光学相干断层成像（OCT）是一种高分辨率断层成像技术，可以更好地观察血管腔和血管壁的变化。左心室造影可以对心功能进行评价。冠状动脉造影的主要指征为：①对内科治疗下心绞痛仍较重者，明确动脉病变情况以考虑旁路移植手术。②胸痛似心绞痛而不能确诊者。

4.高血压合并冠心病的危险程度判断

有些高血压合并冠心病的患者在心肌梗死后血压暂时不增高，但结合既往有高血压病史、眼底有明显的血管性病变或其他高血压靶器官损害应考虑合并高血压。高血压一旦合并冠心病即判断为高危，降压治疗的效果是明确的，收缩压下降20mmHg或舒张压下降10mmHg，冠状动脉硬化性心脏病（冠心病）风险降低15%~30%。血压控制目标应＜130/80mmHg，并控制心绞痛发作，避免心肌梗死。

5.高血压合并心肌劳损的判断

单纯性高血压在心电图上也可出现ST-T的左心室肥厚劳损改变，这与慢性冠状动脉供血不全难以区别，高血压患者合并心绞痛时，对心绞痛的诊断仍以胸痛的典型特点并伴有发作时的缺血型ST-T改变为依据。发作时的缺血型ST-T改变对血压增高的患者尤其重要。

6.高血压合并冠心病病程

美国心脏协会（AHA）建议将高血压合并冠心病分为5个阶段：

阶段一：高血压合并高冠心病风险。

阶段二：高血压合并慢性稳定型心绞痛。

阶段三：高血压合并急性冠脉综合征或非ST段抬高的急性心肌梗死（NSTEMI）

阶段四：高血压合并ST段抬高的急性心肌梗死（STEMI）。

阶段五：高血压合并缺血性心脏病所导致的心力衰竭。

这说明了高血压合并冠心病患者降压治疗的复杂性，临床上需要医师根据高血压患者情况，认真区分高血压合并冠心病阶段，合理选择个体化的治疗原则和方法。

（二）辨证诊断

1.寒凝心脉型

临床证候：眩晕头痛，连及项背，卒然心痛如绞，或心痛彻背，背痛彻心，或感寒痛甚，心悸气短，形寒肢冷，冷汗自出，苔薄白，脉沉紧或促。多因气候骤冷或感寒而发病或加重。

辨证要点：眩晕头痛，心痛如绞，遇冷则疼痛加重，甚则伴有手足不温冷汗出，心悸气短，心痛彻背，苔白脉紧。

2.痰浊闭阻型

临床证候：眩晕头痛，头重昏蒙，视物旋转，胸闷重而心痛轻，形体肥胖，痰多气短，遇阴雨天而易发作或加重，伴有倦怠乏力，纳呆便溏，口黏，恶心，咯吐痰涎，苔白腻或白滑，脉滑。

辨证要点：头痛昏蒙，心痛胸闷，咳痰黏稠，纳少倦怠，苔白腻，脉滑。

3.瘀血痹阻型

临床证候：眩晕，头痛经久不愈，痛处固定不移，心胸疼痛剧烈，如刺如绞，痛有定处，甚则心痛彻背，背痛彻心，或痛引肩背，伴有胸闷，日久不愈，可因暴怒而加重，舌质暗红，或紫暗，有瘀斑，舌下瘀筋，苔薄，脉涩或结、代、促。

辨证要点：头痛经久不愈，心痛如刺，痛有定处，舌暗红有瘀斑，苔红，脉弦涩或结代。

4. 气滞心胸型

临床证候：眩晕，头痛，心胸满闷不适，隐痛阵发，痛无定处，时欲太息，遇情志不遂时容易诱发或加重，或兼有脘腹胀闷，得嗳气或矢气则舒，苔薄或薄腻，脉细弦。

辨证要点：眩晕，头痛，心胸满闷，隐痛阵发，遇情志不遂时容易诱发或加重，苔薄或薄腻，心肾阳虚

5. 心肾阳虚型

临床证候：眩晕耳鸣，头痛且空，胸闷或心痛较著，气短，心悸怔忡，自汗，动则更甚，神倦怯寒，面色㿠白，四肢欠温或肿胀，舌质淡胖，苔白腻，脉沉细迟。

辨证要点：眩晕耳鸣，头痛且空，胸闷心痛，心悸怔忡，神倦怯寒，舌淡胖，脉沉迟。

6. 气阴两虚型

临床证候：眩晕劳累即发，头痛隐隐，心胸疼痛时作，或灼痛，或隐痛，动则益甚，倦怠乏力，神疲懒言，面色㿠白，或易出汗，心悸怔忡，五心烦热，口燥咽干，潮热盗汗，舌红少津，苔薄或剥，脉细数或结代。

辨证要点：眩晕劳累即发，头痛隐隐，心痛伴气短，心悸乏力，心烦失眠，口干盗汗，舌红少津，脉细弱

三、鉴别诊断

（一）西医学鉴别诊断

高血压合并冠心病应与心肌炎、心包炎、胸膜炎等进行鉴别。

1. 心肌炎

心肌炎是指心肌中有局限性或弥漫性的急性、亚急性或慢性的炎性病变。近年来，病毒性心肌炎的相对发病率不断增加。病情轻重不同，表现差异很大，婴幼儿病情多较重，成年人多较轻，轻者可无明显症状，重者可并发严重心律失常、心功能

不全甚至猝死。

急性期或亚急性期心肌炎的前驱症状：患者可有发热、疲乏、多汗、心慌、气急、心前区闷痛等。心电图检查可见期前收缩、传导阻滞等心律失常。谷草转氨酶、肌酸磷酸激酶增高，血沉增快。心电图、X线检查有助于诊断。

2. 心包炎

心包炎可分为急性心包炎、慢性心包炎、缩窄性心包炎，患者可有发热、盗汗、咳嗽、咽痛，或呕吐、腹泻。心包很快渗出大量积液时可发生急性心脏压塞症状，患者胸痛、呼吸困难、发绀、面色苍白，甚至休克。还可有腹水、肝肿大等症。

3. 胸膜炎

胸膜炎又称"肋膜炎"，是胸膜的炎症。炎症消退后，胸膜可恢复至正常，或发生两层胸膜相互粘连。由多种病因引起，如感染、恶性肿瘤、结缔组织病、肺栓塞等。结核性胸膜炎是最常见的一种。干性胸膜炎时，胸膜表面有少量纤维渗出，表现为剧烈胸痛，似针刺状，检查可发现胸膜摩擦音等改变。渗出性胸膜炎时，随着胸膜腔内渗出液的增多，胸痛减弱或消失，患者常有咳嗽，可有呼吸困难。此外常有发热、消瘦、疲乏、食欲不振等全身症状。检查可发现心、肺受压的表现。在大量胸液时，可通过胸部检查和X线检查发现。

（二）中医学鉴别诊断

胸痹是指膻中或心前区憋闷疼痛，甚则痛彻左肩背、咽喉、胃脘部、左上臂内侧等部位，呈反复发作性或持续不解，常伴有心悸、气短、自汗，甚则喘息不得卧。

1. 悬饮

悬饮、胸痹均有胸痛，但胸痹为当胸闷痛，并可向左肩或左臂内侧等部位放射，常因受寒、饱餐、情绪激动、劳累而突然发作，历时短暂，休息或用药后得以缓解。

悬饮为胸胁胀痛，持续不解，多伴有咳唾、转侧、呼吸时疼痛加重，肋间饱满，并有咳嗽、咳痰等肺系证候。

2. 胃脘痛

心在脘上，脘在心下，故有胃脘当心而痛之称，以其部位相近；胸痹之不典型者，其疼痛可在胃脘部，极易混淆。但胸痹以闷痛为主，为时极短，虽与饮食有关，但休息、服药常可缓解。胃痛与饮食相关，以胀痛为主，局部有压痛，持续时间较长，常伴有泛酸、嘈杂、嗳气、呃逆等胃部证候。

四、临床治疗

（一）提高临床疗效的基本要素

1. 首辨疼痛性质，以明病理属性

高血压合并冠心病的病机总属本虚标实，虚为阴阳气血亏虚，实为阴寒、痰浊、瘀血等。其病理属性不同，心绞痛疼痛的性质有所区别，因此，辨别疼痛的性质可以明确其病理属性，或以活血化瘀为主，或以理气化痰为主，或以散寒通络为法，为治疗打下坚实的基础。如心前区刺痛多由血瘀或痰瘀互结所致，灼痛多由阴虚或痰火所致，绞痛多由阳虚阴寒凝滞心脉所致。

2. 再辨气血阴阳，以明标本虚实

高血压合并冠心病患者多为老年人，年老体衰，气血阴阳不足，气虚者当以补气为先；血虚者当以滋阴补血为要；阴虚者滋补心阴；阳虚者温补心阳为法。因此，冠心病的治疗，除了辨别病理属性，还要明辨气血阴阳之不足，以扶正祛邪。气虚者症见疲乏、气短、心慌、心悸，舌质淡胖嫩或有齿痕，脉濡或沉细结代。阳虚者在气虚基础上伴畏寒肢冷、精神倦怠、自汗、面白，舌淡或胖，脉沉细或沉迟。阴虚者症见心悸易惊、失眠盗汗、口干烦热，

舌红少苔，脉细数或促。血虚者症见心悸头晕、面色无华、唇舌色淡，脉细弱。阳脱者症见四肢厥冷、大汗淋漓、精神萎靡、表情淡漠、面色苍白或黯淡或浮红，脉微欲绝，舌质暗淡。

3. 强调活血化瘀，提高临床疗效

高血压合并冠心病的病理属性虽有痰浊、寒凝、气滞、血瘀等不同，但是瘀阻脉络始终贯穿在冠心病的发生、发展过程中，并且大量临床验证以及实验证明活血化瘀方药对血小板功能的影响，与西药抗血小板药物如阿司匹林、氯吡格雷等相同作用，特别是在治疗冠心病时，强调瘀血的发生贯穿发病的全过程。活血化瘀法是治疗冠心病的通则。当然临证要圆机活法，或益气活血，或温通活血，或理气活血，以提高临床疗效。

（二）辨病治疗

高血压患者并发冠心病后，其治疗与单独治疗高血压或冠心病有明显不同，有时一种疾病的诊治，可因伴随的另一种疾病而变得复杂，所以治疗时应根据病理生理、血流动力学和患者的整体情况等多方面，有选择地进行个体化治疗。

高血压合并冠心病的治疗包括：①生活习惯改变。戒烟限酒，低脂低盐饮食，适当体育锻炼，控制体重等。②药物治疗。抗血栓（抗血小板、抗凝），减轻心肌氧耗（β受体阻滞剂），缓解心绞痛（硝酸酯类），调脂稳定斑块（他汀类调脂药）。③血运重建治疗。包括介入治疗（血管内球囊扩张成形术和支架植入术）和外科冠状动脉旁路移植术。药物治疗是所有治疗的基础。介入和外科手术治疗后也要坚持长期的标准药物治疗。对同一病人来说，处于疾病的某一个阶段时可用药物理想地控制，而在另一阶段时单用药物治疗效果往往不佳，需要将药物与介入治疗或外科手术合用。

1. 药物治疗

目的是缓解症状，减少心绞痛的发作及心肌梗死；延缓冠状动脉粥样硬化病变的发展，并减少冠心病死亡。规范的药物治疗可以有效降低冠心病患者的死亡率和再缺血事件的发生，并改善患者的临床症状。而对于部分血管病变严重甚至完全阻塞的患者，在药物治疗的基础上，血管再建治疗可进一步降低患者的死亡率。

（1）硝酸酯类药物　本类药物主要有硝酸甘油、硝酸异山梨酯（消心痛）、5-单硝酸异山梨酯、长效硝酸甘油制剂（硝酸甘油油膏或橡皮膏贴片）等。硝酸酯类药物是稳定型心绞痛患者的常规用药。心绞痛发作时可以舌下含服硝酸甘油或使用硝酸甘油气雾剂。对于急性心肌梗死及不稳定型心绞痛患者，先静脉给药，病情稳定、症状改善后改为口服或皮肤贴剂，疼痛症状完全消失后可以停药。硝酸酯类药物持续使用可发生耐药性，有效性下降，可间隔8~12小时服药，以减少耐药性。

（2）抗血栓药物　包括抗血小板和抗凝药物。抗血小板药物主要有阿司匹林、氯吡格雷（波立维）、替罗非班等，可以抑制血小板聚集，避免血栓形成而堵塞血管。阿司匹林为首选药物，维持量为每天75~100mg，所有没有禁忌证的冠心病患者都应该长期服用。阿司匹林的副作用是对胃肠道的刺激，胃肠道溃疡患者要慎用。冠脉介入治疗术后应坚持每日口服氯吡格雷，通常半年至1年。

抗凝药物包括普通肝素、低分子肝素、比伐卢定等。通常用于不稳定型心绞痛和心肌梗死的急性期，以及介入治疗术中。

（3）纤溶药物　溶血栓药主要有链激酶、尿激酶、组织型纤溶酶原激活剂等，可溶解冠脉闭塞处已形成的血栓，开通血管，恢复血流，用于急性心肌梗死发作时。

（4）β受体拮抗剂　β受体拮抗剂既有抗心绞痛作用，又能预防心律失常。在无明显禁忌时，β受体拮抗剂是冠心病的一线用药。常用药物有美托洛尔、阿替洛尔、比索洛尔和兼有α受体阻滞作用的卡维地洛、阿罗洛尔等，剂量应该以将心率降低到目标范围内。β受体拮抗剂的禁忌证和慎用情况包括哮喘、慢性气管炎及外周血管疾病等。

（5）钙通道阻滞剂　可用于稳定型心绞痛的治疗和冠脉痉挛引起的心绞痛。常用药物有维拉帕米、硝苯地平控释剂、氨氯地平、地尔硫䓬等。不主张使用短效钙通道阻断剂，如硝苯地平普通片。

（6）肾素血管紧张素抑制剂　包括血管紧张素转换酶抑制剂（ACEI）、血管紧张素Ⅱ受体拮抗剂（ARB）以及醛固酮拮抗剂。对于急性心肌梗死或近期发生心肌梗死合并心功能不全的患者，尤其应当使用此类药物。常用ACEI类药物有依那普利、贝那普利、雷米普利、福辛普利等。如出现明显的干咳副作用，可改用血管紧张素Ⅱ受体拮抗剂。ARB包括缬沙坦、替米沙坦、厄贝沙坦、氯沙坦等。用药过程中要注意防止血压偏低。

（7）调脂治疗　调脂治疗适用于所有冠心病患者。冠心病在改变生活习惯基础上给予他汀类药物，他汀类药物主要降低低密度脂蛋白胆固醇，治疗目标为下降到80mg/dl。常用药物有洛伐他汀、普伐他汀、辛伐他汀、氟伐他汀、阿托伐他汀等。最近研究表明，他汀类药物可以降低死亡率及发病率。

2. 经皮冠状动脉介入治疗（PCI）

经皮冠状动脉腔内成形术（PTCA）应用特制的带气囊导管，经外周动脉（股动脉或桡动脉）送到冠脉狭窄处，充盈气囊可扩张狭窄的管腔，改善血流，并在已扩开的狭窄处放置支架，预防再狭窄。还可结合血栓抽吸术、旋磨术。适用于药物控制不良的稳定型心绞痛、不稳定型心绞痛和心肌梗死患者。心肌梗死急性期首选急诊介入治疗，时间非常重要，越早越好。

3.冠状动脉旁路移植术（简称冠脉搭桥术，CABG）

冠状动脉旁路移植术通过恢复心肌血流的灌注，缓解胸痛和局部缺血，改善患者的生活质量，延长患者的生命。适用于严重冠状动脉病变的患者，不能接受介入治疗或治疗后复发的病人，以及心肌梗死后心绞痛，或出现室壁瘤、二尖瓣关闭不全、室间隔穿孔等并发症时，在治疗并发症的同时，应该行冠状动脉搭桥术。手术的选择应该由心内、心外科医生与患者共同决策。

4.降压目标

研究表明，血压在115/75mmHg至180/115 mmHg范围内冠心病的危险呈持续上升的趋势，且每增加20/10mmHg，冠心病危险增加1倍。综合分析现有的大量资料，建议稳定型冠心病、不稳定型心绞痛、非ST段抬高和ST段抬高心肌梗死的高血压患者目标血压水平<130/80mmHg，但治疗宜个体化。如患者冠状动脉严重病变或年龄大于65岁，DBP宜维持在60mmHg以上。对于老年高血压且脉压大的患者，降压治疗可导致DBP过低（<60mmHg）。因此，必须警惕，并仔细评估各种反应，尤其那些与心肌缺血共存的不良症状和体征。降压治疗对于降低高龄老年高血压患者脑卒中的发生率也是有效的，但是否也能降低冠心病事件尚缺乏充分的证据。

降压应注意的问题：①降压应注意血压的"J"形曲线：必须明确降低血压并非越低越好。心脏的冠状动脉血供依赖于舒张压，舒张压的高低对心脏供血是十分重要的。研究表明，对于冠心病患者尤其是老年人，舒张压与冠心病危险呈"J"形曲线，当舒张压降至某一水平（J点）以下时，心肌供血减少，可增加冠心病患者的心脑血管事件的发生率，INVEST研究表明，舒张压的J点为70mmHg，故在降压过程中，勿使舒张压降至70mmHg以下。②注意对凌晨高血压的控制：由于人体内神经体液因子分泌（儿茶酚胺、肾素、肾上腺素、血管紧张素Ⅱ、去甲肾上腺素及醛固酮等）有其自身的节律规律，即清晨6~10点活性最高，随后逐渐下降，夜间至凌晨3时降至低谷，然后逐渐升高，这些神经体液因子可以使水钠潴留、血容量增加、外周血管收缩、心率加快、血小板聚集，促使动脉粥样硬化斑块破裂。故清晨6~10点血压骤升，收缩压以3mmHg/h、舒张压以2mmHg/h速度上升，由于血压升高，易致靶器官损害及心脏血管事件发生。如能对凌晨高血压进行有效控制，将有益于靶器官保护，可大大减少心脏血管事件发生。为此宜选择24小时全程平稳降压的药物，选择1日仅服1次、具有高平滑指数、降压谷/峰比值大于50%的降压药物。

（三）辨证治疗

1.辨证施治

（1）寒凝心脉型

治法：温经散寒，活血通痹。

方药：当归四逆汤加减。当归15g，桂枝10g，芍药10g，川芎9g，细辛3g，甘草6g，大枣2~5枚。

加减：若头晕头痛，恶寒明显者，酌加麻黄6g，川芎9g，白芷9g，细辛3g等，兼有痰浊者，加瓜蒌15g，薤白10g以化痰通阳宣痹；疼痛较著者，加延胡索10g，郁金6g，活血理气止痛；若疼痛剧烈，心痛彻背，背痛彻心，痛无休止，伴身寒肢冷，气短喘息，脉沉紧或沉微者，为阴寒极盛，胸痹心痛重证，治以温阳逐寒止痛，方用乌头赤石脂丸；或用宽胸丸改为汤剂，送服冠心苏合丸。

（2）痰浊闭阻型

治法：化痰宣痹。

方药：瓜蒌薤白半夏汤加味。瓜蒌15g，薤白12g，半夏12g，枳实9g，陈皮6g，白酒1L。

加减：若头晕耳鸣，头痛昏蒙，加天麻10g，白术12g，若痰白、怕冷，属寒痰者，加桂枝10g，干姜6g，细辛3g温阳化饮、散寒止痛；若患者痰黏稠，色黄，大便干，苔黄腻，脉弦滑数，为痰浊郁而化热之象，加黄连9g，竹茹10g清热化痰；若痰阻气滞，气滞血瘀，致血脉滞涩，可加郁金6g，川芎10g理气活血，化瘀通脉；若痰浊痹阻心脉，猝然剧痛，可加苏合香丸芳香温通止痛。

（3）瘀血痹阻型

治法：活血化瘀、通脉止痛。

方药：血府逐瘀汤加减。桃仁12g，红花9g，当归9g，生地9g，牛膝9g，川芎4.5g，桔梗4.5g，赤芍6g，枳壳6g，甘草6g，柴胡3g。

加减：若头晕头痛较剧，久痛不已者，可加全蝎10g，土鳖虫10g，兼寒者，加桂枝10g，细辛3g温通散寒；兼气滞者，加沉香5g，檀香3g辛香理气止痛；兼气虚者，加黄芪30g，党参10g，白术10g补中益气；若瘀血阻痹重证、胸痛剧烈者，加乳香5g，没药5g，郁金10g，延胡索10g，降香5g，丹参15g等加强活血化瘀、理气止痛。

（4）气滞心胸型

治法：舒调气机，活血舒脉。

方药：柴胡疏肝散加减。柴胡12g，陈皮6g，川芎9g，香附10g，枳壳9g，芍药12g，甘草5g。

加减：若头晕头痛，烦躁易怒，可加川楝子12g、夏枯草30g；若兼有脘胀、嗳气、纳少等脾虚气滞的表现，加当归12g、白术10g，茯苓9g疏肝行气、理脾和血；若气郁日久化热，心烦易怒，口干，便秘，舌红苔黄，脉数者，加栀子10g，丹皮10g疏肝清热；若胸闷心痛明显，为气滞血瘀之象，加五灵脂5g，蒲黄6g，以增强活血化瘀、散结止痛之功；若气滞兼阴虚者，加佛手10g，香橼10g理气而不伤阴。

（5）心肾阳虚型

治法：温补心肾。

方药：桂枝甘草汤合保元汤加减。桂枝10g，黄芪15g，党参10g，炙甘草5g，肉桂3g，生姜2片。

加减：若眩晕日久不愈，精神萎靡，可加巴戟天10g，淫羊藿30g等；若阳虚兼寒凝心脉，心痛较剧者，可加附子10g，川椒6g，吴茱萸10g，高良姜9g，细辛3g等温补真阳、散寒止痛；兼有气滞者，可加薤白10g，降香6g，延胡索10g，乳香5g，没药5g等理气活血；肾阳虚明显者，可合肾气丸；心肾阳虚兼见水饮凌心射肺，出现水肿、喘促、心悸者，用真武汤温阳化气行水；若心肾阳虚，虚阳欲脱厥逆者，用四逆加人参汤，温阳益气、回阳救逆；若见大汗淋漓、脉微欲绝等亡阳者，用参附龙牡汤，并加大剂量山萸肉，以温阳益气、回阳固脱。

（6）气阴两虚型

治法：补气养阴。

方药：生脉散合天王补心丹加减。人参10g，麦冬15g，五味子15g，茯苓10g，玄参10g，丹参9g，桔梗6g，远志10g，当归10g，天冬10g，柏子仁15g，酸枣仁15g，生地15g，朱砂3g。

加减：若眩晕劳累即发，头痛隐隐，可加黄芪20g、炙甘草10g、党参15g等；若阴不敛阳，虚火内扰心神，心烦不寐、舌红少津者，加知母10g，茯神6g，川芎9g清热除烦安神；若阴虚导致阴阳气血失和，心悸怔忡症状明显、脉结代者，加阿胶6g，火麻仁8g滋阴补血；若兼见头晕耳鸣、口干烦躁、心悸不宁、腰膝酸软者，用左归饮；若阴虚阳亢，风阳上扰者，加珍珠母15g，磁石15g，石决明9g重镇潜阳；若心肾真阴欲竭，当用大剂量西洋参30g，生地10g，石斛10g，麦冬10g，山萸肉6g等急救真阴，并佐以生牡蛎10g，乌梅肉9g，五味子5g，甘草5g等酸甘化阴且敛其阴。

2. 外治疗法

（1）针刺治疗　取心俞、厥阴俞、膻中、内关为主穴。辨证配穴：痰浊内阻配间使、丰隆、阴陵泉；心阳不振配百会、曲池、足三里、三阴交、气海（除百会外针灸并用）；气阴两虚配足三里、三阴交、列缺、后溪；寒凝心脉配足三里、三阴交、关元、太溪（针灸并用）；心血瘀阻配三阴交、太冲；气滞血瘀配太冲、膈俞；心气亏虚配足三里、气海、心俞、脾俞。一般留针1小时左右，每日1次。

（2）耳针　取心、肾、小肠、交感、神门、皮质下、肾上腺等穴。任取其中3~4穴，两耳交替针刺，一般留针1小时左右，每日1次。

（3）穴位注射　生脉针注射足三里、三阴交等；兼气虚者，足三里穴位注射黄芪注射液补气，每日1次。

3. 成药应用

（1）地奥心血康胶囊

药物组成：薯蓣科植物黄山药、穿龙薯蓣的根茎提取物。

功能主治：活血化瘀，行气止痛，扩张冠脉血管，改善心肌缺血。用于预防和治疗冠心病、心绞痛以及瘀血内阻。

用法：每次200mg，每日3次，连服2周后改为每次100mg，每日3次。

（2）通心络胶囊

药物组成：人参、全蝎、土鳖虫、蜈蚣、蝉蜕、赤芍、冰片等。

功能主治：益气扶正，活血通络。

用法：每次3粒，每日3次。

（3）麝香保心丸

药物组成：主要由冰片、麝香、蟾酥、人参提取物、牛黄、肉桂、苏合香组成。

功能主治：芳香温通，益气强心。用于心肌缺血引起的心绞痛、胸闷及心肌梗死。

用法：每次1~3粒，每日3次，或发作时服用。

（4）脑心通胶囊

药物组成：黄芪、赤芍、丹参、当归、川芎、桃仁、红花、乳香（制）、没药（制）、鸡血藤、牛膝、桂枝、桑枝、地龙、全蝎、水蛭。

功能主治：益气活血，化瘀通络。用于气虚血滞、脉络瘀阻所致中风中经络，症见半身不遂、肢体麻木、口眼歪斜、舌强语謇及胸痹心痛、胸闷、心悸、气短；脑梗死、冠心病心绞痛属上述证候者。

用法：每次3粒，每日3次，

（5）冠心止痛胶囊（河南省中医药研究院院内制剂）

药物组成：瓜蒌、半夏、蒲黄、五灵脂、红花、赤芍、川芎、桂枝、紫苏梗、山楂、薤白等。

功能主治：宽胸理气，化痰活血，通络止痛。

用法：每次3粒，每日3次，口服。

（6）强心通口服液（河南省中医药研究院院内制剂）

药物组成：人参、黄芪、三七、丹参、延胡索、葛根、川芎、水蛭、五味子、降香、细辛等。

功能主治：益气强心，活血化瘀，理气止痛。

用法：每次10~20ml，每日2~3次，口服。

（四）医家诊疗经验

陈可冀教授认为西医学之冠心病心绞痛、心肌梗死属于中国传统医学胸痹、心痛和真心痛范畴，强调瘀血的发生贯穿其发病的全过程，活血化瘀法是治疗冠心病的通则，但又不忽视痰浊湿阻，治疗时要祛痰浊利水湿与活血化瘀并重。他常说，湿（痰）浊不除，阳气（胸阳）难复。此外，他认为望舌（舌诊）对于冠心病患者十分重要，冠心病患者舌象的变化，特别是舌苔薄与腻的变化，对其愈后的反映是值得深入研究的。

邓铁涛教授认为冠心病是一个本虚标实之证，正虚（心气虚和心阴虚）是本病的内因，痰与瘀是本病的继发因素。气虚、阴虚、痰浊、血瘀构成了冠心病病机的四个主要环节。一般的冠心病以气虚（阳虚）而兼痰浊者为多见，当疾病中后期，或心肌梗死的患者，则以心阳（阴）兼血瘀或兼痰瘀为多见。在本病的治疗上，强调以心脾相关理论作指导，临床上运用调脾护心、补气除痰法治疗冠心病，取得较好疗效。

董建华教授认为冠心病心绞痛的病因病机或为寒凝胸中，胸阳失展；或为忧思恼怒，气机郁滞；或为饮食失节，聚湿生痰；或为心脾两虚，心失所养；或为肝肾亏虚，阳微阴弦，但气滞血瘀，不通则痛却是其共性的。冠心病心绞痛虽然以疼痛为主症，气滞、血瘀、痰结是普遍存在的，易显标实；董教授治疗冠心病心绞痛，疏调气机，化瘀通脉则为基本治则，寓于各法之中，或通阳，或益气，或豁痰，或滋阴，或清火。董教授注重补养心气，通补兼施。但补亦有节，不以碍邪，通亦有度，不以伤正。标实明显者，可先通后补，疼痛缓解后，多通补兼施。

万友生教授认为本病的辨证，首先立足于整体，辨明虚实，分清标本；标实当辨气滞、血瘀、痰浊、水湿之不同，本虚须辨明气、血、阴、阳之各异（其中以气虚、阳虚为多见，脾气虚为甚），因本病往往是虚中有实，实中有虚等虚实错杂之证，故万教授认为辨证不必拘泥于西医的病名和病理，务必详审细辨其标本虚实之缓急。治疗上其实多虚少者当通中兼补，随证酌加补虚之品，虚多实少者以补为主，补中兼通，甚至须先专补以固脱，如参附、四逆诸方，其纯实者宜攻忌补，不可拘泥于胸痹，其自拟丹络蒌薤汤加减治疗以上等证，每获良效。丹络蒌薤汤由丹参、橘络、丝瓜络、全瓜蒌、薤白组成，具有活血化瘀、行气导滞、疏经通络的作用，对心脏病血气阻滞、痰饮停聚的心胸闷痛之实证，颇为适宜。

五、预后转归

依随着药物治疗的不断优化和介入技术的深入开展，近年来高血压冠心病心肌梗死死亡率呈下降趋势，但是心肌梗死仍然是发达国家住院期间主要的死亡原因，其长期预后亦不容乐观：冠心病心肌梗死占院内死亡总数的 6%~13%，心肌梗死后存活患者，仍然面临着心血管事件，如心衰、再发心绞痛、再梗、心律失常和猝死等。心肌梗死住院期间主要死亡原因包括心衰/泵衰竭、心律失常、心脏破裂以及其他原因。心律失常和心衰/泵衰竭的发生率较高，相关研究较多，目前均有切实可行的防治措施。心脏破裂相对比较少见，相关研究比较缺乏，特别是心脏游离壁破裂没有有效的防治措施，死亡率极高。为了改善冠心病心肌梗死患者的长期预后，除了在急性期积极治疗，还应加强二级预防。关键因素包括强制性戒烟，心理、情感、社会和职业问题以及监测体重和适量活动。其中，戒烟能降低心肌梗死患者再梗及病死率，可采取各种方式，如药物戒烟、节制性戒烟等，同时应避免被动吸烟。而高血压、高脂血症和糖尿病得到治疗是二级预防的关键。高血压患者应积极药物治疗，将血压控制在 140/90mmHg 以下（慢性肾脏疾病或合并糖尿病患者应小于 130/80mmHg），同时，改变生活方式，如适量体力活动、减肥、戒烟、限酒、强调少盐低脂饮食和多食新鲜蔬菜水果。积极降脂，使 LDL-C ≤ 100mg/dl，降低到 70mg/dl 也合理。通过饮食控制、口服降糖药及胰岛素治疗达到控制血糖的目的。此外，冠心病心肌梗死患者使用阿司匹林、β 受体拮抗剂、ACEI 和他汀类等药物已证实是二级预防的关键措施，可使心肌梗死患者获益。

六、预防调护

（一）预防

在医生的指导下选择合适的降压药，长期将控制血压在 140/90mmHg 以下，最好维持在 130/80mmHg 左右。保持平稳的血压水平，是预防冠心病的最重要环节。这样，可防止血管内膜损伤。高血压合并冠心病分为 5 个阶段，每个阶段都有明确的降压目标。归纳起来有三个核心原则：

（1）舒张压不应降得太低，不宜低于 60mmHg，太低会加重心肌的缺血缺氧。

（2）降压的目标是 130/80mmHg。对慢性稳定型心绞痛合并心衰者，可将血压降到 120/80mmHg。

（3）降压治疗应缓慢进行，降压过快会导致症状加重，并使重要脏器，特别是大脑出现供血不足。当然，高血压急症除外。

（二）调护

1. 合理饮食

平时饮食宜清淡，少食含饱和脂肪酸较多的动物脂肪，如全脂奶粉、肥肉、牛肉、黄油、猪油等，以及富含胆固醇的食品，如心、脑、肝、肾等动物内脏，骨髓、墨鱼、鱿鱼、蚌、螺、牡蛎、鹌鹑蛋等和

无鳞鱼，如带鱼、鳗鱼、黄鳝等。多吃富含蛋白质的食品，如瘦肉、鸡肉、鸭肉、甲鱼、黑鱼、青鱼、鲤鱼、鲑鱼、海蜇、海参、蛋白、香菇、黑木耳、豆浆、豆制品、脱脂奶粉等。多吃含维生素 C 及钾丰富的蔬菜和水果，如马铃薯、新鲜豌豆、芹菜、番茄、萝卜、橘、橙、柠檬、菠萝、香蕉、海带、紫菜、菌菇类、向日葵籽等。食用含不饱和脂肪酸食用油（植物油），如麻油、菜油、豆油或玉米油等。不食用椰子油。少吃蔗糖、果糖和含糖的甜食、冷饮等。

少吃含钠较多的食品，如咸鱼、咸肉、咸菜、酱菜等。每日胆固醇摄入量不超过 300mg，每日蛋白质摄入量占总热量的 10%~20%。忌暴饮暴食。科学合理地饮食，可防止血脂异常，不使脂类沉积于血管壁，导致动脉硬化。

2. 戒烟或不吸烟

烟中含尼古丁，吸入后使血液中的儿茶酚胺分泌增多，这种物质会使心跳加快、周围血管收缩、血管内膜损伤、血压升高、冠状动脉痉挛，导致心肌耗氧量增加，诱发心绞痛。吸烟对冠状动脉有很大害处，因此，高血压患者不宜吸烟，吸烟者应戒烟。

3. 生活起居规律

生活要有规律，切忌熬夜，避免经常过夜生活，保证夜间充分的睡眠和良好的睡眠质量，保证每日午睡半小时，平时不要搓麻将，晚上临睡前少看惊险或紧张的影视剧。早上早起，养成良好的生活习惯，少喝浓茶和咖啡。

4. 调畅情志

避免过分紧张和情绪激动，保持心情愉快、情绪稳定，尽量避免不良刺激，加强自我控制能力，不宜狂喜、盛怒、过哀、大乐，保持心理平衡，以防血压升高和导致冠状动脉痉挛。

5. 适当运动锻炼

运动锻炼既可增强心肌功能、改善心肌代谢、促进侧支循环的建立，又能有效地改善脂质代谢，加快脂质的运转、分解和排泄。此外，运动还能改善机体的糖代谢、血凝状态、血小板功能和降低血黏度，有助于预防动脉粥样硬化的发生和发展，对冠心病的防治具有重要意义。一般是根据心脏功能及体力情况，从事适当的体力活动和体育锻炼，如散步、打太极拳、做保健操、练气功等最为合适，避免过重的体力活动和过于剧烈的体育活动或竞赛性运动。

主要参考文献

［1］胡盛寿. 中国心血管病报告［M］. 北京：中国大百科全书出版社，2018.

［2］刘力生. 高血压［M］. 北京：人民卫生出版社，2015.

［3］《中国高血压防治指南》修订委员会. 中国高血压防治指南（2018 年修订版）［M］. 北京：人民卫生出版社，2018.

［4］周仲瑛. 中医内科学［M］. 7 版. 北京：中国中医药出版社，2017.

［5］乔树宾. 心血管介入治疗高级培训教程［M］. 北京：人民卫生出版社，2015

［6］王清海. 高血压中西医结合研究与临床［M］. 北京：人民卫生出版社，2019.

第十章　高血压合并脑血管病

脑卒中是因脑血管阻塞或破裂引起的脑血液循环障碍，导致脑组织功能和结构损害的疾病。高血压引起的脑血液循环紊乱包括缺血性脑卒中、脑梗死、出血性脑卒中（高血压性脑出血、高血压性蛛网膜下出血）、血管性痴呆、高血压脑病。脑卒中发病急，迅速出现感觉、运动和意识障碍，表现为一时性或永久性神经功能障碍。血压与脑卒中密切关联，高血压是脑卒中的首要独立危险因素。高血压是脑出血和脑梗死最重要的危险因素。脑卒中发病率、死亡率的上升与血压升高有着十分密切的关系。这种关系是一种直接的、持续的，并且是独立的。近年研究表明，老年人单纯收缩期高血压（收缩压＞160mmHg，舒张压＜90mmHg）是脑卒中的重要危险因素。高血压患者发生脑卒中的概率比血压正常者要高出3~5倍。高血压引起脑血管病的机制，主要是由于其加速脑动脉硬化所引起的。由于长期的高血压，可导致小动脉管壁发生病变，管腔变硬，内膜增厚，当脑血管管腔狭窄或闭塞时，可使脑组织缺血、缺氧而发生脑血栓形成。高血压还可引起细小动脉壁变性和坏死，进而形成微小动脉瘤，当血压骤升时，可使这种已经变硬脆弱的血管破裂出血，发生脑出血。中医学无"脑血管病"一名，依据其临床表现，属于中医学"中风"范畴。

一、病因病机

（一）西医学认识

1. 主要危险因素

（1）高血压　高血压是中风最重要的危险因素，国内外几乎所有研究均证实，高血压是脑出血和脑梗死最重要的危险因素，脑卒中发病率的上升与血压升高有着十分密切的关系。这种关系是一种直接的、持续的、独立的。近年研究表明，老年人单纯收缩期高血压（收缩压≥160mmHg，舒张压＜90mmHg）是脑卒中的重要危险因素。国内研究显示：在控制其他危险因素后，收缩压每升高10mmHg，脑卒中发病的相对危险增加49%；舒张压每增加5mmHg，脑卒中发病的相对危险增加46%。一项共纳入61项对血压与病死率相关性研究的试验荟萃分析发现，血压水平与脑卒中病死率明显且直接相关。积极治疗高血压可降低高血压患者首次脑卒中的发生率，收缩压下降4mmHg，舒张压下降3mmHg，可使脑卒中的风险降低23%。早期调控高血压，有效控制高血压是至关重要的，所有高血压合并脑卒中患者均应积极进行降压治疗。

（2）高同型半胱氨酸血症　高同型半胱氨酸是脑卒中的另一危险因素。脑卒中具有高发病率、高复发率、高病死率及高致残率的特点，给患者家庭及社会带来沉重的负担，因此积极有效的防治脑卒中已成为人们关注的焦点之一。目前，高同型半胱氨酸血症（hyperhomocysteinema，Hcy）已经作为脑卒中的重要危险因素，控制高同型半胱氨酸血症能有效预防脑卒中已得到医学界共识。探讨这两者关系在指导脑卒中治疗上具有一定的临床意义。

1）同型半胱氨酸与脑卒中：同型半胱氨酸（hyperhomocysteinema，Hcy）是由食物中摄取的蛋氨酸脱甲基形成的含硫基生成，肝脏和肾脏为其主要代谢器官。正常人血浆中70%~80%的Hcy与蛋白质结合，并通过过氧化作用形成二聚体的 Hcy，或与半胱氨酸结合形成同型半胱氨酸 – 半胱氨酸的混合物，仅 1% 左右的 Hcy 在血液循环中以游离形式存在。在细胞内 Hcy 有 3 种代谢途径：①再甲基途径。在各种组织中，细胞内的 Hcy 由蛋氨酸合成酶催化，再甲基化成蛋氨酸，这一反应过程需维生素 B_{12} 的参与，并由 N–5,10– 亚甲基四氢叶酸还原酶（N–5，methylenetelrahydrifolate reductase，MTHFR）催化形成的甲基四氢叶酸提供甲基，而 Hcy 再甲基化的另一途径仅限于肝细胞内，由甜菜碱提供甲基，在甜菜碱 –Hcy 转化酶催化下合成蛋氨酸。②转硫化途径。细胞内 Hcy 由胱硫醚 –β– 合成酶（cystathionine–β–synthase，cβs）催化 γ，以维生素 B_6 为辅助因子，与丝氨酸缩合形成胱硫醚。胱硫醚又在 γ– 胱硫醚酶催化下进一步裂解为胱氨酸和 α– 酮丁酸。③ Hcy 直接释放到细胞外基质中，形成一定的血浆 Hcy 浓度。通常我们指的是总的 Hcy 浓度。有关 Hcy 的诊断标准，目前国内外比较公认的参考范围是 5~15mol/L。所谓 Hcy 是指血浆游离的及与蛋白结合的总同型半胱氨酸（total Homoeysteine，tHcy）和混合性二硫化物的升高。根据 tHcy 升高的水平将 tHcy 分为 3 度：16~30μmol/L 为轻度，31~100μmol/L 为中度，大于 100μmol/L 为重度。

2）高 Hcy 血症与脑卒中：自 1969 年 McCully 首先提出高 Hcy 血症与动脉粥样硬化性血管病有关的观点以来，越来越多的临床流行病学资料及实验室研究表明，伴随着血浆同型半胱氨酸水平的增高，动脉粥样硬化疾病的发生率亦相应增加，大多数高血压患者都合并高同型半胱氨酸血症。高 Hcy 血症不仅与高血压、冠状动脉粥样硬化性心脏病有关，还是脑血管病的危险因素。Verhoef 在血压正常人群中观察到血浆同型半胱氨酸与脑卒中关系密切。

Eikelboom 等对 219 例脑卒中患者调查表明，空腹血浆 Hcy 增加 5μmol/L，其患脑卒中危险性增加 2.7 倍。尽管国内外有很多科研人员研究了高 Hcy 血症与脑卒中发病的关系，但结论并未完全肯定。姜国红等在 Hhcy 与脑卒中的研究与干预治疗中提出 Hcy 血症是脑卒中的独立危险因素。临床研究及大规模的流行病学调查结果表明，血浆 Hcy 水平升高者只有不到 5%，而在高血压致脑卒中患者中可达 30%~40%。根据美国第三次全国营养调查和 Framingham 病例 – 对照研究的数据分析结果，高同型半胱氨酸血症与脑卒中发病有相关性。

3）高 Hcy 血症高血压与脑卒中：高 H 型高血压是指 Hcy ≥ 10μmol/L 的高血压患者，我国成年人高血压患病率为 27.5%，其中 3/4 都是 H 型高血压，部分地区 H 型高血压发病率达到 85%。我国高血压患者普遍存在高 Hcy 血症和低叶酸现象。Hcy 和脑血管疾病之间的关系研究主要集中于脑卒中方面，其机制：①高 Hcy 血症可诱导凝血因子 V、Ⅻ，影响血清前列腺素浓度，聚集血小板，生成纤维蛋白原增多，体内纤溶 – 凝血失衡，导致身体处于血栓前状态，若合并诱发因素，则脑组织可因局部血管狭窄或阻塞，发生缺氧缺血性改变。②高 Hcy 血症可通过促进过氧化物和自由基生成，并抑制内皮细胞 DNA 合成，改变内皮细胞骨架结构，损伤内皮细胞，引起血管动脉粥样硬化改变。③ H 型高血压患者补充叶酸能够显著降低脑卒中风险，且补充叶酸后，脑卒中病死率随着 Hcy 浓度降低也进一步下降，因此认为血浆 Hcy 浓度可以作为脑卒中患者的危险预测因子。

2. 病因

（1）血管病变　①高血压动脉硬化。②多种原因所致的动脉炎（风湿、结核、梅毒、结缔组织疾病）。③先天性血管病变（如动脉瘤、血管畸形和先天性狭窄）。

④外伤。⑤中毒、肿瘤。其中以高血压及动脉硬化最常见。

（2）心脏病和血流动力学改变 如风湿性或非风湿性心脏瓣膜病，高血压、低血压血压的急骤波动，以及各种原因引起的心功能障碍、心律失常，特别是心房纤颤等。

3.发病机制

（1）微栓塞 微栓塞主要来源于颈动脉系狭窄处的附壁血栓和动脉粥样硬化斑块的脱落、胆固醇结晶等，微栓子脱落引起脑部小动脉发生微栓塞，出现脑局部缺血的症状和体征。当栓子破碎或溶解移向远端时，栓塞的血管血流恢复，症状消失。

（2）脑血管痉挛 脑动脉硬化后在狭窄部形成涡流，刺激血管壁发生血管痉挛，使所支配的脑组织发生缺血。

（3）血液成分及血流动力学改变 某些血液系统疾病如真性红细胞增多症、血小板增多等血液高凝状态，颈椎病导致的颈动脉受压等均可引起短暂性脑缺血发作。

（二）中医学认识

中风，又称卒中，是以猝然昏仆，不省人事，半身不遂，口眼㖞斜，语言不利为主症的病证。病轻者可无昏仆而仅见半身不遂及口眼㖞斜等症状。由于本病发生突然，起病急骤，"如矢石之中的，若暴风之疾速"。临床见症不一，变化多端而速疾，有晕仆、抽搐，与自然界"风性善行而数变"的特性相似，故古代医学家取类比象而名之为"中风"；又因其发病突然，亦称之为"卒中"。至于《伤寒论》所说之"中风"，乃外感病中的太阳表虚证，与本节所述不可混淆。本病绝大多数发生于中老年人，其发病率、死亡率、致残率高，在一些国家已成为老年人死亡的首要原因。脉胀是中风最重要的危险因素；脉胀常并发中风（脑卒中），多数出血性脑卒中由脉胀引起，缺血性脑卒中的发生多与血压升高有关。

二、临床表现

（一）辨病诊断

1.病原学诊断

（1）病原学诊断及分类 西医学认为，脑血管意外除先天性脑血管瘤外，有两个基本因素：一是高血压，二是动脉粥样硬化。这两个基本因素并存，往往是痰瘀、瘀血形成的条件，动脉粥样硬化即为痰瘀的一种表现，并且它是在高脂血症的基础上渐渐形成的，高脂血症使血液瘀浊，因此本身也是一种血淤。

①脑血栓形成：又称动脉硬化性脑梗死，由于脑动脉硬化，在血管内壁受损的基础上，血液栓子先在管壁上形成，并逐渐增大，最后使动脉腔内形成完全性栓塞而致部分脑组织血供障碍。有的由于栓子很小，被血流冲向某一脑动脉细支，表现为短暂性脑血供不足的症状，又称小中风，它虽没有留下明显的后遗症，但却常是大中风的先兆，应及时防治和养护。

②脑出血：系由脑内动脉、静脉或毛细血管破裂引起脑实质内的一种自发性出血性血管疾病。发病率为每年 60~80/10 万人口，在我国占急性脑血管病的 30% 左右。急性期病死率为 30%~40%，是急性脑血管病中最高的。在脑出血中，大脑半球出血约占 80%，脑干和小脑出血约占 20%

③蛛网膜下腔出血：原发性蛛网膜下腔出血，是指脑血管表面血管破裂，血液流入蛛网膜与软脑膜之间的蛛网膜下腔。通常为先天性或后天性脑内血管瘤破裂所致，也可由动静脉血管畸形，即动脉不经毛细血管而直接与静脉相沟通，使血管迂曲畸形扩张，且管壁变薄，容易破裂而出血，于是可发生蛛网膜下腔出血或脑内

出血。

（2）临床表现

1）缺血性脑卒中诊断标准。

①急性起病。

②局灶性神经功能缺损，少数为全面神经功能缺损。

③症状和体征持续数小时以上。

④脑 CT 或 MRI 排除脑出血和其他病变。

⑤脑 CT 或 MRI 有明确梗死病灶。

2）出血性脑卒中诊断标准。

①临床特点：多在动态、情绪激动下急性起病。突发局灶性神经功能缺损症状，常伴有头痛、呕吐，可伴有血压增高、意识障碍和脑膜刺激征。

②辅助检查

血液检查：可有白细胞计数增高、血糖水平升高等。

影像学检查：

a.头颅 CT 扫描：是诊断出血安全有效快捷的方法，可准确、清楚地显示脑出血的部位、出血量、占位效应、是否破入脑室或蛛网膜下腔及周围组织受损的情况。脑出血 CT 扫描示血肿灶为高密度影，边界清楚，CT 值为 75~80Hu；在血肿被吸收后显示为低密度影。b.头颅 MRI 检查：脑出血后随着时间的延长，完整红细胞破碎后，正铁血红蛋白（HbO$_2$）逐渐转变为去氧血红蛋白（DHb）及正铁红蛋白（MHb），红细胞破碎后，正铁红蛋白析出呈游离状态，最终成为含铁红黄素。上述演变过程从血肿周围向中心发展，因此出血后的不同时期血肿的 MRI 表现也各异。对急性期脑出血的 CT 优于 MRI，但 MRI 检查能更准确地显示血肿演变过程，对某些脑出血患者的病因探讨会有所帮助，如能较好地鉴别瘤卒中，发现 AVM 及动脉瘤等。c.脑血管造影（DSA）：中青年非高血压性脑出血，或 CT 和 MRI 检查怀疑有血管异常时，应进行脑血管造影检查。脑血管造影可清楚地显示异常血管及显示出造影剂外漏的破裂血管和部位。

腰穿检查：脑出血破入脑室或蛛网膜下腔时，腰穿可见血性脑脊液。对没有条件或不能进行 CT 扫描者，可进行腰穿检查协助诊断脑出血，但阳性率仅为 60% 左右。对大量的脑出血或脑疝早期患者，腰穿应慎重，以免诱发脑疝。

（二）辨证诊断

望诊：痛苦面容，口舌歪斜，共济失调。

闻诊：饮水发呛，呃逆。

问诊：偏瘫，言语謇涩或不语，偏身感觉异常，头痛，眩晕。

切诊：脉弦滑、细数。

1.中经络

（1）风火上扰型

临床证候：平素眩晕头痛，面红耳赤，口苦咽干，心烦易怒，尿赤便干，突发口眼歪斜，舌强语謇或手足重滞，甚者半身不遂。舌质红绛，舌苔黄腻而干，脉弦数。

辨证要点：口眼歪斜，舌强语謇，半身不遂，眩晕头痛，面红耳赤。舌质红绛，舌苔黄腻而干，脉弦数。

（2）风痰阻络型

临床证候：肌肤不仁，手足麻木，突发口眼歪斜，语言不利，口角流涎，舌强语謇或手足重滞，甚者半身不遂，头晕目眩，痰多而黏。舌质暗淡，舌苔薄白或白腻，脉弦滑。

辨证要点：肌肤不仁，手足麻木，半身不遂，口眼歪斜，语言不利，头晕目眩，痰多而黏。苔白腻，脉弦滑。

（3）痰热腑实型

临床证候：半身不遂，口眼歪斜，语言不利，腹胀便干、便秘，头痛目眩，咳痰或痰多。舌质暗红，苔黄腻，脉弦滑而大。

辨证要点：半身不遂，口眼歪斜，腹胀便干，头痛目眩。舌质暗红，苔黄腻，脉弦滑。

（4）气虚血瘀型

临床证候：偏瘫、肢软无力，面色萎黄，气短乏力，口角流涎，自汗出，心悸便溏，手足肿胀，舌质暗淡、有瘀点、瘀斑。舌苔白腻，有齿痕，脉沉细。

辨证要点：偏瘫、肢软无力，气短乏力，口角流涎。舌质暗淡，有瘀点、瘀斑，舌苔白腻，脉沉细。

（5）阴虚风动型

临床证候：平素眩晕耳鸣，腰痛，手足心热，咽干口燥，突发半身不遂，口眼歪斜，语言不利，手指蠕动，咽干口燥。舌质红而体瘦，少苔或无苔，脉弦细数。

辨证要点：偏瘫、眩晕耳鸣。舌质红而体瘦，少苔或无苔，脉弦细数。

2.中脏腑

（1）肝阳暴亢，上扰清窍型

临床证候：神识恍惚，甚至昏迷，半身不遂。平时多有眩晕、麻木之症，情志相激病势突变，肢体强痉拘急，面红，口干便秘。舌质红绛，舌苔黄腻而干，脉弦滑大数。

辨证要点：神识恍惚，半身不遂。肢体强痉拘急，面红，口干便秘。舌质红绛，舌苔黄腻而干，脉弦滑大数。

（2）痰蒙清窍型

临床证候：意识障碍，半身不遂，口舌歪斜，言语謇涩或不语，痰鸣辘辘，面白唇暗，肢体瘫软，手足不温，静卧不烦，二便自遗，舌质紫暗，苔白腻，脉沉滑缓。

辨证要点：意识障碍，半身不遂，痰鸣辘辘，面白唇暗。舌质紫暗，苔白腻，脉沉滑缓。

（3）痰热内闭型

临床证候：意识障碍，半身不遂，口舌歪斜，言语謇涩或不语，鼻鼾痰鸣，或肢体拘急，或躁扰不宁，或身热，或口臭，或抽搐，或呕血。舌质红，舌苔黄腻，脉弦滑数。

辨证要点：意识障碍，半身不遂，鼻鼾痰鸣，身热口臭。舌质红，舌苔黄腻，脉弦滑数。

（4）元气败脱型

临床证候：昏愦不知，目合口开，四肢松懈瘫软，肢冷汗多，二便自遗。舌卷缩，舌质紫暗，苔白腻，脉微欲绝。

辨证要点：昏愦不知，目合口开，肢冷汗多，二便自遗。舌质紫暗，苔白腻，脉微欲绝。

三、鉴别诊断

（一）西医学鉴别诊断

1.脑栓塞

以青壮年较多见，病前有风湿性心脏病、心房颤动及大动脉粥样硬化等病史。起病急，症状常在数秒或数分钟内达到高峰，表现为偏瘫、失语等局灶性神经功能缺损。头颅 CT 和 MRI 有助于明确诊断。

2.脑分水岭梗死

多见于 50 岁以上的患者，临床上一些血压下降或血容量不足的表现，常可见于脑分水岭梗死发病前，发病后局灶性神经功能缺损亦是最常见的临床表现之一，此时进行头部 CT 或 MRI 检查能发现楔形或带状的梗死灶，常可以确诊。

（二）中医学鉴别诊断

1.口僻与中风

口僻俗称吊线风，主要症状是口眼歪斜，多伴有耳后疼痛，因口眼歪斜有时伴流涎、言语不清。多由正气不足，风邪入中脉络，气血痹阻所致，不同年龄均可罹患。中风口舌歪斜者多伴有肢体瘫痪或偏身麻木，病由气血逆乱，血随气逆，上扰脑窍而致脑髓神机受损，且以中老年人为多。

2. 痫病与中风

痫病与中风中脏腑均有猝然昏仆的见症。而痫病为发作性疾病，昏迷时四肢抽搐，口吐涎沫，双目上视，或作异常叫声，醒后如常人，且肢体活动多正常，发病以青少年居多。

3. 厥证与中风

厥证神昏常伴有四肢逆冷，一般移时苏醒，醒后无半身不遂、口舌歪斜、言语不利等症。

4. 痉病与中风

痉病以四肢抽搐，项背强直，甚至角弓反张为主症。病发亦可伴神昏，但无半身不遂、口舌歪斜、言语不利等症状。

5. 痿病与中风

痿病以手足软弱无力、筋脉弛缓不收、肌肉萎缩为主症，起病缓慢，起病时无突然昏倒、不省人事、口舌歪斜、言语不利。以双下肢或四肢为多见，或见患肢肌肉萎缩，或见筋惕肉瞤。中风亦有见肢体肌肉萎缩者，但多见于后遗症期由半身不遂而废用所致。

四、临床治疗

（一）提高临床疗效的基本要素

1. 首辨中经络、中脏腑

中风有中经络、中脏腑之分，中经络者有半身不遂、口眼歪斜、语言不利，但意识清楚。中脏腑者则昏不识人，或神志昏糊、迷蒙，伴见肢体不用。中经络多在2~3天内病情发展至高峰，中脏腑多在数分钟至数小时病情达高峰，二者既能反映患者病情的轻重程度，又能预测患者的康复程度，也是临床医师采取治疗措施的基石。中经络一般宜治以平肝息风、化痰通络；中脏腑宜治以通腑泄热。

2. 中脏腑当辨闭证与脱证

中脏腑多因风阳痰火蒙蔽神窍，气血逆乱，上冲于脑，或络损血溢，瘀阻脑络，而致突然昏倒，不省人事。属于中风重症，因邪正虚实之不同，又有闭证与脱证之分。闭证属实，症见神志昏迷、牙关紧闭、口噤、两手握固、肢体强痉等，治宜通腑泄热、醒神开窍。要善用通下之法，通腑泄热，有助于邪从下泄，则神识可清，危象可除。脱证属虚，乃五脏真阳散脱，阴阳即将离决之候，临床症见神志昏聩无知、目合口开、四肢松懈瘫痪、手撒肢冷汗多、二便自遗、鼻息低微，治宜救阴回阳固脱。中脏腑多见于大面积脑梗死或脑出血患者。

3. 闭证当辨阳闭和阴闭

虽然闭证属实证，多采取通下之法，但闭证又分阳闭和阴闭。阳闭属痰火瘀热，症见身热面赤、气粗鼻鼾、痰声如拽锯、便秘溲黄、舌苔黄腻、舌绛干，甚则舌体蜷缩，脉弦滑而数，治宜通腑泄热、醒神开窍。而阴闭属痰浊瘀阻，症见面白唇紫、痰涎壅盛、四肢不温、舌苔白腻、脉沉滑，治宜化痰息风、宣郁开窍。

4. 辨病期，恢复肢体功能

中风病分三期。急性期：中经络者为1周，中脏腑者为1个月，此期脑细胞的功能尚有恢复的可能性，积极治疗能够有效减少患者的后遗症，甚至完全康复。恢复期多在2周后或1个月至半年内，此期以经络病变为主，要针药并用，积极配合外治疗法，如针灸、按摩、药浴、穴位贴敷、理疗等措施。尽量恢复患者的功能。后遗症期多在中风半年以上，一般恢复较难，此期以功能锻炼为主，一是防止肌肉萎缩，二是预防中风复发。

（二）辨病治疗

1.缺血性脑卒中

（1）一般处理

①吸氧与呼吸支持：吸氧（血氧饱和度低于92%），气道功能严重障碍者应给予气道支持（气管插管或切开）及辅助呼吸。

②心脏监测与心脏病变处理：常规进行心电图检查，必要时进行心电监护，发现问题，按心脏病治疗原则进行救治。

③体温控制：明确发热原因，如存在感染应给予抗生素治疗。

④血糖控制：血糖超过11.1mmol/L时给予胰岛素治疗；血糖低于2.8mmol/L时给予10%~20%葡萄糖注射口服或注射治疗。

⑤营养支持：正常进食者无需额外补充营养；不能正常进食者可鼻饲，持续时间长者经自己本人或家属同意可行经皮内镜下胃造瘘（PEG）管饲补充营养。

（2）改善脑血液循环 溶栓治疗是目前最重要的恢复血流的措施，重组组织型纤溶酶原激活剂（rtPA）和尿激酶（UK）是我国目前使用的主要溶栓药，目前认为有效抢救半暗带组织的时间为4.5小时内或6小时内。

①静脉溶栓。静脉溶栓的适应证：年龄18~80岁；发病4.5小时以内（rtPA）或6小时内（尿激酶）；脑功能损害的体征持续存在超越1小时，且比较严重；脑CT已排除颅内出血，且无早期大面积脑梗死影像学改变；患者或家属签署知情同意。

②动脉溶栓。有适应证，要求动脉溶栓者，转相关医院，并及时通知相关医院。

（3）抗血小板治疗 对于不符合溶栓适应证且无禁忌证的缺血性脑卒中患者应在发病后尽早给予口服阿司匹林150~300mg/d。急性期后可改为预防剂量（50~150mg/d）；溶栓治疗者，阿司匹林等抗血小板药物应在溶栓24小时后开始使用。

对不能耐受阿司匹林者，可考虑选用氯吡格雷等抗血小板治疗。

（4）抗凝、降纤、扩容治疗 抗凝治疗的目的主要是防止缺血性卒中的早期复发、血栓的延长及防止堵塞的远端的小血管继发血栓形成，促进侧支循环。但急性期抗凝治疗虽已广泛应用多年，但一直存在争议。

①普通肝素（unfractionated heparin，UFH）：虽然UFH作为一种治疗选择尚无临床试验报告。低或中等剂量UFH皮下注射治疗急性脑梗死的随机对照试验（IST）显示，虽然肝素可降低卒中的早期复发，但出血风险也同时增加。

②低分子肝素（low molecular weight heparin，LMWH）：临床研究对低分子肝素治疗缺血性卒中疗效的评价不一，我国有研究对两种剂量LMWH进行临床观察，皮下注射低分子肝素治疗发病48小时内的缺血性卒中10天，显示大剂量组（4100U皮下注射，每日2次）6个月时死亡率明显降低。但是欧洲3个临床试验没有显示同样的结果。

③类肝素：美国的TOAST试验显示类肝素不降低卒中复发率，也不缓解病情的发展。但在卒中亚型分析时发现类肝素可能对大动脉硬化型卒中有效。

抗凝作为辅助治疗：静脉溶栓后使用肝素，可以增加血管再通率，但是出血并发症也增加。对防止血管再闭塞的作用尚需进行更多临床试验。国外多数研究认为溶栓后24小时内不主张使用抗凝治疗。使用抗凝治疗时，应该密切监测，使用抗凝剂量要因人而异。

（5）神经维护 许多实验和临床研究探讨了各种神经保护的效果，不少神经保护剂在动物实验时有效，但缺乏有说服力的大样本临床观察资料。目前常用的有胞磷胆碱、脑复康、钙通道阻滞剂等。

亚低温可能是有前途的治疗方法，有关研究正在进行，高压氧亦可使用。

总之，使用神经保护剂可能减少细胞损伤，加强溶栓效果，或者改善脑代谢，但是目前尚缺乏大样本的多中心、随机、双盲、对照临床试验结果。

（6）血压控制 脑卒中后降压：除了根据血压水平，还要根据脑卒中后脑血流状态。脑血流的高低是判断脑卒中过程中及卒中后是否能够降压的关键，急性期降压依据中国脑卒中防治指南的要求，进行慢性期的降压则需要依据以下几点：

要了解颅内血管及颅外血管病变的状态，对卒中患者进行颈动脉超声及颅内多普勒超声检查，判断颅内及颅外血管的狭窄情况。双侧颈动脉狭窄70%时，收缩压需维持在160~170mmHg，血压过低会增加缺血性卒中的风险；颈动脉狭窄<70%患者的血压则可以降至140mmHg以下。

要根据患者在降压过程中的症状决定是否需要降压，降压过程中如果患者出现不能耐受的现象，或出现头晕、头痛、恶心、乏力及嗜睡症状时，需要评价是否出现了脑供血不足。准备溶栓者，应使收缩压<180mmHg，舒张压<100mmHg。

缺血性脑卒中后24小时内血压升高的患者应谨慎处理。血压持续升高，收缩压≥200mmHg，舒张压≥110mmHg或伴有严重心功能不全、主动脉夹层、高血压脑病者，可予缓慢降压治疗，并严密观察血压变化。

脑卒中后血压下降范围：《美国高血压指南》（JNC7）提出脑卒中后血压应控制在160/100mmHg。有研究表明，卒中后血压达标治疗为<140/90mmHg，可使亚洲人群再缺血性、再出血性脑卒中的危险均降低。因此，脑卒中后降压目标值定为<140/90mmHg是安全的。《2018年中国高血压指南》指出，脑卒中或TIA后在患者能耐受的情况下，最好将TIA或脑卒中患者的血压降至140/90mmHg以下。

以抗动脉硬化治疗为主体的降压药物更适合于这类患者，要降压稳定，长期有效控制血压。

①CCB类药物可以部分进入血-脑屏障，减少脑缺血后钙的超负荷，有利于脑细胞的保护作用。长效CCB，如硝苯地平控释片、氨氯地平及非洛地平缓释片，降压平衡，减少血压波动，同时有抗颈动脉硬化的作用，适用于脑卒中的高血压患者。

②ACEI、ARB类药物可减少肾素-血管紧张素的激活，减少脑血管组织结构病变，有利于减少中风患者再卒中的发生。Life研究提示高血压存在左室肥厚伴卒中的患者采用氯沙坦治疗可明显减少再卒中的发生。

③联合用药。为了使卒中患者更平稳地降压，临床上常用联合药物治疗：ACEI+CCB、ACEI或ARB+利尿剂、ACEI或ARB+CCB+利尿剂，交感激活、心率快的患者可加用β受体拮抗剂。

值得提出的是，脑卒中患者在血压波动性增高的时候，口含硝苯地平（心痛定）进行急性降压治疗会增加再梗死的风险，应采用静脉降压药物调整血压至稳定，中国和国际高血压指南及脑血管病的防治指南中均将心痛定列为脑卒中后急性降压的禁忌药，并将口含方法列入禁忌方法之中。综上所述，脑卒中后的降压是个复杂的问题，但只要掌握好治疗的方法及治疗的原则，脑卒中后合理的降压会取得更佳效果。

2. 脑出血

（1）一般治疗

①卧床休息：一般应卧床休息2~4周，避免情绪激动及血压升高。

②保持呼吸道通畅：昏迷患者应将头歪向一侧，以利于口腔分泌物及呕吐物流出，并可防止舌根阻塞呼吸道，随时吸出口腔内

的分泌物和呕吐物，必要时行气管切开。

③吸氧：有意识障碍、血氧饱和度下降或有缺氧现象（$PO_2 < 60mmHg$ 或 $PO_2 > 50mmHg$）的患者应给予吸氧。

④鼻饲：昏迷或有吞咽困难者在发病第2~3天即应鼻饲。

⑤对症治疗：过度烦躁不安的患者可适量用镇静药；便秘者可选用缓泻剂。

⑥预防感染：加强口腔护理，及时吸痰，保持呼吸道通畅；留置导尿时应做膀胱冲洗，昏迷患者可酌情用抗生素预防感染。

⑦观察病情：严密注意患者的意识，瞳孔大小、血压、呼吸等改变，有条件时应对昏迷患者进行监护。

（2）调控血压　脑出血患者血压的控制并无一定的标准，应视患者的年龄、既往有无高血压、有无颅内压增高、出血原因、发病时间等情况而定，一般可遵循下列原则：

脑出血患者不要急于降血压，因为脑出血后的血压升高是对颅内压升高的一种反射性自我调节，应先降颅内压后，再根据情况决定是否进行降压治疗。

血压 ≥ 200/110mmHg 时，在降颅压的同时可慎重平稳降血压治疗，使血压维持在略高于发病前水平或 180/105mmHg 左右；收缩压在 170~200mmHg 或舒张压 100~110mmHg 时，暂可不必使用降压药，先脱水降颅压，并密切观察血压情况，必要时再用降压药。血压降低幅度不宜过大，否则可能造成脑低灌注。收缩压 < 165mmHg 或舒张压 < 95mmHg 不需要降压治疗。血压过低者应升压治疗，以保持脑灌注压力。

（3）降低颅内压　颅内压升高是脑出血患者死亡的主要原因，因此降低颅内压是治疗脑出血的重要任务。脑出血的降颅压治疗首先以高渗脱水药为主，如甘露醇

或甘油果糖、甘油氯化钠等，注意尿量、血钾及心肾功能。可酌情选用呋塞米（速尿）、白蛋白。建议不使用类固醇，因其副作用大，且降颅压效果不如高渗脱水药。应用脱水药时要注意水电解质平衡。

（4）止血药物　一般不用，若有凝血功能障碍可应用，时间不超过1周。

（5）亚低温治疗　亚低温治疗是辅助治疗脑出血的一种方法，初步的基础与临床研究认为亚低温是一项有前途的治疗措施，而且越早用越好。

（6）手术治疗　手术目的主要是尽快清除血肿、降低颅内压、挽救生命，其次是尽可能早期减少血肿对脑组织的压迫，降低致残率。国内很多医院正在探讨手术治疗的方法和疗效。

3. 蛛网膜下腔出血

（1）保持生命体征稳定　确诊后应争取监护治疗，密切监测生命体征和神经系统体征的变化；保持气道通畅，维持稳定的呼吸、循环系统功能。

（2）降低颅内压　适当限制液体入量、防治低钠血症、过度换气等都有助于降低颅内压。临床上主要应用脱水剂，常用的有甘露醇、速尿、甘油果糖或甘油氯化钠，也可以酌情选用白蛋白。若伴发的脑内血肿体积较大时，应尽早手术清除血肿，降低颅内压以抢救生命。

（3）纠正水、电解质平衡紊乱　注意液体出入量平衡。适当补液补钠，调整饮食和静脉补液中晶体、胶体的比例，可以有效预防低钠血症。低钾血症也较常见，及时纠正可以避免引起或加重心律失常。

（4）对症治疗　烦躁者予镇静药，头痛予镇痛药，注意慎用阿司匹林等可能影响凝血功能的非甾体类消炎镇痛药物，或吗啡、哌替啶（杜冷丁）等可能影响呼吸功能的药物。癫痫发作时可以短期采用抗癫痫药物如地西泮（安定）、卡马西平或者

丙戊酸钠。

（5）加强护理　就地诊治，卧床休息，减少探视，避免声光刺激。给予高纤维、高能量饮食，保持大小便通畅。意识障碍者可予鼻胃管，小心鼻饲，慎防窒息和吸入性肺炎。尿潴留者留置导尿，注意预防尿路感染。采取勤翻身、肢体被动活动、气垫床等措施预防压疮、肺不张和深静脉血栓形成等并发症。如果 DSA 检查证实不是颅内动脉瘤引起的，或者颅内动脉瘤已行手术夹闭或介入栓塞术，没有再出血危险的可以适当缩短卧床时间。

（6）防治再出血

①安静休息：绝对卧床 4~6 周，镇静、镇痛，避免用力和情绪刺激。

②调控血压：去除疼痛等诱因后，如果平均动脉压＞125mmHg 或收缩压＞180mmHg，可在血压监测下使用短效降压药物，保持血压稳定在正常或者起病前水平。可选用钙通道阻滞剂、β受体拮抗剂或 ACEI 类等。

③抗纤溶药物：常用 6- 氨基己酸（EACA），初次剂量 4~6g，溶于 100m10.9% 氯化钠注射液或者 5% 葡萄糖注射液中静脉滴注（15~30 分钟），一般维持静脉滴注 1g/h，12~24g/d，使用 2~3 周或手术前，也可用氨甲苯酸（止血芳酸，PAMBA）或止血环酸（氨甲环酸）。抗纤溶治疗可降低再出血的发生率，但同时也增加 CVS 和脑梗死的发生率，建议与钙离子通道阻滞剂同时使用。

（7）外科手术。

（三）辨证治疗

1. 辨证论治

（1）中经络

①风火上扰型

治法：平肝息风，泻火通络。

方药：天麻钩藤饮汤加减。钩藤 15g，天麻 15g，石决明 20g，栀子 10g，黄芩 10g，牛膝 20g，赤芍 10g，珍珠母 30g，桑叶 10g，菊花 10g。

加减：有痰浊，胸闷，恶心，苔腻，加陈胆星 10g，郁金 10g；头痛较重，加羚羊角（水牛角 30g 代），夏枯草 10g 以清肝息风；腿脚重滞，加杜仲 30g，桑寄生 30g 补益肝肾。

②风痰阻络型

治法：息风化痰，祛瘀通络。

方药：半夏天麻白术汤加减。法半夏 10g，白术 10g，天麻 15g，桃仁 10g，橘红 10g，鸡血藤 15g，甘草 5g。

加减：语言不清者，加菖蒲 10g，远志 10g 祛痰宣窍；痰瘀交阻，舌紫有瘀斑，脉细涩者，可酌加丹参 20g，桃仁 10g，红花 10g，赤芍 10g 等活血化瘀。

③痰热腑实型

治法：清热通腑，息风化痰。

方药：桃仁承气汤加减。桃仁 10g，大黄 6g，枳实 12g，芒硝 15g，胆南星 10g，黄芩 10g，全瓜蒌 15g，赤芍 10g，丹皮 10g，牛膝 12g。

加减：热偏盛者加竹茹 15g，川贝母 10g 清化痰热；兼有肝阳上亢，症见头晕头痛，面赤，苔黄舌红、脉弦紧有力，加钩藤 15g，石决明 20g，夏枯草 10g 平肝息风潜阳；咽干口燥，加天花粉 20g，天冬 10g，养阴润燥。

④气虚血瘀型

治法：益气活血，化瘀通络。

方药：补阳还五汤加减。黄芪 40g，归尾 10g，川芎 10g，赤芍 10g，桃仁 10g，红花 10g，地龙 10g 等。

加减：血虚甚，加枸杞 10g，首乌 30g 以补血；肢冷，阳失温煦，加桂枝 15g 温经通脉；腰膝酸软，加川断 30g，桑寄生 30g，杜仲 30g 以壮筋骨，强腰膝。

⑤阴虚风动型

治法：滋阴潜阳，息风通络。

方药：滋阴补肾丸加减。牛膝 20g，天

麻 15g，钩藤 15g，牡蛎 30g，龙骨 30g，龟甲 30g，玄参 10g，天冬 10g，白芍 10g，甘草 5g。

加减：痰热较重，苔黄腻，泛恶，加胆星 10g，竹沥 10g，川贝母 10g 清热化痰；阴虚阳亢，肝火偏旺，心中烦热，加栀子 10g，黄芩 10g 清热除烦。

（2）中脏腑

①肝阳暴亢，上扰清窍型

治法：平肝潜阳，醒神开窍。

方药：羚角钩藤汤加减。水牛角 30g，钩藤 15g，桑叶 15g，菊花 15g，白芍 10g，生地 20g，茯神 15g，竹茹 10g。

加减：有痰浊，胸闷，恶心，苔腻，加陈胆星 10g，郁金 10g；头痛较重，加羚羊角 30g，夏枯草 10g 清肝息风；腿脚重滞，加杜仲 30g，桑寄生 30g 补益肝肾。

②痰蒙清窍型

治法：燥湿化痰，涤痰开窍。

方药：导痰汤加减。法半夏 10g，陈皮 12g，茯苓 15g，枳实 12g，胆南星 19g，菖蒲 15g，甘草 6g。

加减：若痰热阻于气道，喉间痰鸣辘辘，可服竹沥水、猴枣散以豁痰镇惊；肝火旺盛，面红目赤，脉弦劲有力，宜酌加龙胆 10g，山栀 10g，夏枯草 10g，代赭石 30g，磁石 30g 等清肝镇摄之品；腑实热结，腹胀便秘，苔黄厚，宜加生大黄 6g，元明粉 6g，枳实 12g；痰热伤津，舌质干红，苔黄燥者，宜加沙参 20g，麦冬 10g，石斛 10g，生地 20g。

③痰热内闭型

治法：清热化痰，醒神开窍。

方药：涤痰汤加减。水牛角 30g，黄芩 10g，珍珠粉 15g，寒水石 15g，石菖蒲 10g，郁金 10g，黄连 6g。

加减：兼有动风者，加天麻 15g，钩藤 15g 以平息内风；有化热之象者，加黄芩 10g，黄连 6g；见戴阳证者，属病情恶化，

宜急进参附汤、白通加猪胆汁汤救治。

④元气败脱型

治法：益气回阳，固脱救逆。

方药：四逆汤和独参汤加减。人参 20g，制附子 15g，干姜 10g，甘草 5g。

加减：阴不恋阳，阳浮于外，津液不能内守，汗泄过多者，可加龙骨 30g，牡蛎 30g 敛汗回阳；阴精耗伤，舌干，脉微者，加玉竹 10g，黄精 10g 以救阴护津。

2. 外治疗法

（1）穴位贴敷　穴位贴敷疗法是传统针灸疗法和药物疗法的有机结合，其实质是一种融经络、穴位、药物于一体的复合性治疗方法。

功效：活血通络，调和阴阳。

处方：贴敷药膏（吴茱萸、槐花、珍珠母，按 3∶1∶1 配制）

操作方法：将穴位贴敷药膏贴于穴位上，用脱敏胶布固定。每次贴药时间为 3~6 小时，日 1 次，6 天 1 个疗程。

选穴：偏瘫肢体的曲池、合谷、内关、外关、手三里、足三里、阴陵泉、三阴交等。

适应证：中风所致半身不遂、肢体麻木。

（2）中药封包（五子散）疗法　该疗法集中药外治、温热疗法、松筋手法于一身。

功效：活血通络，温经止痛。

处方：吴茱萸、莱菔子、白芥子、菟丝子、冬葵子。

操作方法：将五子散置于中药袋中，放入微波炉加热 3 分钟，于患处或相应的穴位来回推熨 30 分钟，每日 1~2 次，6 天 1 个疗程。

选穴：偏瘫肢体的曲池、合谷、内关、外关、手三里、足三里、阴陵泉、三阴交等。

适应证：中风所致半身不遂、肢体

麻木。

（3）硬膏贴敷　中药硬膏（黑药膏）具有舒筋活络、活血止痛之功，改善偏瘫肢体或痉挛疼痛。

处方：当归、三七参、马钱子、白芥子、威灵仙、红花、全蜈蚣、桑枝等。

操作方法：将中药硬膏贴于偏瘫肢体或痉挛疼痛部位，每日1次，每次4~6小时，6天为1个疗程。

适应证：中风病所致半身不遂、肩手综合征。

（4）针刺治疗

①中脏腑

采取"醒脑开窍针刺法"。

主穴：双侧内关、人中，患侧三阴交、极泉、尺泽、委中。

配穴：吞咽障碍配双侧风池、双侧翳风、双侧完骨；眩晕配双侧天柱。

头针取穴：根据偏瘫部位和临床症状，分别针刺头皮相应运动区、感觉区、语言区等。

操作方法：患者取卧位或侧卧位，常规消毒后，取毫针刺入穴位0.5~1.5寸，得气后，采用捻转提插结合的泻法，留针30分钟，日1次，6天为1个疗程。

②中经络

主穴：肩髃、曲池、合谷、环跳、阳陵泉、足三里、解溪、昆仑、商丘。

操作方法：患者取卧位或侧卧位，常规消毒后，取毫针刺入穴位0.5~1.5寸，得气后，采用捻转提插结合的泻法，留针30分钟，日1次，6天为1个疗程。

（5）灸法

处方：

①中脏腑：先灸百会，或尺泽；口噤者，灸风池；左瘫右痪者，灸风市。

②中经络：如偏身疼痛，手臂不仁，拘挛难伸，灸手三里、合谷；痛甚，灸肩髃；双手挛痛，臂细无力，灸曲池；下肢

不遂，灸环跳。

操作方法：手持艾条，将点燃的一端对准施灸穴位，以患者感温热但无灼痛为度，灸至局部皮肤红晕。

（6）熏洗疗法

1）立舒洗剂

处方：桑枝30g，桂枝15g，红花15g，制乳香、制没药各15g，羌活15g，桑寄生15g，秦艽12g，山奈15g，白芷12g，细辛6g。上方加水2000ml，煎煮20分钟。

操作方法：擦洗患肢，然后用毛巾浸药液趁热敷于患肢上，每次30分钟，每日2次，15天为1个疗程。同时在无痛范围进行抬肩、伸臂、伸肘、屈伸手指等运动。

适应证：中风病中经络。

2）透骨散

处方：透骨草30g，伸筋草30g，桑枝15g，赤芍10g，丹皮10g，刘寄奴15g，艾叶10g。上方加水2000ml，煎煮20分钟。

操作方法：滤取药液倒入盆中，将患肢放在盆上热气熏蒸，待温度低后再洗患肢，每日2次，7天为1个疗程。

适应证：中风病中经络。

3）活血通络洗剂

处方：川芎、地龙、冰片、归尾、牛膝、白芍、艾叶、桃仁、秦艽、桂枝、制草乌、透骨草各10g。若疼痛甚者加延胡索、蒲黄；肢冷而痛者，加花椒；麻木者，加鸡血藤、木瓜、乌梢蛇等。

操作方法：全部外洗中药均用文火水煎30分钟，取汁1500~2000ml，再加水兑至3000ml左右，盛入桶中，待水温适合后外洗，中途可加热水保温，并用毛巾或油布敷盖患肢以保温，可上下肢同洗或先洗上肢，再洗下肢，在外洗过程中可轻轻拍打患肢及活动各关节，以促进患肢血液循环。每日1次，每次20~30分钟，每剂药使用1次。

适应证：中风病中经络。

3.成药应用

（1）安脑丸

药物组成：人工牛黄、猪胆汁粉、朱砂、冰片、水牛角浓缩粉、珍珠、黄芩、黄连、栀子、雄黄、郁金、石膏、赭石、珍珠母、薄荷脑。

功能主治：清热解毒，醒脑安神，豁痰开窍，镇惊息风。用于高热神昏，烦躁谵语，抽搐惊厥，中风窍闭，头痛眩晕。

用法：每次4粒，每日3次，口服。

（2）中风胶囊（河南省中医药研究院院内制剂）

药物组成：三七、水蛭、红参、穿山甲、土鳖虫等。

功能主治：活血化瘀，通经活络。用于脑血栓形成及后遗症、脑动脉硬化、脑供血不足等，证属气虚血瘀者。

用法：每次4粒，每日3次，口服。

（四）新疗法选粹

"复方菖蒲液"药氧疗法

复方菖蒲液，具有芳香开窍、行气通络、活血化瘀之功。

处方：三七、冰片、沉香、石菖蒲等。

操作方法：取复方菖蒲液2ml加入湿化瓶中，予2L/min流量给氧，每次2小时，日1次，7天为1个疗程。

适应证：中风病中脏腑。

（五）医家诊疗经验

任继学对本病的病因病机论述甚详，且别有见地，认为其病因有三：一为情志失调（怒、嘻为主）；二为饮食失常（膏粱美食或食咸过多）；三为久患消渴之疾（痼疾）。病机有二：一是脑之气街为患，气机受阻，引起气不顺为风，风动生热，热为火之渐，久而不解，风热伤及脑髓大经、小络、孙脉；二是"脑中血海"血脉、经脉、毛脉受损，造成血络、血道循环障碍，轻则血凝成瘀，痰生，热结，毒生，而损伤脑之神机，重则脑气不能束邪，内风统领热邪火毒，窜扰脑络血脉、毛脉之膜后，而脉络之内受风热外鼓之力，膜破、络裂，血脉不能束血，其脑气不能固血，其血必溢于外，重责溢于"琼室"之内，脑髓精质体受损，窍络阻塞，于病机形成上下失应，阴阳不能互用而欲离，精气神不能互生互化而欲离散。任继学认为急性期的抢救性治疗极为重要，应以通为主，宜"猛峻之药急去之"，治以破血化瘀、泄热醒神、豁痰开窍，为指导临床急救用药之准绳。

王永炎认为中风急性期虽为本虚标实，然而中风急证侧重在标实（瘀血、痰湿阻滞），并结合西医学对本病的分类、病机做进一步明确以适合临床中西医结合治疗。王永炎认为缺血性中风主要由风痰瘀血痹阻脉络、痰热、气虚、阴虚等因致病；出血性中风为风火、痰浊、邪热内闭心窍，元气败脱导致而成。王永炎认为中风急症患者的急性期侧重标实（瘀血、痰湿为主），具有可通下指征，便干便秘、舌苔黄腻、脉弦滑为其三大特征。患者发病后即可有便干便秘（常3~5天，甚至10天不大便）。另外，掌握泻下的时机甚为重要。对此有人提出早用，其适应证也应补充，不仅腑实可用，腑气不顺不降也可以适当应用本法施治。但在临床中，常有用通下一次后又在几天之内形成腑实者。因而王永炎认为大便得以通泻，能否作为腑气通畅的唯一佐证，是应该商榷的。其从临床观察可知，大便得以通下后，其舌象变化有三：一是黄苔或黄腻苔脱落，代之以薄白苔而舌质转为淡，此为顺；二是黄苔或黄腻苔持续不退，此时应考虑为少阳枢机不利，气郁生热的因素存在，可改用大柴胡汤，往往可使腑气通畅；三是黄苔或黄腻苔迅速剥落而舌质转红绛，此为逆，有复中之危险。近年来，急性缺血性脑卒中患者有半数以上为痰热腑实型，其原因可能与地理环境、气候因素和个体生活习惯有关。从病因上看，急性患者本虚标实，以标实为主，重在痰瘀互阻。除中焦阻滞，升降失常之外，还有肝失疏泄，气郁化火的一面，故发病后多数病情皆从阳化，而见邪热风火充斥三焦，以入腑者多。予以化痰通腑治疗，一可使腑气通畅，气血得以散布，以通痹达络，促进半身不遂等症的好转；二可使阻于胃肠的痰热积滞得以清除，浊邪不得上扰心神，克服气血逆乱以防内闭；三可急下存阴，以防阴劫于内，阳脱于外，发生抽搐、戴阳等变证。故正确适时地应用化痰通腑法是抢救中风急症的重要措施。

孔伯华谓本病之成是先有内因基础，再有外因诱发。即痼疾潜伏于脏腑（肝动热生、气火相郁、积食化痰、瘀塞经络、气虚上浮等伤害空窍），再遇外邪触发而成病。孔伯华推朱丹溪火气痰郁之说，其治疗前期多用芳香开窍，清心通脑之法；中期多用柔肝潜阳，疏通经络之法；恢复期始适度用滋阴、助气、活血、补血之法。对于初起之前期者，开窍药用鲜菖蒲根捣汁冲服，苏合香丸、安宫牛黄丸、局方至宝丹以及辛夷、麻黄佐生石膏之少量妙用，皆于前人之基础上更有发明创用，收效更捷。

汪履秋认为中风一病的病机主要包括气机逆乱、血瘀、痰浊等方面。其中汪氏特别重视的是"瘀"和"痰"。"瘀"即无论是缺血性脑血管病的血液黏滞阻塞致病，还是出血性脑血管病的脉道出血致瘀，二者均有"瘀"的因素存在；而"痰"是指本病虽有风、火、痰、瘀、气等因，但从其病机发展和病理转归可以看出，"痰"是其中一个特别重要的病理因素，即"无痰

不中风"。可谓切中其病机要害。汪履秋分六法辨治，一为开窍，汪氏认为芳香开窍之品应及早使用、反复使用、辨证选取，且求药准、时佳、力强。二为通腑，遇中风中脏腑之闭证时应尽早使用，其常选用三化汤，疗效颇佳，而现代研究亦证明此方不但能排出积于肠内的代谢废物，而且能降低颅内压。三为化痰，汪氏强调此法应贯穿治疗始终，中风后期遗有半身不遂、手足不利者，予茯苓丸化痰通络，语言謇涩予解语丹。四为活血，强调要分清缺血性脑血管病和出血性脑血管病。缺血性脑血管病（脑血栓形成、脑栓塞）用活血化瘀通络法，出血性脑血管病（脑出血、蛛网膜下腔出血）宜用化瘀止血法。并指出中风急性期用活血药并不会导致再次出血而加重病情。五为调气，六为扶正。

冉雪峰认为中风的发生定位应在"脑"，应以"风邪犯脑"立论。其指出"中风自当以脑为主，而各项诱因为辅，其方剂治疗亦当以脑为主"。阐论别出，更与西医学暗合。冉雪峰于一般治法之外创用镇静、兴奋二法治疗。镇静法用百合地黄汤、铁精散、银液丹、金铂镇心丸、至宝丹、紫雪丹、碧血丹、黑锡丹、珍珠母丸。兴奋法使用莨菪散、木鳖散、伏虎丹、蟾酥丸、天仙子丸、草根散、当归四逆加吴茱萸生姜汤、乌头桂枝汤方。

邵念方强调先兆期的重要，认为中风先兆与中风病二者所处病理阶段不同。中风先兆是为内风时时扰动体内瘀血伏痰，走窜脑脉经络，以"动"为特征。特别指出瘀水互结是急性中风病的病机核心。瘀（泛指血脉瘀阻），虽有风、火、痰、虚等诸多致病因素，无不与瘀血形成相关。水（痰浊、水饮）是津液运行障碍所产生，其形成与血脉瘀阻有紧密联系。脑脉血瘀既成，气机阻滞，则水津不行，水聚而成饮，饮敛化为痰，痰邪积聚髓窍，进而加重气

血阻滞。邵氏认为中风急性期只要瘀血阻塞在进展，水饮滞留也必然进展，脑脉瘀血愈重，水饮痰浊聚积就愈甚，二者互为关联、互为影响。邵念方对于中风先兆，以自拟愈风通络汤（天麻、钩藤、胆南星、降香、水蛭、蜈蚣、大黄、白芍、制何首乌）治疗。急性中风治以自拟之活血利水通脉饮（泽兰、泽泻、茵陈蒿、水蛭、三七粉、葛根、石菖蒲、大黄、白术、枳实）；中风恢复期予自拟之中风康复饮（黄芪、制何首乌、川芎、桃仁、鸡血藤、葛根、水蛭、土鳖虫、山楂）而求益气养阴、活血通络。另外，邵氏称本方对患者肢体、语言等功能障碍的恢复效果较好。

张学文认为本病之发是由年龄、摄生不当、老年性疾病等原因引起肝肾阴虚最终导致血瘀的病证，是一个由量变到质变的过程。而且张氏认为瘀血证候始终贯穿于整个病变过程中。张学文将本病分三大阶段，六大证候。三大阶段是指先兆期、急性发作期、恢复期，张氏强调此三大阶段都非常重要，前兆期早治可防止疾病进一步发展，是谓未病先防；急性发作期急治是逆流挽舟，救疾厄于危亡；恢复期调治，既可帮助预后，又可既病防变。六大证候为肝热血瘀（用自拟醒脑通络汤）、气虚血瘀（用自拟通脉舒络液）、痰瘀阻窍（用自拟蒲金丹）、瘀热腑实（选大黄、枳实、丹参、川牛膝、桃仁等）、颅脑水瘀（自拟脑窍通口服液）、肾虚血瘀（用桃红四物汤加鹿角胶、鹿衔草、桑寄生等）。

五、预后转归

影响脑梗死预后的因素较多。1/15~1/5的患者死于首次发病。首次脑梗死后1年、5年、10年的累积生存率分别为90%、75%和50%。急性期有意识障碍者，死亡率超过1/4，以无肢体瘫痪的预后最好。死亡原因主要为肺部感染、复发中风或心肌梗死。

首次脑梗死后1年、5年、10年的累计中风复发率分别为8%、28%和28%。神经缺损症状在起病半年内迅速好转，至第3年尚可有进步。但满1年半而尚不能自理生活者，即使以后肢体肌力尚可有望有一定程度的改善，但恢复正常的机会很少。血压、心脏、血糖检查均异常者，功能恢复不佳；3项检查均正常者，功能恢复最好。对于脑梗死的治疗，重点在于早期发现，及时处理。对在病程中出现的顽固头痛呕吐，不好解释的血压增高、心率减慢、呼吸减慢、持续高热或低体温状态，意识障碍加重等情况均应高度警惕，需及时复查CT或MRI等影像检查以明确梗死面积，判断有无继发脑出血，颅内中线结构有无移位等情况。对于恶性脑梗死外科可行梗死灶部分切除及颞肌下减压术，比起单纯大骨瓣减压术减压可以获得良好的外减压。总之，最大限度减小梗死面积，减少并发症，为后期康复创造条件。

高血压合并脑血管疾病的预后与多种因素有关，如一般身体状态、是否有酗酒史、高血压、出血量、出血部位、梗死面积、梗死部位及神经系统的功能状况以及是否有并发症及其严重程度等。

预后凶险的主要标志：①昏迷时间长，程度深，渐加重。②有四肢强直发作，体温升高，呕吐，血压过高或骤降，提示脑室出血累及下丘脑自主神经中枢。③瞳孔不等、忽大忽小，呼吸不规则，视盘水肿出血，提示有脑疝形成或脑干继发出血。④呼吸系统与泌尿系统感染使心肺功能衰竭者。高血压脑出血的死亡原因可分为两大类：一类是由于病灶引起的脑死亡，在急性期1周内死亡者大多数是因脑疝形成脑死亡所致。另一类是由于肺炎、消化道出血、心力衰竭等并发症所造成的死亡，多在急性期后期致死。脑死亡是由于维持生命功能的脑干受到直接或间接的广泛性损害所致。故对高血压脑出血的预后判断和估计主要是及早识别脑干损害的体征，在其早期采取积极措施阻止对脑干的损害，对降低死亡率至关重要。另外，患者年龄、营养状况及本身存在的严重并发症也对预后有影响。本病还具有后遗症严重、致残率高等特点。因此，应根据患者整体情况，在治疗出血、水肿及神经功能损害的基础上控制血压、纠正凝血机制异常、防止并发症，加强护理及营养支持，防止酸碱失衡及电解质紊乱。必要时采取外科治疗。

六、预防调护

（一）预防

由于中风的发病率、死亡率均较高，因此，积极加强本病的预防十分重要。

1. 加强中风先兆证的预防

对于中风先兆证，临床必须善于观察其先兆症状，做到能见微知著，及早治疗，但更应注意其预防，尤其是摄生预防。

（1）注重脾胃，和调饮食　饮食不宜过量，对膏粱厚味、肥甘生痰动火及烟酒辛辣刺激性食物要加以限制，尤其是已确诊为中风病先兆证者，最好节食，身体肥硕之人，更要控制食量；饮食宜清淡，应多食瓜果蔬菜，保持大便通畅。

（2）起居得宜，顺应四时　起居得宜，劳逸适度，顺应自然的变化，才能使脏腑功能活动正常，气血调和，阴阳平衡，健康无病。再者，应严防跌仆。

（3）调节情志，形与神俱　调节情志，对中风病先兆证的防治有重要意义，因为激越的情志对人体健康有直接的危害，这种危害可使五脏功能紊乱，精气不能内守，形神不能相依而为病。因此，应经常保持乐观愉快的情绪，恬淡无妄，清静内守，对大喜、大悲等过度精神刺激，要能够自持，泰然处之。

（4）保精养生，培补元气　精是人体生命形成和活动的物质基础。精的盛衰直接影响人体生命力的强弱及生命过程的长短。因此，作为中老年人，要根据自己体质强弱的不同，注意节制情欲，保精养生，使元气充盛，始终保持旺盛的精力。

（5）加强锻炼，增强体质　中老年人根据自己的实际情况，选择诸如太极拳、气功等合适的锻炼方法，以促进机体气血运行，增强体质，防止中风的发生。

（6）适时服药，调节阴阳　年老之人，虽将息得宜，但毕竟阴阳气血业已失调、亏损，因此，可适时服用扶助正气，调整机体阴阳的药物，以提高机体抗病能力，防止中风的发生。

2. 防复中

中风发生后，可再次甚至数次发生，且复中时病情必然加重，故应强调预防为主，其具体措施可参考中风的有关预防措施。然而，此时摄生预防固然十分重要，但药物预防亦十分必需。其药物预防的具体措施可参考中风的辨证论治及其他有关措施。

（二）调护

1. 急性期应卧床休息，减少搬动，待病情稳定后可做被动运动。

2. 对猝倒昏仆，呼吸尚好的患者，应取头高位，以遏其气血上逆之势，并保持病室安静。

3. 密切观察病情变化，要及时、准确地观察和记录病情中脏腑患者的变化，重点观察患者的神志、呼吸、瞳孔、体温、脉搏、血压及有无头痛、恶心呕吐及二便等情况的变化。应警惕抽搐、高热、呕血、呃逆等变化的发生，并及时报告上级医师，做好各项抢救的准备。

（1）保持呼吸道通畅，注意保暖，防止外感。

（2）预防压疮，中风急性期最易发生压疮。为防止压疮的发生，必须做到勤翻身；对神昏者要检查皮肤、衣服、被单是否干燥和平整，当皮肤受压发红时，应用手掌揉擦，或外擦红花酊，以改善局部的血液循环。

（3）加强心理护理，使患者保持愉快的心情，避免悲观、失望、烦躁等情绪，尤其是要保持情绪稳定平静。

（4）饮食宜忌，中风患者饮食宜营养丰富，但须清淡，避免肥甘油腻及刺激性食物，多食水果，防止便秘。对阳闭者，除鼻饲混合奶（牛奶500ml、豆浆500ml、鸡蛋2.5个、糖75g、盐2.5g，共100ml）外，应每天给菜汤200ml，可用白菜、菠菜、芹菜等。或饮绿豆汤、鲜果汁亦可，且有清热之功。对阴闭者，除鼻饲混合奶之外，每天可用薏苡仁、赤小豆、生山药煮汤，而后鼻饲200ml左右，具有健脾化湿之作用。中经络以半身不遂为主的患者，在急性期可按清淡饮食1号配膳，至恢复期以后则可参考清淡饮食2号配膳。其膳食原则及内容如下：

清淡饮食1号膳食原则：清内热、化痰湿、散瘀血。避免油腻厚味、肥甘辛辣助湿、助火之品。膳食内容：绿豆汤、大米山楂汤、小豆山楂汤、莲子汤、豆浆、小米粥、藕汁、藕粉、果汁等。果汁可根据季节用西瓜汁、梨汁、荸荠汁等调配。蔬菜以白菜、菠菜、芹菜、冬瓜、黄瓜甘寒为主的菜，进行调配。

清淡饮食2号膳食原则：以清热育阴、健脾和胃为主。膳食内容：稀饭和米粥、绿豆米粥、赤豆薏苡仁米粥、莲子粥、荷叶粥等；面片、面汤、素馅饺子、包子或馄饨亦可。蔬菜同1号，可酌加猪、鸭类的瘦型肉和鸡蛋。但忌用公鸡、牛、羊等肉类。

（5）此外，中风患者必须戒酒、忌烟。

七、专方选要

1. 两救固脱饮方（任继学）

组成：赤人参5g，附子3g，龟甲胶3g，玳瑁2g，山茱萸10g，阿胶3g，鸡蛋黄1个，胆南星1g。

功效：固脱元气，摄纳真阴。

适应证：阴阳两脱之痰涎壅塞，汗出如雨，酣睡不语，口开自合，遗尿，手足懈弛不收。

2. 通脉舒络液方（张学文）

组成：黄芪30g，红花10g，川芎10g，地龙15g，川牛膝15g，丹参30g，桂枝6g，山楂30g。

功效：益气活血通络。

适应证：适用于中风气虚血瘀诸症。

3. 豨莶至阳汤方（任应秋）

组成：酒炙豨莶草50g，黄芪15g，天南星10g，白附子10g，川附片10g，川芎5g，红花5g，细辛2.5g，防风10g，牛膝10g，僵蚕5g，苏木10g。

功效：温补阳气，通络活血。

适应证：治疗中风阳虚血凝诸症。

4. 豨莶至阴汤方（任应秋）

组成：酒炙豨莶草50g，干地黄15g，盐知母20g，当归15g，枸杞子15g，炒赤芍20g，龟甲10g，牛膝10g，干菊花15g，郁金15g，丹参15g，黄柏5g。

功效：养阴清热，通经活血。

适应证：治疗中风证属阴虚热亢，内风暗动，经脉血滞等。

5. 平肝熄风方（郭士魁）

组成：天麻10g，钩藤20g，玄参20g，连翘15g，莲子心10g，丹参12g，竹叶6g，陈皮12g，天南星12g，黄芩12g，冬瓜仁12g，杏仁10g，川贝母10g，百部12g，芦根20g，金银花20g，黄连粉4g（分冲）。

功效：平肝息风，祛痰开窍。

适应证：治疗中风瘫痪，肢体时有抽

搐，呃逆汗出，神志不清，喉中痰声等。

主要参考文献

[1] 孙海欣，王文志. 中国60万人群脑血管病流行病学抽样调查报告［J］. 中国现代神经疾病杂志，2018（2）：83-88.

[2] 饶明俐. 中国脑血管病防治指南［M］. 北京：人民卫生出版社，2010.

[3] 中国高血压防治指南2018年修订版. 心脑血管病防治［J］，2019（1）：1-44.

[4] 王清海. 高血压中西医结合研究与临床［M］. 北京：人民卫生出版社，2013.

[5] 王松龄. 中西医结合防治急性脑血管病［M］. 北京：人民卫生出版社，2012.

[6] 张根明，周莉，崔方圆，等. 出血性中风病因病机新认识［J］. 中西医结合心脑血管病杂志，2013，11（1）：87-88.

[7] 曾春桂. 活血化瘀中药治疗出血性中风急性期的分析［J］. 湖北中医杂志，2013，35（8）：29.

[8] 黄占淑，吴荣. 舒血宁注射液治疗高血压性脑出血恢复早期52例疗效观察［J］. 宁夏医科大学学报，2013，35（6）：712-714.

[9] 常晓. 镇肝熄风汤加减治疗阴虚风动型出血性中风60例［J］. 河南中医，2012，32（7）：912-913.

[10] 杨立. CT评价天麻钩藤汤对急性高血压性脑出血治疗效果的价值［J］. 中医药导报，2009，15（6）：76-77.

[11] 徐凤玲. 化痰通腑汤治疗痰热腑实型急性脑出血35例［J］. 河南中医，2012，32（3）：330-331.

[12] 白伟杰，缪英年，郑利群. 解毒醒脑法治疗脑出血意识障碍患者30例疗效观察［J］. 实用心脑肺血管病杂志，2008，16（11）：41-43.

[13] 陈英. 醒脑开窍汤治疗高血压性脑出血的临床观察［J］. 中国医学创新，2011，8（18）：77-79.

第十一章　高血压合并肾病

高血压肾病是由长期血压增高引起肾内小动脉及细小动脉病变，造成动脉管腔狭窄，继发缺血性肾实质损害，并导致肾小球硬化、肾小管萎缩和肾间质纤维化的一种疾病。临床特征表现为夜尿增多、低比重尿、轻－中度蛋白尿、肾小球滤过率（glomerular filtration rate，GFR）进行性下降，最终发展为终末期肾病（end stage renal disease，ESRD）。我国非透析慢性肾脏病（chronic kidney disease，CKD）患者合并高血压的患病率高达 67.3%~71.2%。中国肾脏疾病网络数据（China kidney disease network，CK-NET 2016）显示，我国住院慢性肾脏病（chronic kidney disease，CKD）患者中高血压肾病占比高达 20.78%，也是继糖尿病肾病的第二位致病原因。因此，高血压肾病是导致 ESRD 的主要病因之一。

高血压和肾脏损害互为因果，往往造成恶性循环，其病理生理学机制十分复杂，至今并未完全明了。在高血压病史超过 5 年的患者中有近一半会发生肾功能受损；高血压病程 5~10 年的患者中，如出现微量或轻、中度蛋白尿，应首先考虑是由高血压导致的早期肾损害。二者之间形成恶性循环，导致肾脏病患者高血压的高致残率与高死亡率。高血压合并 CKD 一方面逐渐进展至 ESRD，给患者和社会带来巨额的经济负担；另一方面，高血压合并 CKD，包括心血管死亡在内的各种心血管事件的风险增加数倍至十数倍，相当一部分 CKD 患者在疾病的各个阶段，以心血管事件和死亡改变了转归。因此，高血压合并 CKD 已经成为一个严重的公共健康和安全问题。因此，在高血压早期，筛查并干预 CKD 的发生和进展，是控制高血压的关键所在，也是高血压靶器官保护的重要举措之一。

中医学中并无"高血压"和"肾病"的病名，可根据高血压和肾病所表现的症状来认识和进行辨证论治。高血压患者以头痛头晕，时发时止，耳鸣，心悸为特征，故属于中医学的"眩晕""头痛"等范畴。肾病以水肿、蛋白尿、血尿、腰痛等为临床表现，故属于中医学的"水肿""腰痛""虚劳"等范畴。头痛、眩晕的记述首见于《内经》，《内经》中把头痛称为"首风""脑风"；《素问·五脏生成论》："头痛巅疾，下虚上实。"《素问·方盛衰论》："气上不下，头痛巅疾。"为头痛的辨证论治奠定了理论基础。《素问·至真要大论》："诸风掉眩，皆属于肝；诸寒收引，皆属于肾"；《素问·标本病传论》："肝病，头目眩，胁支满"指出眩晕与肝脏关系密切；《灵枢·卫气》："上虚则眩"；《灵枢·口问》："上气不足，脑为之不满，耳为之苦鸣，头为之苦倾，目为之眩"指出眩晕的病因、病性和病位。之后也有很多著名医家对头痛、眩晕有许多精辟的论述。如张仲景在《伤寒论》中论太阳、阳明、少阳、厥阴头痛，并提出治法和方药；李东垣补充了太阴和少阴头痛，并为分经用药奠定了基础；朱丹溪所著《丹溪心法·头痛》云"头痛多主于痰，痛甚者火多"，强调"痰与火"在头痛发病中的地位，同时也提出"无痰不作眩"的观点，提倡在治疗上要用治痰为主，夹补气及降火药。明代张景岳在《内经》"上虚则眩"的基础上提出了"下虚则眩"，他在《景岳全书·杂证谟·眩晕》中说"头晕虽然属于上虚，然不能无涉于下。盖上虚者，阳中之阳虚也；下虚者，阴中之阳虚也"，并认为眩晕的病机是"虚者居其八九，而兼火兼痰者，不过十中一二耳"。"肾劳"一词最早见于王冰的《内经》注文中："劳，谓肾劳也"，指出因劳倦过度而致肾虚；《诸病源候论·虚劳病诸候》云"肾劳者，背难以俯仰，小便不利，色赤黄而有余沥，茎内痛，阴湿囊生疮，小腹满急"，说明其主要临床表现为疲倦及排尿困难。《景岳全书》云："五脏之伤，穷必及肾。"肾乃先天之本，是全身脏腑阴阳之本，滋养后天之精。五脏久病必损，阴阳俱虚，必扰先天肾之根本。《素问·至真要大论》云："头痛巅疾，下虚上实，过在足少阴、巨阳，甚则入肾……下虚者，肾虚也，故肾虚则头痛。"《金匮要略》曰："虚劳腰痛，少腹拘急，小便不利者，八味肾气丸主之。"首次提到"虚劳"病名，对虚劳的理、法、方、药都做了详尽的论述。肾病因其病程缓慢发展，故在整个病程中，正气与病邪的消长，导致病机的复杂性和证候多变。

一、病因病机

（一）西医学认识

1. 容量增加

肾是排水和钠的主要器官，当肾实质受累时，水、钠排泄障碍，水钠潴留，导致血容量和细胞外液量扩张，心搏出量增多，产生高血压。心搏出量增加，流经各组织器官的血液增加，通过自身调节机制，全身小动脉收缩，周围血管阻力增加因而产生高血压。

肾病出现高血压的早期是容量扩张和心搏出量增加的结果，外周血管阻力增加则是 CKD 时血压持续升高的主要原因，其机制有：①肾上腺素能使神经兴奋性持续增高，外周血管壁敏感性增强，使血管收缩，管腔狭窄。②水钠潴留，血管内皮肿胀，细胞外基质增多，管腔狭窄，致血管

阻力增加，血压升高。

2. 肾素－血管紧张素－醛固酮系统（RAAS）活化

血液中肾素主要来源于肾脏的肾小球旁器。肾素－血管紧张素系统（RAS）由肾素、血管紧张素及其受体构成。CKD 时肾组织缺血即可激活 RAAS，使体内肾素、血管紧张素 II（Ang II）及醛固酮生成增多。Ang II 能与血管壁上的血管紧张素 I 型受体（AT1R）结合，发挥缩血管效应，导致血管阻力增加，血压升高；醛固酮也能与远端肾小管及集合管上的醛固酮受体结合，增加 Na$^+$ 重吸收，增加循环容量。血管阻力及循环容量增加会导致高血压。RAAS 激活是肾性高血压的常见因素。

3. 内皮素（ET）合成增加

ET 是目前所知道的体内最强和作用时间最持久的缩血管活性多肽，ET 能广泛地引起各类血管平滑肌收缩。CKD 致 ET-1 合成增加，导致肾及外周血管收缩，增大血管阻力。有研究表明，ET 除了在血管平滑肌中起作用外，在交感神经系统（SNS）中也起调节作用。拮抗 ET 受体对降低 CKD 患者的血压及尿蛋白是有效的。

4. 肾分泌的降压物质减少

肾组织中生成的前列环素、激肽及一氧化氮（NO）等，可引起血管扩张，降低血压。而在肾实质疾病时，这些物质分泌减少，导致血压增高。

5. 其他血管活性物质

利钠肽：心房利钠肽（ANP）及脑钠肽（BNP）与它们在肾脏上的受体结合可增加肾小球滤过率，增加尿钠排泄，并且抑制肾素、醛固酮和抗利尿激素（VP）的分泌。在 CKD 时肾单位毁坏，利钠肽效应减弱，而使利尿降压作用下降。

6. 交感神经系统（SNS）活性增强

交感神经系统（SNS）的激活也参与了CKD 患者血压升高的过程，肾脏疾病时交

感神经通过传入神经肾反射活化，释放去甲肾上腺素等递质与血管壁上的 α 肾上腺素受体结合，刺激血管收缩，增高血管阻力，并能与近端肾小管上皮细胞上 α 肾上腺素受体结合，增加钠重吸收，扩张血容量，血压升高。

总之，肾病患者普遍伴有高血压。容量负荷过多是引起高血压患者合并肾病的最主要原因，肾素 - 血管紧张素系统活跃、交感神经系统（SNS）的过度激活及肾酶途径的异常等多种因素也参与了 CKD 患者血压升高的过程。

（二）中医学认识

高血压临床上以眩晕、头痛为主要表现，肾病临床上以水肿、尿血、蛋白尿等为临床表现，尽管高血压合并肾病的临床表现不尽相同，但就其疾病演变过程分析，均有其共同的病因病机特点。

外邪侵袭是其主要诱发因素。外感之邪伤及肺腑，以致肺、脾、肾三脏功能失调，水液代谢紊乱。如风邪外袭，肺失通调；湿毒浸淫，伤及脾肺；水湿浸渍，脾气受困；湿热内盛，三焦壅滞等。大多数患者在病程及治疗中常因外感而使疾病反复或加重。

高血压之本为阴阳气血失调；病之标为风、火、痰、瘀。总体而言，此病是虚实相兼的病症。高血压未出现肾损害之前，临床多表现为肝肾阴虚、肝阳上亢、阴虚阳亢等，病变部位以肝为主。病久不愈，则机体由阴虚阳亢到阴损及阳，表现为肾脏亏虚的过程。高血压早期肾损害的出现，是病变由肝及肾，但以肾为主的病机进展；后期脏腑虚损是肾病的病理基础。临床中脾肾虚弱致病者相当常见，脾虚而后天之本不充，日久及肾，肾虚温煦滋养失职，必脾气匮乏，两者常相互为患，不能截然分开。

综上所述，高血压合并肾病的基本病机是外邪伤及脏腑或脏腑本身的虚损，均可导致肺、脾、肾三脏功能障碍。若肺不通调，脾不转输，肾失开阖，则可致膀胱气化无权，三焦水道不通，水液代谢障碍而发生水肿；脾主运化，肾主藏精，若脾失运化，肾失封藏，则精微下注，而成蛋白尿；脾失健运则水湿停聚，郁化为热，湿热伤及肾络，或肾阴不足，虚热内扰，肾络受损则出现血尿；肾阴亏耗，水不涵木，肝阳上亢而出现眩晕。水湿、湿热、瘀血是高血压合并肾病的主要病理产物，其阻滞气机可加重水肿、蛋白尿、血尿，从而使病情迁延不愈。

高血压合并肾病病程日久，病机错综复杂，本虚标实，虚实互见，寒热错杂之证，本虚之源在肺、脾、肝、肾，尤以脾肾虚耗为著，标实以水湿、湿热、瘀血、风邪为多。

二、临床表现

（一）辨病诊断

高血压肾病首先要基于高血压和 CKD 的诊断，但需排除继发性高血压。理论上，高血压患者同时出现肾病视为高血压合并肾病。但是，临床上往往分不清二者谁在前，谁在后，所以，不管是先患高血压还是先患肾病，只要二者同时出现在同一个患者身上，都可以诊断高血压合并肾病。

1. 临床表现

目前，临床较为广泛应用的高血压诊断标准是多次重复测量诊室收缩压 ≥ 140mmHg 和 / 或舒张压 ≥ 90mmHg。临床普遍认为尿白蛋白与肌酐比值（UACR）> 30mg/g 或者估算的肾小球滤过率（eGFR）< 60ml/（min·1.73m²）达 3 个月即可诊断 CKD，这也是诊断高血压肾病的必要条件。查阅相关文献并没有确定的高血压合并 CKD 诊断，总结归纳目前指南提出的

建议诊断：①在确诊高血压之后的病程中（5~10年）逐渐出现微量白蛋白尿或轻-中度的蛋白尿，或出现肾功能损害等临床表现。②有高血压家族史，或伴有其他靶器官损害，如左心室肥厚、冠状动脉粥样硬化性心脏病（冠心病）、外周血管疾病等。③相对正常的尿沉渣，镜检时有形成分少。④除外其他病因导致肾病的可能。⑤肾穿刺活检病理符合高血压引起的肾小动脉硬化。

2.临床分期

Ⅰ期：即微量白蛋白尿期，以尿中白蛋白排泄率异常为特征，肾功能正常，尿常规蛋白阴性。

Ⅱ期：即临床蛋白尿期，以尿常规蛋白阳性、24小时尿蛋白定量1~2g为特征，肾功能正常。

Ⅲ期：即肾功能不全期，以Ccr下降、Cr升高为特征，分非透析期和透析期。

3.相关检查

（1）尿常规检查　多为轻中度蛋白尿，24小时定量多在1.0~2.0g。

（2）肾功能检查　肾功能是一项实验室检查，查看血中血浆肌酐、尿素氮及血尿酸是否出现异常，为判断是否为良性小动脉性肾硬化症提供依据。

（3）影像学检查　肾脏多无变化，发展致肾衰竭时可出现肾脏不同程度的缩小，核素检查早期即出现肾功能损害。心电图常提示左心室高电压，胸部X线或超声心动图常提示主动脉硬化、左心室肥厚或扩大。

（4）肾活检　通过肾脏穿刺的手段取少量肾脏组织，明确有无肾小动脉硬化，此项检查可用于确诊良性或恶性小动脉性肾硬化症。

（二）辨证诊断

高血压合并肾病的病程长，缠绵不愈，属本虚标实证。本虚以肺肾气虚、脾肾阳虚、肝肾阴虚和气阴两虚型为主，标实以肝阳上亢、气滞血瘀和痰饮壅盛型常见。

望诊：面色无华或萎黄，神疲乏力。

闻诊：语言及气味无明显异常。

问诊：易感冒，腰脊酸痛，男子遗精，女子月经不调。

切诊：肢体浮肿，脉弦或细弱。

1.肺肾气虚型

临床证候：面浮肢肿，面色萎黄，少气乏力，易感冒，腰脊酸痛。舌质淡，苔白润，有齿痕，脉细弱。

辨证要点：浮肿，面色萎黄，少气乏力，易感冒。舌质淡，有齿痕，脉细弱。

2.脾肾阳虚型

临床证候：浮肿明显，面色苍白，畏寒肢冷，腰脊酸痛或胫酸腿软，神疲，纳呆或便溏，男子遗精、阳痿、早泄。女子月经不调，舌嫩淡胖，有齿痕，脉沉细或沉迟无力。

辨证要点：浮肿，面色苍白，畏寒肢冷，男子遗精、阳痿、早泄，女子月经不调。

3.肝肾阴虚型

临床证候：目睛干涩或视物模糊，头晕，耳鸣，五心烦热，口干咽燥，腰脊酸痛，梦遗或月经失调。舌红少苔，脉弦细或细数。

辨证要点：目睛干涩或视物模糊，头晕耳鸣，五心烦热，梦遗或月经失调。

4.气阴两虚型

临床证候：面色无华，气少乏力，易感冒，午后低热，或手足心热，口干咽燥或长期咽痛，咽部暗红。舌质偏红，少苔，脉细或弱。

辨证要点：面色无华，气少乏力，午后低热，或手足心热。

5. 肝阳上亢型

临床证候：头痛头晕，心烦易怒，睡眠不宁，心悸，面赤。舌质暗红，苔黄，脉弦有力或弦细数。

辨证要点：头晕头痛，心烦易怒，睡眠不宁，心悸，面赤。

6. 气滞血瘀型

临床证候：头晕胀痛，痛处固定，经久不愈，面色暗紫。舌淡暗，边有瘀点，脉弦涩。

辨证要点：头晕胀痛，痛处固定，经久不愈，面色暗紫。舌淡暗，边有瘀点。

7. 痰饮壅盛型

临床证候：重者突然感到头痛剧烈，呕吐频作或呈喷射状，可伴便秘、抽搐，甚至昏迷；轻者头晕重着，胸闷恶心，面部或肢体浮肿，小便不利。舌淡苔白厚腻，脉滑。

辨证要点：重者突然头痛剧烈，呕吐频作，轻者头晕重着，胸闷恶心。

三、鉴别诊断

（一）西医学鉴别诊断

1. 过敏性紫癜肾炎

过敏性紫癜肾炎好发于青少年，有典型的皮肤紫癜，可伴有关节痛、腹痛及黑便，多在皮疹出现后 1~4 周出现血尿和（或）蛋白尿，典型皮疹有助于鉴别。

2. 系统性红斑狼疮

系统性红斑狼疮好发于青少年和中年女性，以多系统受损的临床表现为特点，免疫学检查可检出多种抗体，一般不难鉴别。

3. 糖尿病肾病

糖尿病肾病好发于中老年，常见于病程 5 年以上的糖尿病患者，早期可发现尿微量白蛋白排泄增加，以后逐渐发展成大量蛋白尿、肾病综合征。糖尿病病史及特征性眼底改变有助于鉴别诊断。

4. 肾淀粉样变性

肾淀粉样变性好发于中老年，是全身多器官受累的一部分。原发性淀粉样变性主要累及心、肾、消化道（包括舌）、皮肤和神经；继发性淀粉样变性常继发于慢性化脓性感染、结核、恶性肿瘤等疾病，主要累及肾、肝和脾等器官。肾受累时体积增大，常呈 NS。肾淀粉样变性常需肾活检确诊。

（二）中医学鉴别诊断

1. 鼓胀

鼓胀为单腹胀大，腹部青筋暴露，皮色苍黄，或兼下肢肿胀，而上肢和头面部一般不肿。水肿则头面、四肢皆肿，可有腹部胀大，但无青筋暴露。

2. 痰饮

痰饮与水肿同属津液病变，但痰饮之饮邪停积于局部，而水肿之水液常常泛溢周身。

3. 气肿

水肿皮肤肿胀而有水色，按之陷下不起；气肿皮色不变，按之即起。

四、临床治疗

（一）辨病治疗

高血压肾病的发生与高血压严重程度和持续时间呈正相关，需注意限制钠的摄入量，严格控制血压水平，预防并发症。

治疗周期：高血压肾病需要长期持续性治疗。

1. 一般治疗

血压轻度升高、尿常规大致正常者，注意低盐、低脂饮食，适当运动，减轻体重，积极控制血压。

2. 急症治疗

恶性肾小球动脉硬化症患者短期内肾功能迅速恶化，在合并有高血压脑病、视力迅速下降、颅内出血，以及不能口服药物时，可静脉给药，常用硝普钠，力争在 12~24 小时内控制血压。

3.血压管理目标

目前，国内外一些大型循证医学证据，及相关高血压指南关于 CKD 患者降压的最佳目标值一直在动态更新，同时争议也一直存在。但综合分析结果均认为高血压肾病患者的血压控制目标应依据年龄、CKD 分期、蛋白尿和糖尿病的有无，制定个体化目标值。我国专家共识指出高血压肾病非透析患者若尿蛋白＞ 1g/d，血压控制目标应＜ 130/80mmHg，耐受良好的患者可以进一步控制收缩压水平＜ 120mmHg；而尿蛋白≤ 1g/d 的高血压肾病非透析患者血压控制在＜ 130/80mmHg 即可。研究发现，对于合并糖尿病的高血压肾病患者，仍缺乏大样本证据支持是否强化降压获益大于风险。对于高龄 CKD 患者的血压控制，为防止器官灌注不足，应比其他患者更为宽松。2020 年 ISH 国际高血压实践指南建议年龄 65~80 岁的老年患者降压目标为＜ 140/80mmHg。2020 版我国国家基层高血压防治管理指南推荐年龄 65~80 岁的高血压非透析患者血压应降至＜ 150/90mmHg，如能耐受，可进一步降至＜ 140/90mmHg。

4.治疗前评估

在启动高血压治疗前，需评价患者血压升高的程度、CKD 分期、CKD 进展的危险因素（尿蛋白、低蛋白血症、高血糖、高血脂、吸烟、妊娠、肾毒性药物、水电解质酸碱平衡紊乱、矿物质代谢异常、感染等），并对患者膳食和运动情况进行评估，然后针对血压、CKD 进展因素和并发症采取相应治疗措施。非高心血管风险患者的外周动脉疾病（peripheral ar-terial disease in patients with non-high cardiovascular risk，PANDORA）研究在大规模高血压人群队列中针对危险因素建立了高血压肾病早期预警及进展风险预测模型，具有较好的治疗前评估价值。

5.药物治疗

高血压肾病的初始降压治疗应包括一种 ACEI 或 ARB，单独或联合其他降压药，但当血清肌酐＞ 3.0mg/dl 时，有增加高钾血症、急性肾损伤等不良事件的风险，建议应减少剂量使用，同时严密监测血生化指标，逐步滴定到最大有效耐受剂量，不建议 ACEI 联合 ARB 使用。当前常用于降压的药物主要有以下几类，即利尿剂、β 受体拮抗剂、血管紧张素转换酶抑制剂（ACEI）、血管紧张素 Ⅱ 受体拮抗剂（ARB）、钙通道阻滞剂（CCB）及中枢作用药物和直接血管扩张药等。

（1）血管紧张素转换酶抑制剂（ACEI）

肾素 - 血管紧张素 - 醛固酮系统（RAAS）在高血压的发生和发展过程中起着重要作用，血管紧张素转换酶抑制剂能以血管紧张素 Ⅰ（Ang Ⅰ）或缓激肽竞争性地结合于血管紧张素转换酶，从而抑制其正常功能，使无活性的血管紧张素 Ⅰ 不能转化为有活性的血管紧张素 Ⅱ（Ang Ⅱ），使醛固酮及血管加压素分泌减少；同时还可使缓激肽水解受阻，缓激肽浓度升高，继之前列腺素形成也增加，从而降低血压。

本类第一代制剂为卡托普利，第二代有依那普利、雷米普利、培哚普利等 10 多个品种。众多临床试验均证明 ACEI 不仅有优越的降压疗效，而且从以下几个方面也对肾脏产生保护作用：

ACEI 从血管阻力及血容量两个方面有效降低系统（即整体）高的血压后，进而改善肾小球内"三高"，即高压、高灌注、高滤过的状态，从而延缓肾脏损害；ACEI 还能扩张肾脏的出、入球小动脉，而且扩张出球小动脉的作用强于扩张入球小动脉，以此直接能使肾小球内"三高"降低，而肾小球高内压是糖尿病肾病发生的基础，早在 20 世纪 80 年代初即已证实，肾小球内"三高"能加速残存肾单位的肾小球硬化。

ACEI 改善肾小球滤过膜选择通透性：Ang Ⅱ 能使肾小球滤过膜上小孔变大，导致滤过膜选择通透性下降，ACEI 阻断了 Ang Ⅱ 作用，故能改善肾小球滤过膜选择通透性，使尿蛋白，尤其是大、中分子尿蛋白排泄减少。

减少肾小球内细胞外基质（ECM）蓄积：Ang Ⅱ 还能刺激肾小球细胞增加 ECM 合成及减少 ECM 降解，此系 Ang Ⅱ 及其降解产物血管紧张素Ⅳ能与血管内皮细胞上血管紧张素Ⅳ受体（AT4R）结合，刺激纤溶酶原激活剂抑制物 -1 合成，而使纤溶酶及基质金属蛋白酶生成减少，进而抑制 ECM 降解，而 ACEI 阻断了 Ang Ⅱ 作用，故而减少 ECM 蓄积，减慢肾小球硬化进程。

目前，把改善系统高血压进而改善肾小球内"三高"，延缓肾损害的机制称为"血压依赖性效应"，而把与降低系统高血压无关的其他保护机制，统称为"非血压依赖性效应"，除血管紧张素Ⅱ受体拮抗剂外，其他各种降压药只具有血压依赖性的肾脏保护效应，因此在所有降压药中，ACEI 以及血管紧张素Ⅱ受体拮抗剂的肾脏保护作用最显著。

此外，蛋白尿越来越多地被公认为是进行性肾功能丧失的一个促进因素，因为蛋白尿可通过损伤肾小管细胞和间质而直接损害肾脏。因此，使用降低蛋白尿的药物是目前治疗慢性肾衰竭的必要措施，而降低微量白蛋白尿或蛋白尿是 ACEI 治疗中一致的效应。ACEI 最大限度地降低尿蛋白的排泄，其机制包括全身血压的降低，蛋白质从肾小球毛细血管壁滤过减少，及肾小球基底膜通透性降低等。

使用的注意事项：在糖尿病肾病早期，可减少尿蛋白、延缓发展至终末期肾病，当肾衰竭时，该保护作用消失或减弱。

肾功能不全患者血清肌酐（Cr）水平达到多高就不宜应用 ACEI 的问题：近年专家共识建议在使用 ACEI/ARB 过程中定期监测血清肌酐和 eGFR，若血清肌酐较基础值升高幅度 > 30% 需停药或减量使用。对于血清肌酐超过 40% 的急性升高，更需要评估患者是否存在血容量减少、失代偿性充血性心力衰竭或双侧肾动脉狭窄的情况。

应用 ACEI 治疗有肾实质病变的高血压时选药应从以下两点考虑：

①应选择对肾组织渗透力强的药物，如贝那普利、雷米普利。对肾组织渗透力强才能最有效地抑制肾脏局部的肾素 - 血管紧张素系统，发挥最大治疗效益。

②宜选择从肾脏和肾外双通道排泄的药物。肾实质性高血压患者常有肾功能不全，此时若药物仅能从肾脏排泄，则易发生蓄积而增加不良反应，故宜选择除肾以外还同时有肝胆排泄者，ACEI 中福辛普利从胆汁排泄量最大，肾衰竭者也无须调整剂量，而贝那普利及雷米普利也能部分从胆汁排泄，肌酐清除率 < 30ml/min 才需减量，均为较好的双通道排泄药物。

ACEI 治疗需特别注意高血钾的发生：高血钾在未危及心脏前常无任何自觉症状，而一旦有高钾所致心律失常发生却常为致死性的。血醛固酮水平降低和肾脏对钾的清除减少所致的高血钾是 ACEI 治疗中普遍公认的并发症，先前的研究显示，ACEI 大体上可使血钾水平升高约 15%。肾功能受损的患者发生高血钾的危险更大，因为平时健存的肾单位钾排泄的适应性增加部分是由肾上腺产生的醛固酮增多所介导的，而 ACEI 可使醛固酮水平快速的抑制。但是临床上在接受 ACEI 治疗的患者中，肾功能恶化最常见的原因是相对性低血压，后者导致肾脏灌注受损，而且该效应在肾脏受损的糖尿病患者中有所加强，因为肾单位的功能在灌注压降低时无法达到最大化，在同时存在血容量不足或合用非甾体类抗炎药的情形下，可能出现严重的肾功能恶化。因此，应用 ACEI 时一般不应同时加用钾盐或保钾利尿剂；合用醛固酮受体拮抗剂时 ACEI 应减量，并同时应用袢利尿剂；由于此类患者常联合多种药物降压，对慢性肾功能不全患者，也需考虑到 β 受体拮抗剂可以使钾离子从细胞内向细胞外重分配的作用。ACEI 初始应用 1~2 周即应复查血钾，并定期监测，如血钾 > 5.0mmol/L，应停用 ACEI；但如有明确可纠正的原因，血钾在 5.0~5.5mmol/L 时，也可在严密观察下继续应用。

禁忌证和须慎用 ACEI 的情况：综合 ACEI 应用中可能出现的不良状况，此类药物的禁忌证为以下情况须慎用：①双侧肾动脉狭窄；②血清肌酐显著升高 [＞265.2μmol/L（3mg/dl）]；③高钾血症（＞5.5mmol/L）；④有症状性低血压（收缩压＜90mmHg）；⑤同时有左心室流出道梗阻（如主动脉瓣狭窄、梗阻性肥厚型心肌病）的患者；⑥对 ACEI 曾有致命性不良反应（如血管性水肿导致喉头水肿）的患者、无尿性肾衰竭或妊娠妇女。

（2）血管紧张素 Ⅱ 受体拮抗剂（ARB）

现知血管紧张素 Ⅱ（Ang Ⅱ）具有 4 种受体（AT1R、AT2R、AT3R、AT4R），Ang Ⅱ 致病主要通过 AT1R 介导，AT1R 激动时引起血管收缩、细胞生长、水钠重吸收和交感兴奋；而 AT2R 介导的效应可能正好与 AT1R 效应相反，而且在 AT1R 被阻断后，会有更多的游离 Ang Ⅱ 与 AT2R 结合。国内已上市的有缬沙坦、氯沙坦、伊贝沙坦、替米沙坦、坎地沙坦等。上述数种 AT1R 受体拮抗剂均以肾外（胆汁）排泄为主，慢性肾脏病在终末肾衰竭（肌酐清除率＜10ml/min）时用药也无须减量。理论上讲，本类药物对血管紧张素系统和肾素 – 血管紧张素 – 醛固酮系统的作用更全面，除了有效降压外，还具有降低心血管疾病的危险，降低尿蛋白，延缓肾脏病变的进展，而且其对肾脏的保护作用，与降压无关。另外，氯沙坦具有降低血尿酸水平的促尿酸排泄效应。

综合近年资料，该类药物可能具有与 ACEI 类似的疗效，而且比 ACEI 有如下优点：①作用不受血管紧张素转换酶（ACE）基因多态性的影响。②能抑制非 ACE 催化产生的 Ang Ⅱ 的致病作用。③AT1R 被阻断后 Ang Ⅱ 将更多地与 AT2R 结合进而发挥其有益的效应。④极少有咳嗽的不良反应。

在肾脏局部的作用上，该类药物与 ACEI 相比也可能有如下两个优点：

①导致血清肌酐增高的不良反应较轻。②致血钾升高的不良反应也较轻。因此，如患者不适宜应用血管紧张素转换酶抑制剂类药物，本类制剂是最好的选择。

使用注意事项参照 ACEI。

迄今为止，尚无明确的数据支持联合应用 ACEI/ARB 获益可以叠加，但却面临更严重的高钾血症和 GFR 下降风险，因此，无论是 2020 年 ISH 国际高血压实践指南还是《中国高血压防治指南（2018 年修订版）》均不建议在 CKD 患者中联合使用 ACEI 和 ARB 控制血压。

（3）钙通道阻滞剂（CCB 或 DCCBs）

当用于高血压肾病患者时，二氢吡啶（DHP）和非二氢吡啶（NDHP）类 CCB 均能有效降低血压。推荐单用 RAS 抑制剂效果欠佳时可与 CCB 类药物联合，尤其是血液透析患者；有 RAS 抑制剂使用禁忌证的高血压肾病患者可以首选 CCB 类药物。

DHP-CCB 临床不但有效且不受肾功能障碍的影响，常作为无并发症的原发性高血压患者的初始治疗方案，也可作为血液透析患者的二线降压用药，甚至是有 RAS 抑制剂使用禁忌证或心脏传导缺陷的高血压肾病患者的一线用药。但目前仍缺乏 DHP-CCB 治疗 CKD 高血压的大型临床试验。

（4）β 受体拮抗剂　β 受体拮抗剂包括了一组不同种类的药物，其基本药理作用为阻断儿茶酚胺对 β 受体的兴奋作用。由于 CKD 常与心力衰竭并存，糖尿病和高血压是其共同的危险因素，并且 CKD 患者易出现交感神经兴奋，尤其是 ESRD 患者。因此高血压肾病患者若伴有心力衰竭或交感神经兴奋等心动过速症状明显者，可考虑联用 β 受体拮抗剂优先于 CCB 类。不同亚型的 β 受体拮抗剂对 β1 和 β2 受体拮抗的比值不同，导致内在拟交感活性和外周血管的舒张活性有显著的差异。卡维地洛与其他 β 受体拮抗剂相比，不增加胰岛素抵抗，同时在肾衰竭的患者中无蓄积，透析清除率几乎为零，并且高钾发生风险相对较低，因此可考虑在高血压肾病患者中首选 β 受体拮抗剂，其他可考虑阿替洛尔或比索洛尔。

注意 β 受体拮抗剂的不良反应有心动过缓、疲乏、肢体冷感、激动不安及胃肠不适等，长期应用者突然停药可致血压反跳性升高、心绞痛等撤药综合征表现，因此停药需缓慢减停，整个过程至少需 2 周时间。高度房室传导阻滞、哮喘患者禁用，慢性阻塞性肺病、运动员、周围血管病慎用。

（5）利尿剂的应用　利尿剂通过利钠排尿，降低高血压容量负荷发挥降压作用，尤其是我国人群普遍的高钠盐摄入，因此利尿剂在高血压治疗中有着重要的地位。推荐容量负荷增加的高血压肾病患者联用利尿剂控制血压，eGFR > 30ml/（min·1.73m^2）的患者可考虑使用噻嗪类利尿剂；eGFR < 30ml/（min·1.73m^2）可考虑使用袢利尿剂。

（6）醛固酮受体拮抗剂（MRA）

长时间使用 ACEI/ARB 可能会出现醛固酮水平升高，即"醛固酮逃逸现象"。醛固酮水平与肾脏疾病的进展关系密切，可改善不同急慢性肾脏疾病中的肾损伤程度。目前 MRA 类临床药物包括螺内酯、依普利酮和非奈利酮。第一代 MRA 的代表药为螺内酯，螺内酯不仅与盐皮质受体结合，也能与雄激素和孕激素受体结合，因此对性腺影响相对较大。第二代代表药依普利酮抗醛固酮活性是螺内酯的 2 倍，副作用更小。非奈利酮是新型的非甾体 MRA，虽对盐皮质激素受体有很高的选择性，但对雄激素、糖皮质激素、孕酮和雌激素受体的亲和力较低，这些特性可使非奈利酮在达到目标疗效的同时将不良事件发生率降到最低。需注意的是，MRA 与 ACEI/ARB 联合用药时，要特别注意高钾血症和 eGFR 显著降低的风险，需严密监测和评估。

（7）新型降压药　包括血管紧张素受体脑啡肽酶抑制剂（ARNI）和钠-葡萄糖协同转运蛋白 2（SGLT-2）抑制剂。临床研究发现此类药物从长远角度来说均可实现肾脏和心血管获益。这些新型药物在高血压肾病的治疗中可能具有较好的应用前景，但仍欠缺临床大样本的研究依据。

6. 手术治疗

肾移植手术　如果患者病情进展至终末期，可以考虑进行肾移植手术，将患者肾脏替换为健康的肾脏，清除体内代谢的废物，维持水、电解质平衡。

7. 其他治疗

透析治疗　高血压肾病患者终末期时肾衰竭，无法进行正常的代谢，需要通过透析治疗来维持肾功能，延长患者的生命。

（二）辨证治疗

1. 提高临床疗效的基本要素

（1）分证治疗必须兼顾病情的动态变化和个体差异。

（2）高血压合并肾病从风阳、痰火、气血失调、阴虚、水湿、湿热、瘀血、阴阳两虚等证候立法选药，可以适用于大多数病例，但必须注意其证型的相对稳定和演变转化的两重性，而药随证转是非常必要的。

（3）分清虚实，标本兼顾。本虚之中有实有虚，本虚可以产生标实，标实又可导致本虚，两者相辅相成，治疗中应当标本兼顾，本着急者急其标，缓则治其实的原则，标本同治。

（4）温清并用，阴阳并调。在温阳药中加入滋阴药物，阴中求阳，滋阴济阳，并佐以苦泄之品，以防温药助阳伤阴之弊。调整阴阳，改善临床症状，延缓病情进展。

2. 辨证论治

（1）肺肾气虚型

治法：益肺补肾。

方药：玉屏风散加减。黄芪 30g，白术 15g，防风 12g，女贞子 12g，黄精 15g，茯苓 15g，生地黄 20g。

（2）脾肾阳虚型

治法：温补脾肾。

方药：阳和汤加味。炙麻黄 5g，干姜 12g，生地黄 15g，肉桂 3g，白芥子 12g，黄芪 18g，茯苓 15g，泽泻 15g。

（3）肝肾阴虚型

治法：滋补肝肾。

方药：六味地黄汤合二至丸加减。山药 15g，山茱萸 12g，白芍 15g，女贞子 12g，旱莲草 15g，茯苓 15g，泽泻 15g，生地黄 15g。

（4）气阴两虚型

治法：益气养阴。

方药：生脉饮加减。黄芪 18g，太子参 18g，麦冬 15g，龟甲 15g（先煎），女贞子 12g，山茱萸 12g，生地黄 15g。

（5）肝阳上亢型

治法：平肝潜阳。

方药：天麻钩藤饮加减。天麻 12g，钩藤 15g（后下），生决明 30g（先煎），黄芩 10g，山栀子 15g，杜仲 15g，桑寄生 15g，牛膝 15g，茯神 15g，夜交藤 20g。

（6）气滞血瘀型

治法：行气活血。

方药：血府逐瘀汤加减。当归 10g，川芎 10g，赤芍 10g，桃仁 10g，红花 6g，柴胡 10g，枳壳 12g，牛膝 15g，泽兰 12g。

（7）痰饮壅盛型

治法：祛痰导下，淡渗利尿。

方药：半夏白术天麻汤合五苓散加减。半夏 10g，白术 12g，天麻 10g，陈皮 15g，泽泻 18g，茯苓 15g，猪苓 30g，泽兰 15g，大黄 6g（后下）。

3. 外治疗法

（1）穴位贴敷

处方 1：神阙降压贴（吴茱萸粉 3g，龙胆草粉 3g，黄芩粉 3g，明矾粉 3g）。

操作方法：贴敷于神阙穴，3 天更换一次，1 个月为 1 个疗程。

功效：清肝降火。

适应证：肝阳上亢型高血压。

注意事项：避免过敏，避免贴敷时间过久。

处方 2：涌泉降压贴（吴茱萸粉 3g，生附子粉 3g，川芎粉 3g）。

操作方法：贴敷于涌泉穴，每日 1 次，2 周为 1 个疗程。

功效：引火下行。

适应证：肝阳上亢型高血压。

注意事项：避免过敏，避免贴敷时间过久。

处方 3：麝香 1~1.5g，大葱 13 根，热盐 0.75kg。

操作方法：以上所有药物共捣烂调匀，热敷于神阙穴，每日 1 次。

适应证：利水消肿，治疗肾病所致的小便不通。

注意事项：避免过敏，避免贴敷时间过久。

处方4：温阳散（吴茱萸30g，附子30g，干姜、丁香、黄芪、肉桂、延胡索各20g，细辛10g，白芥子10g）。

操作方法：使用时研细末，醋调，制成外用膏剂，置于透皮贴，敷于患者脾俞、肾俞、水分、三阴交，下肢肿甚者加阴陵泉，腹水者加神阙，每天贴敷6~8小时，连续贴敷10天为1个疗程，连续2个疗程。

适应证：脾肾两虚型肾性水肿。

（2）耳针疗法

处方1：耳背沟、肝、肾、交感或肾上腺穴。

操作方法：将王不留行籽贴于所选之穴，贴紧后稍加压力，使患者感胀痛及耳廓发热。隔日1次，1个月为1个疗程。

适应证：高血压合并慢性肾功能不全患者。

处方2：降压沟、内分泌、交感、肾、降压点。

操作方法：采用毫针刺法。针刺的深度也应根据患者耳廓局部的厚薄而灵活掌握，一般刺入皮肤2~3分即可。刺入耳廓后，如局部感应强烈，患者症状即刻有所减轻，若局部无针感，应调整毫针针尖方向。留针时间一般为20~30分钟，隔日1次。

适应证：高血压肾病患者。

注意事项：严格消毒，防止感染。

（3）中药足浴

处方：夏枯草30g，钩藤30g，桑叶10g，菊花10g，牛膝30g，红花10g，大黄30g，蒲公英30g。

操作方法：煮水适量，熏洗双下肢，每日1次，15天为1个疗程。

适应证：具有平肝降火、活血通腑之效。适用于高血压伴有肾功能不全患者。

（4）足部按摩法　中医经络学指出，脚心是肾经涌泉穴的部位，手心是心包络经劳宫穴的部位，经常用手掌摩擦脚心，

可健肾、理气、益智、交通心肾，使水火相济、心肾相交，能防治失眠、多梦等，对高血压、慢性肾脏疾病有很好的疗效。

4. 成药应用

（1）雷公藤多苷片

药物组成：雷公藤多苷。

功能主治：祛风解毒、除湿消肿、舒筋通络。有抗炎及抑制细胞免疫和体液免疫等作用。

适应证：用于风湿热瘀，毒邪阻滞所致的类风湿关节炎、肾病综合征、白塞三联征、自身免疫性肝炎等。

（2）强肾片

药物组成：鹿茸、山药、山茱萸、熟地黄、枸杞子、丹参、补骨脂、牡丹皮、桑椹、益母草、茯苓、泽泻、杜仲（炙）、人参茎叶总皂苷。

功能主治：补肾填精，益气壮阳，扶正固本。

适应证：用于肾虚水肿、腰痛、遗精、阳痿、早泄等症。亦可用于属肾虚证的慢性肾炎和久治不愈的肾盂肾炎。

（3）肾炎四味片

药物组成：栀子、黄芪、黄芩、石韦。

功能主治：活血化瘀，清热解毒，补肾益气。

适应证：用于慢性肾炎。对浮肿、高血压、蛋白尿、尿红细胞及管型均有不同程度的改善，对慢性肾功能不全和降低非蛋白氮、酚红排泄率有较明显的改善。

（4）尿毒清颗粒

药物组成：大黄、黄芪、甘草、茯苓、白术、制何首乌、川芎、菊花、丹参、姜半夏等。

功能主治：通腑降浊，健脾利湿，活血化瘀。

适应证：用于慢性肾衰竭，氮质血症期和尿毒症早期，中医辨证属脾虚湿浊症和脾虚血瘀症者。可降低肌酐、尿素氮，

稳定肾功能，延缓透析时间；对改善肾性贫血，提高血钙、降低血磷也有一定作用。

（6）康肾颗粒

药物组成：连钱草、忍冬藤、石韦、白茅根、茜草、老鹳草、葛根、石菖蒲、陈皮等。

功效主治：补脾益肾，化湿降浊。

适应证：用于脾肾两虚证。

（7）益肾化湿颗粒

药物组成：人参、黄芪、白术、茯苓、泽泻、半夏、羌活、水蛭、艾叶、独活。

功效主治：升阳补脾，益肾化湿，利水消肿。

适应证：用于脾虚湿盛证。

（三）医家诊疗经验

赵玉庸教授认为高血压肾损害为脾肾虚衰，湿浊内蕴，肾络瘀阻所致。临床的蛋白尿是由于络脉瘀阻，水液不循常道外溢导致产生蛋白尿。脾肾亏虚为本，湿、热、痰、瘀为标，肾络瘀阻为关键病机。湿、热、痰、瘀内阻导致络脉瘀阻，而络脉瘀阻又加重湿、热、痰、瘀等病理产物的产生，相互影响，互为因果，共同致病。

叶小汉等提出"微型积证论"，认为管壁增厚，管腔变小，斑块形成，甚或血栓形成，属于中医学积证范畴，称为"脉络积"，属于微观的积证病变。其与本病良性肾小动脉硬化而致肾实质缺血硬化萎缩的主要病理表现相符合；高血压持续进展导致肾脏微循环障碍。

李培旭教授认为肾气亏虚是高血压肾病的发病之本，并常与肝阳上亢、脾虚失运有关，而水湿、痰浊则是加重的诱因，久病入络，遂致湿瘀交结，迁延难愈。此病总属本虚标实证。本虚以肺肾气虚、脾肾阳虚、肝肾阴虚和气阴两虚型为主，标实以肝阳上亢、气滞血瘀和痰饮壅盛型常见。发病初期多表现为肝阳上亢、肝火上炎，以及痰湿中阻等，以实证为主，治疗宜平肝潜阳、清肝降火、燥湿化痰；在病变中期多表现为阴虚阳亢、正虚络阻，以本虚标实为主，治疗宜滋阴潜阳、扶正化痰、祛瘀通络；在病变晚期多表现为阴、阳、气、血虚弱，风痰毒瘀作祟，以本虚或本虚标实为主，治疗宜补益阴、阳、气、血，或合以祛风、化痰、解毒、化瘀通络。

刘玉宁教授指出肾虚精亏是导致高血压肾损害的最根本机制；络阻成积是疾病进展后期的主要机制，发展过程中常兼具痰瘀阻络，肾络风动致病。提出补肾益精是治疗高血压肾损害的根本之法，在此治法的基础上，依据临床发展情况燮理阴阳治以滋阴清热或补肾助阳法。而化痰逐瘀、平肝息风是治疗高血压肾损害的常见治法。软坚散结是刘玉宁教授治疗高血压肾损害之肾络微积形成的必用之法。刘玉宁教授强调以此攻治积之本体，结合补虚、化痰、逐瘀法以治疗积之成因，从而收体因并治之功。

方祝元教授总结多年临床经验认为肝肾阴虚是高血压肾损害的重要病机，同时兼有肝阳上亢、瘀阻脉络。肾虚为本，先天禀赋不足是本病的主要原因。治疗方面以潜阳育阴为主要治则，兼以和血化瘀通脉，用药方面灵活运用六味地黄丸之意化裁，同时形成自己特色的潜阳育阴方药，充分体现扶正气、存津液的原则，疗效显著。

曾学文教授提出高血压肾病，证属本虚标实，虚实夹杂，发病早期表现以肝肾阴虚为主，发病后期则以脾肾阳虚为主；瘀血、痰浊等为最主要的病理因素，互相影响、兼夹并存。血瘀是高血压肾病是否发展为肾功能不全中最为重要的致病因素，在肝肾亏虚的基础上合并血瘀是中老年高血压发展的必然趋势。曾学文教授依据多年临床经验认为，高血压合并肾损害患者多为中老年人，此病为慢性病，病程长，故应气血双补，宜活血补血之品，切不可破治，重用破血耗血之品。"补法"治其本，滋补肝肾之阴，少佐温通行气之品。"通法"治其标，佐以活血化痰祛浊之品。

张大宁教授率先提出"肾虚血瘀"理论，认为肾虚是导致慢性肾病肾小球硬化的始动因素，病理基础是血瘀，并提出用"补肾活血法"来治疗高血压肾病。

李莹教授根据多年临床经验，认为高血压肾损害分为阴虚阳亢证、痰瘀互结证、肾精不足证、脾肾阳虚证、阴阳两虚证这五大证型，分别治以滋阴潜阳，利湿化痰祛瘀，补肾填精，温补脾肾、利水消肿，滋阴补阳。

赵玉庸教授治疗高血压肾损害症见蛋白尿者，常以化瘀通络、健脾补肾为治则，以自拟方"肾络通"为主方。肾络通由黄芪、蝉蜕、地龙、僵蚕、乌梢蛇、龟甲、丹参、川芎、当归等药物组成，具有益气活血、化瘀通络之功。临床表现为氮质血症期者，多辨为湿热证，治以清热利湿祛浊、兼以健脾益气，自拟"肾毒清"，药用水牛角（先煎）、黄芪、云苓、焦术、猪苓、当归、土茯苓、熟大黄（包煎）。

赵纪生教授认为高血压肾损害疾病发展分早期和晚期，但肾气虚损是疾病的根本病机，提出在疾病整个过程中都应重视顾护肾气。早期除需有效控制血压外，更需审证求因，分而治之。早期表现多为气虚或阴虚，治疗时应辨清气血阴阳虚衰，辨证灵活选药。后期因中焦失枢，清阳不升，浊阴不降，饮食入而不化，呆滞脾胃，无功反害，故调理脾胃的重要性不言而喻。早期以肝肾阴虚和气阴两虚为主，以阳亢、血瘀为辅，治疗上肝肾阴虚用一贯煎，阴虚阳亢用天麻钩藤饮，瘀血内阻证用桃红四物汤。晚期以脾肾虚衰常见，标实多为湿浊、痰湿、浊毒，脾气虚用四君子汤，

脾虚痰盛用半夏白术天麻汤，湿浊阻滞用黄连温胆汤。疾病后期经络阻滞，浊毒内蕴，选用参芪地黄汤合温胆汤加减。

五、预后转归

轻度高血压预后取决于血压之外的其他危险因子，不存在其他危险因子者病程较长，预后较好。随着病情发展，患者血压逐步升高，并呈持续性。如果有心血管疾病家族史，血压升高时年龄较轻，出现心、脑、肾等并发症，可致劳动力减退或丧失，预后较差。死亡原因：在西方国家，心力衰竭占首位，其次是脑血管意外及尿毒症。有报道显示，高血压不经治疗，约50%死于冠心病或心力衰竭，33%死于脑血管意外，10%~15%死于肾衰竭。中国则以脑血管意外最多见，其次为心力衰竭及尿毒症。陶恒乐分析1947~1954年高血压主要死因，代表未广泛采用降压治疗时代的自然病史，结果表明，77.3%死于脑血管意外，21.2%死于心力衰竭及心肌梗死，1.5%死于肾衰竭。

六、预防调护

（一）预防

（1）成年人应每年检查一次尿常规和肾功能，如果尿常规检查出尿蛋白、血肌酐升高等，就应引起重视，找专科医生做进一步检查。慢性肾脏病的高危人群，如60岁以上的老年人，有慢性肾脏病家族史，糖尿病、痛风、高尿酸血症等代谢性疾病患者，高血压、系统性红斑狼疮、肝炎、肿瘤、全身性感染、尿路结石、尿路感染、尿路梗阻患者，有急性肾衰竭史者，肾单位减少（单侧肾或部分肾切除）者，无论有无症状，均应每半年到一年去医院检查一次尿常规、肾功能和肾脏B超。

（2）参加有氧运动，适当锻炼身体，

在阳光下多做运动多出汗，可帮助排除体内多余的酸性物质，从而预防此病的发生。

（3）保持良好的心情，不要有过大的心理压力，压力过大会导致酸性物质的沉积，影响代谢的正常进行。适当的调节心情和自身压力可以保持弱碱性体质，从而预防此病的发生。

（4）生活要规律。

（二）调护

1. 休息

规律的生活与休息。要注意劳逸结合，早睡早起，起居有常，保证充足睡眠。

2. 饮食

（1）减少钠盐　调查发现国人平均摄盐量为10.5g/d，远超高血压指南的推荐剂量，且CKD进展的患者易存在水钠潴留，因此中国高血压肾病患者首要任务为限盐。2021年KDIGO慢性肾脏病血压管理临床实践指南建议CKD合并高血压人群摄入的氯化钠＜5g/d或钠＜2g/d。2019年中国高血压患者的盐摄入和血压管理指南中也明确指出，限盐对高血压患者血压管理是有效的。我们建议高血压肾病患者摄入钠＜2g/d，并且通过检测24小时尿钠评估限盐是否达标。我国膳食中约80%的钠来自烹调或含盐高的腌制品，因此限盐首先要减少烹调用盐及含盐高的调料，少食各种咸菜及盐腌食品。

（2）蛋白质推荐摄入量

CKD 1~2期（非糖尿病）：建议蛋白质摄入＜1.3g/（kg·d）；非持续性大量蛋白尿者，建议蛋白质摄入0.8g/（kg·d），不推荐蛋白质摄入≤0.6g/（kg·d）；大量蛋白尿者，建议蛋白入量为0.7g/（kg·d），同时加用酮酸治疗。

CKD 1~2期（糖尿病）：蛋白质摄入＜1.3g/（kg·d），建议蛋白质摄入量为0.8g/（kg·d）。

CKD 3~5期（非糖尿病）：蛋白质摄入量为0.8g/（kg·d），建议蛋白质摄入量为0.6g/（kg·d）或极低蛋白膳食［0.3g/（kg·d）］，联合补充酮酸制剂。

CKD 3~5期（糖尿病）：推荐代谢稳定的患者蛋白质摄入量为0.6g/（kg·d），并可补充酮酸制剂。

血液透析者：蛋白质摄入量为1.0~1.2g/（kg·d）。

腹膜透析者：推荐无残余肾功能者，蛋白质摄入量为1.0~1.2g/（kg·d）；有残余肾功能者，蛋白质摄入量为0.8~1.0g/（kg·d）。

（3）补充钾和钙　钾与血压呈明显负相关性，中国膳食特点为低钾、低钙，应增加含钾多、含钙高的食物，如绿叶菜、鲜奶、豆类制品等。

（4）多吃蔬菜和水果　研究证明，增加蔬菜或水果摄入，减少脂肪摄入可使SBP和DBP有所下降。素食者比肉食者有较低的血压，其降压的作用可能基于水果、蔬菜、食物纤维和低脂肪的综合作用。

（5）限制饮酒　尽管有证据表明非常少量饮酒可能减少冠心病发病的危险，但是饮酒和血压水平以及高血压患病率之间却呈线性关系，因此不提倡用少量饮酒预防冠心病，提倡高血压患者戒酒，因饮酒可增加服用降压药物的抗性。建议男性如饮酒每日饮酒量应少于20~30g，女性则应少于10~15g。

（6）运动指导　2021KDIGO慢性肾脏病血压管理临床实践指南建议CKD并发高血压患者应进行中等强度的体育锻炼，每周至少150分钟的累计运动时间。

（7）食疗

①首乌大枣粥：何首乌60g，加水煎浓汁，去渣后加粳米100g，大枣3~5枚、冰糖适量，同煮为粥。每日早、晚食用。

②海带冬瓜薏苡仁汤：海带30g，冬

瓜 100g，薏苡仁 10g，调料少许。将冬瓜去皮，洗净，切成块。海带洗净，切成丝，入锅中，加适量水先煮 20 分钟后再放入冬瓜、薏苡仁，共煮成汤，用调料调味即可。每日 1 次。

③枸杞炒青笋：枸杞 100g，青笋 150g，猪瘦肉 150g，白糖 1g，精盐 3g，味精 2g，生粉 4g，料酒 10g，芝麻油少许。将瘦猪肉洗净，切丝，加精盐、生粉拌匀，青笋洗净，切丝，枸杞子择洗干净。锅中放适量植物油烧热后，下肉丝滑散，烹入青笋丝、料酒，加白糖、精盐、味精，炒匀勾芡，再下枸杞翻炒数次，淋入芝麻油，炒熟，起锅即成。

④菊楂茶：菊花 8g，生山楂 15g，石决明（捣碎）30g，乌龙茶 3g。将石决明入锅中，加适量水煎 20 分钟后，加入菊花、山楂、乌龙茶煎取汁，每日 3 次，代茶饮。

七、专方选要

1. 复方三七通脉方（王道成）

组成：熟地黄 15g，芡实 30g，天麻 10g，法半夏 10g，白术 10g，三七粉 3g（冲服），虎杖 15g，川牛膝 15g。

功效：补血滋阴，益肾固精，健脾止泻。

适应证：高血压早期肾损害伴颈动脉粥样硬化且中医辨证为阴虚阳亢，痰瘀痹阻证。

2. 滋肾平肝方（李七一）

组方：熟地黄 15g，丹皮 10g，茯苓 10g，山茱萸 10g，山药 15g，怀牛膝 10g，泽泻 10g，夏枯草 10g，法半夏 10g，白蒺藜 10g，丹参 30g，水蛭 3g。

功效：和调阴阳，平稳降压，护肾。

适应证：高血压肾损害阴虚阳亢证者，主要表现为头痛，眩晕，腰膝酸软，五心烦热。次要表现：失眠，心悸，耳鸣，健忘，舌红，少苔，脉弦细而数。

八、研究进展

（一）现代临床应用

杜林等将高血压肾损害患者随机分成两组，两组均服降压西药，治疗组加服补肾活血方（熟地、山茱萸、牛膝、黄芪、山药、丹参、桃仁、红花、益母草、金樱子、桑螵蛸），发现补肾活血方能减少夜尿次数，降低蛋白尿和血尿。

侯发琴等将高血压肾损害患者随机分成两组，两组均服降压药，治疗组加服滋阴潜阳活血中药熟地、山茱萸、山药、枸杞子、石决明、天麻、川芎、当归，疗程 4 周，两组治疗后尿微量白蛋白和肌酐水平均有明显下降，但治疗组优于对照组，表明中药联合西药对高血压肾损害具有保护作用。

苏杭等应用保肾口服液治疗气阴两虚型 CKD1~3 期患者，发现该药可改善患者气阴两虚所表现出的临床症状，并减少蛋白尿、血尿，保护肾脏功能。

徐盛颖等临床观察发现在西医治疗的基础上加用复方三七通脉方，能明显改善高血压早期肾损害伴颈动脉粥样硬化患者的临床症状，同时具有降压和保护肾脏功效，能逆转或减轻颈动脉粥样硬化斑块作用。

（二）外治疗法

1. 中药离子导入法

选择以活血通经药为主，如川芎、牛膝、当归、丹参、红花、赤芍等。腰酸腰痛者可加杜仲、山茱萸、三七等；乏力者可加黄芪、党参、菟丝子等。

操作方法：将所选药物研粉，用促透药（如水、酒、醋、油等）拌匀后平铺在纱布上，然后将涂药的纱布置于背部肾区，用直流电照射，促进药物吸收。全过程 30~40 分钟。每日 1 次。

作用机制：直流电不仅可以促进中药有效成分（如离子、离子团、极性分子等）通过肾区皮肤及穴位进入人体，治疗疾病，还可对人体产生一系列复杂的电生理或生物学变化，调节机体状态，具有改善肾脏循环，促进肾小球毛细血管通透，降低基底膜通透性，避免小分子蛋白漏出，减少蛋白尿的作用。

2. 中药灌肠法

可在制附子、金银花、忍冬藤、生龙骨、生牡蛎、陈皮、大黄、怀牛膝、蒲公英、生甘草、槐花等药物中酌情选择 4~5 味，先用清水浸泡 30 分钟，再用文火煎至 200ml，灌入灌肠袋。灌肠前，嘱患者保持侧卧位，并将灌肠液加热至 37~39℃，将灌肠袋与输液皮管相连，输液皮管经肛门轻柔插入 15~20cm，快速滴注入结肠，保留灌肠液 40 分钟至 1 小时。每日 1 次。

作用机制：当肾病患者发生肾功能不全时，毒素与代谢废物经肠道排泄量可增至 80%。中药灌肠法通过超滤与弥散作用，将灌肠液中的有效成分进入血液循环，进行离子交换，从而清除体内尿素氮、血肌酐等毒素，并且可通过泻下作用，减轻水肿，降低毒素。中药灌肠法具有避免肝脏首过效应、增加药物生物利用度、不易引起高钾血症、副作用低等优点。

3. 中药熏蒸

使用中药熏蒸仪，在蒸发器内放入纱布盛装的中药。

临床组方：六月雪、蒲公英、红花、牡蛎、土茯苓、桂枝各 30g，生大黄、当归、赤芍各 50g。

操作方法：以上药物加水通电煎煮，待熏蒸仪蒸汽舱内温度达到 37℃后，嘱患者进入座舱，开始中药熏蒸，每次 20~30 分钟，2 天治疗 1 次。

作用机制：中医理论认为，肺主宣发、外合皮毛、司汗孔开合，所以宣肺发汗可以促进代谢废物排泄，达到消除水肿，进而起到降低血肌酐、尿素氮，延缓病程进展的作用。

主要参考文献

［1］郑琼莉，祝炜. 实用高血压诊断与治疗［M］. 北京：人民军医出版社. 2014.

［2］顾宁，陈红锦. 高血压病中医特色疗法［M］. 北京：人民军医出版社. 2012.

［3］孙宁玲. 高血压治疗学［M］. 北京：人民卫生出版社. 2009.

［4］杨富荣，刘宇. 高血压病从肺论治理论探讨［J］. 吉林中医药，2012，32（5）：437-438.

［5］张英杰，张宗礼. 半夏白术天麻汤加减治疗高血压肾病经验 2 则［J］. 河北中医杂志，2013，（9）：187.

［6］刘建芳，张越，刘光珍. 刘光珍教授临床运用凉血散血法治疗慢性肾脏病的经验［J］. 中国中西医结合肾病杂志，2018，19（9）：756-757.

［7］王蒙，于俊生. "和法" 在慢性肾衰竭中的应用［J］. 黑龙江中医药. 2016，45（3）：9-11.

［8］姚洁琼，滕福斌，孙卫卫，等. 王耀献运用清上固下法治疗慢性肾脏病经验［J］. 环球中医药，2017，10（12）：1499-1501.

［9］徐金升，何雷，张胜雷. 2017 年慢性肾脏病重要研究进展［J］. 临床荟萃，2018，33（1）：32-39.

［10］饶向荣. 慢性肾脏病的中西医结合防治［J］. 中国中西医结合杂志，2019，39（7）：781-783.

［11］孙蓓蓓，何立群. 近 10 年中医药治疗早中期慢性肾脏病概况［J］. 世界中医药，2019，14（5）：1089-1097.

第十二章　高血压合并糖尿病

高血压合并糖尿病是高血压患者由于胰岛素分泌缺陷和（或）胰岛素抵抗引起的以高血糖为特征的代谢性疾病，以及由此引发的各种脏器的功能不全，甚至衰竭。主要集中在眼、肾、神经及心脑血管等器官，是心血管疾病、肾病、外周动脉疾病和中风发生的危险因素之一。对于糖尿病患者来说，高血压是常见疾病，根据国际卫生组织调查，全球糖尿病患者中，有31% 男性患者和43% 的女性患者罹患高血压，糖尿病使高血压的患病风险提高50%。高血压和糖尿病均是心血管疾病发生的重要且独立的危险因素，对人体的危害高于其他引起糖尿病大血管及微血管并发症的危险因素，大大增加其死亡风险。因此，凡具有糖尿病危险因素的高血压患者建议做糖耐量试验。而年龄、体重指数、病程与有无临床蛋白尿则是影响糖尿病患者血压升高的因素，在性别方面，高血压在50岁前男性多见，50岁后女性超过男性。

中医学中并无"高血压"和"糖尿病"的病名，所以只能根据高血压和糖尿病所表现的症状来认识和进行辨证论治。目前中医多归为"消渴""眩晕""头痛"等范畴。在传统医学中，未见眩晕与消渴合病之名，但分别对两病有详细论述。眩晕与消渴的病因病机及治疗有密切关系，这与中医学中的整体观念、异病同治等观念相互吻合。头痛、眩晕的记述首见于《内经》，《内经》中把头痛称为"首风""脑风"；《素问·五脏生成论》谓："头痛巅疾，下虚上实。"《素问·方盛衰论》谓："气上不下，头痛巅疾。"这些理论为头痛辨证论治奠定了理论基础。《素问·至真要大论》谓："诸风掉眩，皆属于肝"；《素问·标本病专论》谓："肝病，头目眩，胁支满。"指出眩晕与肝脏关系密切。《灵枢·卫气》："上虚则眩"，《灵枢·口问》："上气不足，脑为之不满，耳为之苦鸣，头为之苦倾，目为之眩。"指出眩晕的病因、病性和病位。"消渴"一词首见于《内经》，称为"消瘅"。消渴病，首载于唐代甄立言所著《古今录验方》。高血压合并糖尿病的发病因素多样且暂不明确，近代医家多认为与禀赋不足、体质等先天因素以及饮食失节、情志不畅、劳逸失调、外感邪毒、药石所伤等后天因素密切相关。临床表现除眩晕、头痛、乏力、心烦易怒外，还伴有除消渴病常见的多饮、多食、多尿、消瘦等症状。

一、病因病机

（一）西医学认识

1.胰岛素抵抗及高胰岛素血症

胰岛素抵抗和高胰岛素血症是紧密联系的，目前认为高胰岛素血症是胰岛素抵抗的主要标志。当人体没有患糖尿病时，人体对糖的耐受是正常的，少量的胰岛素就能够把血糖控制得很好。但对于糖尿病患者发病前期，由于血糖波动和贪食（或偏食），血糖迅速升高，刺激胰岛素大量分泌，又使血糖很快下降。当胰岛素分泌重复过多时，机体细胞对胰岛素的反应敏感度下降，血糖被送到细胞（燃烧产生能量）的效率下降，更多的血糖转化为脂肪储存起来，患者会变得肥胖（显性肥胖）或体脂肪增加（隐性肥胖）。同时，脂肪细胞变大2~3 倍或以上，单位面积上的胰岛素受体减少，因此细胞对胰岛素的敏感度继续下降，使胰岛素在加速葡萄糖的利用和抑制糖原分解及减少糖原异生糖方面发生障碍，这时就出现胰岛素抵抗。出现胰岛素抵抗后，为了恢复正常血糖水平，胰腺需要分泌成倍的胰岛素。当胰岛素长期大量分泌时，胰岛素质量和作用下降，于是需要分泌更大量的胰岛素进入血液来降低血糖，形成高胰岛素血症。

当胰岛素的作用全面下降，血糖无法降低，就会出现持续高血糖，进入糖尿病早期。高胰岛素血症也是引发糖尿病即代谢性疾病群的重要原因。高胰岛素血症分内源性高胰岛素血症和外性高胰岛素血症。上述解释的是内源性的，外源性的高胰岛素血症大多发生在长期注射胰岛素并伴有胰岛素抵抗的2型糖尿病患者身上。

2. 氧化应激

氧化应激与高血压、糖尿病及其并发症的发生发展密切相关。氧化应激是指机体组织或细胞内氧自由基生成增加和（或）清除能力降低，导致活性氧簇自由基（ROS）及活性氮簇自由基（RNS）在体内或细胞内堆积而引起的氧化损伤过程。在高血压和高血糖两种作用下，氧化应激加强，体内氧自由基产量明显增加，影响动态血管平滑肌细胞的生长和迁移，同时造成包括舒张失常、炎症反应和细胞间质改变等在内的血管内皮细胞功能失调。

3. 血管内皮功能异常

血管内皮细胞能够通过合成和释放多种舒张和收缩因子作用于血管平滑肌，使其舒张或收缩，从而对血压产生影响。在正常情况下，两个系统的拮抗效应处于动态平衡，从而维持正常的舒张和收缩功能及血压的稳定。当内皮受损时，容易导致血管收缩，外周阻力增加，血压升高。而内皮细胞功能紊乱导致的血管张力异常、炎性细胞浸润、平滑肌细胞增殖、斑块生长、血管重构异常、血小板聚集增加等是2型糖尿病及其血管并发症发生发展的重要

始动和关键因素。

（二）中医学认识

高血压合并糖尿病，多与素体气阴亏虚、饮食不节、情志不遂、久病劳倦、药石所伤等密切相关，其发病与肝、肾、脾胃等脏腑失调有关。糖尿病多由于禀赋不足，五脏柔弱；久嗜肥甘，损伤脾胃，积热内蕴，耗伤气阴；或因情志不调，五志化火，津液暗耗；或因外感六淫，化热伤阴；以及劳逸失度，房劳伤肾等。

高血压多由于脾胃不足，痰浊内生；情志失调，肝阴亏虚，亢越于上，致气机疏泄失常，升降失司，因此饮食失宜，过食肥甘厚味，胃肠热结或生痰火湿热，均可伤阴耗气；木郁火炎，五志化火，内生郁热，导致肝火伤阴；老年肾阴亏虚，或久病劳倦，耗气伤阴，甚至阴阳俱虚；而外感风热或湿热邪毒，或药石燥热伤阴，均可成为原发性高血压合并糖尿病的致病因素。

高血压合并糖尿病的共同病机在于肝、脾、肾等脏腑功能障碍与失调。首先，肝主疏泄、调畅气机，其气主升主动，糖尿病患者肝阴多虚，或因长期忧郁恼怒，气郁化火，使肝阴暗耗，风阳升动，上扰清空，或肾精不足，肾阴素亏，水不涵木，肝失所养，以致肝阴不足，肝阳上亢均可导致本病。脾主运化，转运水谷精微，化生气血，调节津液输布，脾气亏虚，水谷精微不得转输化生利用，血糖等精微物质滞留于血脉中，而变生痰浊。此外，肝主疏泄，疏泄失常，气滞紊乱，形成气滞血瘀。气滞血瘀、痰浊中阻、清阳不升、浊阴不降等均可最终导致阴阳气血逆乱，形成高血压和糖尿病的基础。

综上所述，高血压合并糖尿病病机多为阴虚肝郁，阳亢火旺；气虚疲弱，痰气脉阻；气滞瘀阻，脉道失畅，病程日

久，正气亏耗，致风、火、痰、瘀病理之邪，胶结于脏腑、血脉、经络、肢体、九窍，致阴阳两虚，变证丛生。因此，大部分学者认为两者共同病机为消渴阴虚为本，当阴虚发展为气阴两虚时，则"上所不足，脑为之不满，耳为之苦鸣，头为之苦倾，目为之眩"；或久病入络，瘀血内停，脉络不畅而头痛；或日久肝肾阴虚，水不涵木，则致肝阳上亢发为头痛、眩晕；消渴病日久阴损及阳，而致阴阳两虚为病。

近年临床研究发现，许多高血压合并糖尿病的患者，尤其是高龄患者，表现为阴虚内热的并不多，很多患者不出现多饮、多食、多尿、消瘦，相反则多表现为食欲不振、肥胖、乏力、舌苔厚腻等气虚和痰湿之证，这种病变机制的变化，多由年老体弱，或久病体虚等，导致阴阳气血亏虚，元气耗散，痰浊瘀血内生，临床上表现为虚实夹杂的情况。

二、临床表现

理论上，高血压患者出现糖尿病视为高血压合并糖尿病。但是，临床上往往分不清二者谁是因，谁是果，所以，不管是先患高血压，还是先患糖尿病，只要二者同时出现在同一个患者身上，都可以诊断高血压合并糖尿病。

（一）辨病诊断

1. 临床表现

头晕头昏，口渴多饮，多食，尿多，身体消瘦，乏力，视力下降等。

2. 相关检查

（1）血糖　空腹血糖大于或等于7.0mmol/L，和（或）餐后2小时血糖大于或等于11.1mmol/L即可确诊。是诊断糖尿病的唯一标准。有明显"三多一少"症状者，只要一次异常血糖值即可诊断。无症状者诊断糖尿病需要两次异常血糖值。可

疑者需做75g葡萄糖耐量试验。

（2）尿糖　常为阳性。血糖浓度超过肾糖阈（160~180mg/100ml）时尿糖阳性。肾糖阈增高时即使血糖达到糖尿病诊断标准也可能呈阴性。因此，尿糖测定不作为诊断标准。

（3）尿酮体　酮症或酮症酸中毒时尿酮体阳性。

（4）糖化血红蛋白（HbA1c）　是葡萄糖与血红蛋白非酶促反应结合的产物，反应不可逆，HbA1c水平稳定，可反映取血前8~12周的平均血糖水平。是判断血糖控制状态最有价值的指标。

（5）血清胰岛素和C肽水平　反映胰岛β细胞的储备功能。2型糖尿病早期或肥胖型血清胰岛素正常或增高，随着病情的发展，胰岛功能逐渐减退，胰岛素分泌能力下降。

（6）血脂　糖尿病患者常见血脂异常，在血糖控制不良时尤为明显。表现为甘油三酯、总胆固醇、低密度脂蛋白胆固醇水平升高。高密度脂蛋白胆固醇水平降低。

（二）辨证诊断

高血压多属中医"眩晕""头痛""脉胀"范畴，而糖尿病属于中医"消渴""三消"范畴，病名虽不同，但辨证分型以病机为据，故辨证诊断合而论之。

1. 阴虚阳亢型

临床证候：眩晕耳鸣，头痛且胀，烦渴多饮，口干舌燥，尿频量多，两目干涩，少寐健忘，腰膝酸软。遇劳、恼怒加重，失眠多梦，急躁易怒。舌红苔燥或黄，脉弦数或沉弦无力。

辨证要点：眩晕耳鸣，头痛且胀，失眠多梦，急躁易怒。

2. 气虚痰阻型

临床证候：口渴饮不多，神疲乏力，眩晕，头重如蒙，视物旋转，胸闷作恶，

呕吐痰涎，短气，劳则加剧。舌淡苔白腻，脉滑或沉弦。

辨证要点：神疲乏力，胸闷作恶，呕吐痰涎，舌淡苔白腻，脉滑或沉弦。

3. 瘀血阻络型

临床证候：口干，眩晕头痛，胸闷刺痛，下肢紫暗、麻痹、疼痛，兼见健忘、失眠，心悸，面唇紫暗。舌淡白或暗紫，脉细或弦涩。

辨证要点：胸闷刺痛，下肢紫暗、麻痹、疼痛。舌淡白或暗紫，脉细或弦涩。

4. 阴阳两虚型

临床证候：头晕头痛，颜面虚浮，或颧红如妆，神疲倦怠或躁扰不宁，心悸失眠，咽干口燥，腰膝酸冷，汗出肢冷或手足心热，大便不调，时干时稀，小便清长，夜尿频多或尿少浮肿。舌苔胖大，舌淡苔黄或舌红苔水滑，脉沉弦无力，或脉浮大按之不实。

辨证要点：颧红如妆，汗出肢冷；或手足心热，小便清长，夜尿频多。

三、鉴别诊断

（一）西医学鉴别诊断

1.1 型糖尿病

发病年龄轻，大多 < 30 岁，起病突然，多饮、多尿、多食，消瘦症状明显，血糖水平高，不少患者以酮症酸中毒为首发症状，血清胰岛素和 C 肽水平低下，ICA、IAA 或 GAD 抗体可呈阳性。单用口服药无效，需用胰岛素治疗。

2.2 型糖尿病

常见于中老年人，肥胖者发病率高，常可伴有高血压、血脂异常、动脉硬化等疾病。起病隐匿，早期无任何症状，或仅有轻度乏力、口渴，血糖增高不明显者需做糖耐量试验才能确诊。血清胰岛素水平早期正常或增高，晚期低下。

（二）中医学鉴别诊断

1. 口渴症

口渴症多为热病津伤所致，古代文献中有将此类口渴称为"消渴"者，但本症起病急，兼有其他外感热邪的症状，且这类口渴亦无多饮、多食、多尿并见症状，与消渴不同。

2. 瘿病

瘿病可见多食善饥、形体消瘦症状，与消渴类同，但颈部一侧或两侧肿大，有的伴有眼突，与消渴有别。

四、临床治疗

（一）提高临床疗效的要素

1. 双项达标、延缓并发症出现

高血压常合并糖代谢异常。我国门诊高血压患者中 24.3% 合并糖尿病，糖尿病合并高血压可使患者心脑血管事件的风险显著增加，而降压治疗与糖尿病合并高血压患者的全因死亡率及心脑血管疾病等其他临床转归的改善显著相关，因此临床治疗，既要血压达标，又要血糖达标。糖尿病合并高血压患者 SBP 每下降 10mmHg，糖尿病相关的并发症风险下降 12%，死亡风险下降 15%。终点事件发生率最低组的 DBP 为 82.6mmHg。因此建议糖尿病患者的降压目标为 130/80mmHg，老年或伴严重冠心病患者，宜采取更宽松的降压目标值，即 140/90mmHg。只有血压、血糖同时达标，才能有效延缓高血压、糖尿病引起的心、脑、肾等脏器的并发症，提高患者生存质量，延长患者寿命。

2. 辨证与辨病相结合

很多高血压患者以及大部分糖尿病患者并没有明显临床表现，给临床辨证带来了一定的困难，此时辨病尤为重要，临证紧随病机，根据高血压、糖尿病发病时间

长短，二者病情轻重用药。血压控制不理想者，按眩晕辨证为主，可适当加入降糖中药；血糖控制不理想的患者，按消渴辨证论治，在此基础上，适当加入降压中药。以期达到最佳临床效果。

（二）辨病治疗

1. 降压治疗

2018 年欧洲高血压年会（ESC）中的《2018 ESC/ESH 高血压指南》对高血压合并糖尿病患者的血压目标值再次做了修改，指出包括糖尿病在内，所有高血压患者均应考虑将舒张压目标值降为 < 80mmHg，但切勿 < 70mmHg；收缩压目标值为 130mmHg，若能耐受可 < 130mmHg，但不能低于 120mmHg，独立于风险水平和并发症。

依据循证医学的证据，我国高血压患者合并糖尿病采取个体化管理策略，评估患者心血管危险因素及靶器官损害状况，应分层管理降压治疗的靶目标值。对于糖尿病病史较短、一般健康状况良好、无明显大血管病变且较为年轻的患者，血压控制目标可为 < 130/80mmHg；同时基于患者临床特点和治疗反应，较高或较低的收缩压和（或）舒张压目标可能是合适的。因此，如果收缩压在 130~139mmHg，或者舒张压在 80~89mmHg 的患者，在接受生活方式治疗，疗程达到 3 个月，血压仍未达标时，应予药物治疗；若已存在靶器官损害，如微量白蛋白尿或蛋白尿，应立即开始药物治疗。收缩压 ≥ 140mmHg，或者舒张压 ≥ 90mmHg 者，除了生活方式治疗外，应该及时接受药物治疗。

老年糖尿病合并高血压者属于高危人群，但在处理中应特别审慎，要排除假性高血压；确立的高血压患者血压应该逐渐降低，以免发生并发症；降压治疗应强调收缩压达标，不应过分关注或强调舒张压

变化的意义；《2018 ESC/ESH 高血压指南》中指出，≥ 65 岁的糖尿病患者，收缩压目标值为 130~139mmHg。实际临床中对大于 80 岁的高龄老人，经过选择可将血压控制在 150/80mmHg 以内，老年高血压患者舒张压常不高，但合并冠心病患者的舒张压不应低于 60mmHg。

妊娠糖尿病患者出现高血压时，为了母亲长期健康和减少胎儿生长受损，ADA 2010 年版《糖尿病标准化诊治指南》建议血压目标值应该是收缩压在 110~129mmHg，舒张压在 65~79mmHg。

根据《中国高血压防治指南（2018 年修订版）》，高血压伴糖尿病患者 SBP 在 130~139mmHg 或者 DBP 在 80~89mmHg 的糖尿病患者，可进行不超过 3 个月的非药物治疗。如血压不能达标，应采用药物治疗。血压 ≥ 140/90mmHg 的患者，应在非药物治疗基础上立即开始药物治疗。伴微量白蛋白尿的患者应该立即使用药物治疗。首先考虑使用 ACEI 或 ARB，如需联合用药，应以 ACEI 或 ARB 为基础，加用利尿剂，或二氢吡啶类 CCB。合并心绞痛者可加用 β 受体拮抗剂；糖尿病合并高尿酸血症的患者慎用利尿剂；反复低血糖发作者，慎用 β 受体拮抗剂，以免掩盖低血糖症状。如需应用利尿剂和 β 受体拮抗剂时宜小剂量使用。有前列腺肥大且血压控制不佳的患者可使用 α 受体拮抗剂。血压达标通常需要 2 种或 2 种以上药物的联合治疗。

合并糖尿病患者降压药物选择如下：

（1）血管紧张素转化酶抑制剂（ACEI）具有较强的降压作用；可抑制动脉血管平滑肌细胞增殖，防止动脉粥样硬化形成；减轻或逆转左心室肥厚，改善心肌功能，逆转血管壁、心脏的不良重塑，恢复其结构和功能；提高肌肉和脂肪对胰岛素的敏感度；对糖、脂肪等代谢无不良影响；能预防或逆转肾小球基底膜的糖化，有效延缓 1

型糖尿病患者，特别是伴有蛋白尿患者肾脏病变的进程，改善预后；同样，对 2 型糖尿病也有肾脏保护作用，可延缓糖尿病早期肾病（以微量白蛋白尿为特征）向明确肾病（以蛋白尿为特征）和肾衰竭转化。

（2）血管紧张素 II 受体拮抗剂（ARB） 是一种新型有效、耐受良好的口服降压药。它能特异性地阻断血管紧张素（Ang）II 与 Ang II 受体的相互作用，进而松弛血管平滑肌，抑制血管收缩，减少血浆容量，减少儿茶酚胺及抗利尿激素的释放，抑制血管平滑肌及心肌细胞的增殖，从而达到较明显的降压作用和心血管保护作用。一般情况下，不增加心率。2001 年美国高血压病学会第十六届年会指出，氯沙坦能显著减缓糖尿病肾病进展，使终末期肾病发生率下降 28%。因此 ARBS 应作为高血压糖尿病的一线药物。《2018 ESC/ESH 高血压指南》中提出，高血压合并糖尿病患者 I 级推荐建议，初始治疗选用 RAS 阻滞剂 +CCB 或利尿剂联合治疗。

（3）利尿剂 噻嗪类利尿剂分为噻嗪型和噻嗪样利尿剂。噻嗪型利尿剂包括氢氯噻嗪和苄氟噻嗪等。噻嗪样利尿剂包括氯噻酮、吲达帕胺等。其中，吲达帕胺具有重要的亲脂特性，更易与血管壁内皮细胞结合，对血管的作用更为明显。除了利尿作用之外，吲达帕胺还具有扩张血管的作用，对心脏有保护作用，且对糖、脂质代谢无不良影响。由于具有这样独特的双重作用机制，吲达帕胺降压疗效优于噻嗪型利尿剂。同时，吲达帕胺在清除半衰期方面明显优于噻嗪型利尿剂氢氯噻嗪，能够持久平稳控制 24 小时血压。

噻嗪类利尿剂的不良反应呈剂量依赖性，因此应从小剂量开始使用，最大程度减少其不良反应发生的风险。利尿剂的不良反应主要因其利尿作用产生的低血钾，以及低血钾所致胰岛素分泌受抑制，胰岛素抵抗加重而出现高胰岛素血症、空腹血糖升高、糖耐量下降，还可使甘油三酯和尿酸升高，从而对心血管产生不利的影响。而噻嗪类利尿中的剂吲达帕胺具有扩张血管作用，在远小于利尿剂量时即可通过降低外周血管阻力发挥降压作用。即使在长期抗高血压治疗中，吲达帕胺也不影响脂肪和碳水化合物的代谢，所以在合并糖尿病的高血压患者中收益较高。

此外，高血压合并糖尿病大大增加了心衰发病的风险，因此对心力衰竭的预防和治疗不容忽视，而利尿剂通过利钠排尿，降低高血容量负荷发挥不但起到降压作用，而且有效缓解心衰竭引起的呼吸困难及水肿，改善运动耐量。因此恰当使用利尿剂不仅是心力衰竭药物治疗成功的关键和基础，而且可以减少高血压合并糖尿病患者心衰的发生及心血管病死率。

（4）β 受体拮抗剂 β1 受体拮抗所产生的效应，如心率减慢、心肌收缩力减弱、房室传导减慢，可降低了心肌耗氧量，降低血压，改善心肌舒张功能，抑制某些心律失常等，这些都是对糖尿病患者合并有高血压或冠心病时有益的作用。β2 受体拮抗所产生的效应，如支气管收缩、周围血管收缩、抑制胰岛素释放和抑制糖原分解而加重低血糖反应等都是对糖尿病患者不利的作用。对无论是糖尿病和非糖尿病患者都能有效降低血压，但是有以下缺点影响它在糖尿病患者中的应用：①可引起脂质代谢紊乱。②可加重胰岛素抵抗。③老年肥胖患者以 β 受体拮抗剂和利尿剂联合治疗高血压更容易产生 2 型糖尿病。④β 受体拮抗剂可掩盖低血糖反应，虽不常见但对应用胰岛素的糖尿病患者应提高警惕。由于以上原因，除非同时合并心绞痛或心肌梗死，一般糖尿病合并高血压患者不首选 β 受体阻滞剂。

需要特别指出，由于 β 受体拮抗剂的药

理特性是可能促进低血糖的发生，以及使患者觉察低血糖的能力降低，并可减弱患者对低血糖的生理反应，因此在使用中必须让患者有所警惕，尤其对 1 型糖尿病患者更应重视。

（5）钙通道阻滞剂（CCB）　一类是非二氢吡啶，一类是二氢吡啶。CCB 产生的降压作用不会受到高盐饮食的影响，对糖和脂肪代谢无影响（大剂量短效二氢吡啶类钙通道阻滞剂可影响糖耐量）；同时能选择性地作用于血管平滑肌及心肌细胞膜，阻止钙离子内流，降低外周血管阻力，使血压下降，抗动脉粥样硬化，并起到保护患者血管的作用，从而减少脑卒中的发生，并且在电解质和血液系统的影响上比 ARB 少。

（6）α1 受体拮抗剂　不推荐作为糖尿病合并高血压患者的常规治疗，仅对顽固性高血压在联合应用以上类型的部分或全部药物后血压仍达不到治疗要求时，可考虑联合应用此类药物。α1 受体拮抗剂与上述其他 5 类降压药比，临床使用率较低，究其原因：①降压效果略差，长期应用可出现耐药现象，所以仅适合短期使用。②易发生位置性低血压，多发生在第 1 次用药时，所谓"首剂晕厥现象"，老年人慎用，制剂应选择控释片，从小剂量开始，并监测立位血压。③至今缺乏前瞻性大规模临床试验研究证实此类药物能降低心脑血管疾病的发生率和病死率。

高血压合并糖尿病患者血压达标常需多种降压药物联合使用。高血压合并糖尿病合理的药物联用有 ACEI/ARB 与利尿剂，钙通道阻滞剂与 β 受体拮抗剂，ACEI 与钙通道阻滞剂，β 受体拮抗剂和利尿剂，α1 受体拮抗剂与 β 受体拮抗剂。目前固定复方制剂（FDC）已成为联合治疗的新趋势，在糖尿病患者血压管理中起着重要作用。以 ACEI 或 ARB 为基础，联合利尿剂或二氢吡啶类钙通道阻滞剂。RASS 阻断剂联合利尿剂是目前新版《糖尿病医学诊疗标准》的推荐。高血压合并糖尿病发病机制特点：高胰岛素血症加剧肾脏对钠的重吸收、增加交感神经张力、增加 RASS 活性。而 RASS 阻断剂联合利尿剂正好具有排钠利尿、抑制 RASS、抑制交感神经系统的作用。因此 RASS 阻断剂联合利尿剂能够针对高血压合并糖尿病的发病机制而达到有效治疗。降压降糖治疗 2 型糖尿病预防血管事件研究（ADVANCE）证实，ACEI 与噻嗪样利尿剂组成的单片复方制剂能更大幅度降低血压，进一步提高糖尿病合并高血压患者的血压控制率，从而显著降低糖尿病患者心血管转归事件发生率：全因死亡风险降低 14%、心血管病死亡风险降低 18%、蛋白尿进展 ≥ 1 个分期减少 22%、新发微量白蛋白尿减少 21%、新发大量白蛋白尿减少 31%。β 受体拮抗剂与长效二氢吡啶类 CCB 联合，可获得协同降压作用，同时抑制 CCB 引起的反射性交感神经兴奋；β 受体拮抗剂与 ACEI 或 ARB 的联合，ACEI 和 ARB 对糖代谢的有利作用可部分抵消 β 受体拮抗剂对糖代谢的潜在不利影响。

2. 降糖治疗

口服降糖药根据口服降糖药物作用机制的不同，分为以促进胰岛素分泌为主要作用的药物（磺脲类、格列奈类、DPP-4 抑制剂）和通过其他机制降低血糖的药物（双胍类、TZDs、α- 糖苷酶抑制剂、SGLT2 抑制剂）。药物选择应基于 2 型糖尿病的两个主要病理生理改变——胰岛素抵抗和胰岛素分泌受损来考虑。此外，患者的血糖波动特点、年龄、体重、重要脏器功能等也是选择药物时要充分考虑的重要因素。联合用药时应采用具有机制互补的药物，以增加疗效、降低不良反应的发生率。

1 型糖尿病患者需终生胰岛素替代治疗。2 型糖尿病患者经过较大剂量多种口服药物联合治疗后 HbA1c 仍大于 7.0% 时，就可以考虑启动胰岛素治疗。新发病并与1型糖尿病鉴别困难的消瘦的糖尿病患者，应把胰岛素作为一线治疗药物。

在糖尿病病程中出现无明显诱因的体重下降时，应该尽早使用胰岛素治疗。特殊情况下胰岛素的应用：初诊糖尿病患者的高血糖，围手术期，感染，妊娠。

2010年中国2型糖尿病防治指南推荐通过腹腔镜操作减肥手术，手术方式主要有4种：袖状胃切除术、胃旁路术、可调节胃束带术、胆胰旁路术。手术治疗肥胖症伴2型糖尿病有一定的短期和长期风险，该治疗方法的长期有效性和安全性，特别是在我国人群中的有效性和安全性尚有待评估。

（三）辨证治疗

1. 分型论治

（1）阴虚阳亢型

治法：育阴潜阳。

方药：天麻钩藤饮合二至丸加减。天麻10g，栀子10g，黄芩10g，杜仲10g，益母草10g，桑寄生10g，夜交藤10g，茯神10g，川牛膝10g，钩藤10g（后下），石决明20g（先煎），女贞子10g，旱莲草10g，桑椹10g。

（2）气虚痰阻型

治法：益气化痰。

方药：陈夏六君子汤合桂枝生姜枳实汤加减。陈皮10g，半夏10g，党参15g，白术10g，茯苓15g，炙甘草5g，桂枝5g，生姜5g，枳实10g。

（3）瘀血阻络型

治法：活血通络。

方药：血府逐瘀汤加减。当归10g，生地黄10g，红花10g，牛膝10g，柴胡5g，甘草5g，枳壳5g，赤芍10g，川芎10g，桃仁10g，桔梗5g。

（4）阴阳两虚型

治法：调补阴阳。

方药：金匮肾气丸加减。熟地黄15g，山药15g，山茱萸15g，茯苓10g，牡丹皮10g，泽泻10g，桂枝10g，附子10g。

2. 按上、中、下三消论治

（1）上消：肺热津伤

症状：口干舌燥，烦渴引饮，虽多饮而口渴不解，尿频量多，舌红苔薄黄，脉洪数。

治法：清热润肺，止渴生津。

方药：消渴方加减。天花粉30g，黄连10g，生地黄15g，藕汁30g，麦冬15g，葛根15g。

（2）中消：胃热亢盛

症状：多食易饥，形体消瘦，口渴多饮，小便频数，或大便干燥，舌红苔黄，脉数力。

治法：清胃泻火，养阴润燥。

方药：玉女煎加减。石膏30g，知母15g，生地15g，麦冬15g，牛膝15g。

（3）下消：肾阴亏虚

症状：尿频量多，浑浊如脂膏，尿有甜味，口干唇燥，腰膝酸软，舌红少津，脉细数。

治法：滋阴清热，补肾固涩。

方药：六味地黄丸加减。熟地黄15g，山萸肉15g，山药15g，茯苓15g，泽泻10g，丹皮10g，麦冬15g，枸杞子15g。

3. 分期论治

（1）无症状期——肾阴不足型

症状：本期见于糖尿病初发病例，一般没有明显的临床症状。患者体质尚可，2型患者体型大多肥胖，食欲旺盛，但容易出现疲乏，实验室检查一般血糖偏高，但常无尿糖，常伴有高脂血症。

治法：滋阴补肾。

方药：六味地黄丸加减。生地、山萸肉12g，山药12g，茯苓12g，泽泻9g，丹皮 9g，五味子 6g，玄参 15g，天花粉 12g。

（2）症状期——气阴两虚、瘀热互结型

症状：出现典型糖尿病症状，多饮、多食、多尿，口渴欲饮，疲乏无力，尿黄便干，舌红苔黄，脉细数，化验室各项检查高于正常。

治法：益气养阴，清热活血。

方药：加味增液白虎汤加减。生石膏 12g，山药 15g，知母 12g，生地 12g，麦冬 12g，黄连 12g，玄参 12g，天花粉 12g，太子参 15g，黄精 12g，丹参 30g，赤芍 15g。

（3）并发症期

①并发症早期——气阴两虚、瘀血阻滞型

症状：在糖尿病症状的基础上，出现肢体麻木疼痛，头晕、头疼、视物昏花，记忆力减退，胸闷、心悸，心前区偶有疼痛。

治法：益气养阴，活血通脉。

方药：生脉散合桃红四物汤加减。太子参 12g，麦冬 12g，五味子 6g，桃仁 12g，红花 9g，生地 15g，赤芍 12g，当归 15g，白芍 15g，川芎 10g，地龙 12g，丹参 30g。

②并发症中、晚期

症状：神疲乏力、气短、胸闷、心悸，心前区时有疼痛、肢体或周身浮肿、舌质暗淡，脉沉细或结代。此时，糖尿病已进入糖尿病肾病中后期，糖尿病性心脏病心绞痛频发，或发生心肌梗死，糖尿病性脑梗死、脑出血、糖尿病眼底出血、糖尿病性坏疽。

治法：滋阴助阳，补气养血，化痰除湿，活血祛瘀。

方药：金匮肾气丸加减。熟地、山药、黄芪各 30g，茯苓 12g，泽泻 10g，山萸肉 12g，白术 12g，肉桂 6g。

4.外治疗法

（1）穴位贴敷

处方：吴茱萸、川芎、牛膝按 2∶3∶5比例磨粉。

操作方法：用醋调成糊状，贴双足涌泉穴，1 天更换 1 次。连续治疗 30 天。

功效：行气活血，引火下行，通经活络，激发细胞活性，改善微循环以及新陈代谢。

适应证：高血压合并糖尿病者。

注意事项：避免过敏，避免贴敷时间过久。

（2）穴位埋线　选择心俞、肝俞、肾俞、降压穴，穴位埋线法，每周 1 次，1 个月为 1 个疗程。适用于高血压糖尿病患者。

（3）耳针疗法

处方 1：耳背沟、胰、胆、内分泌、肝、肾。

操作方法：将王不留行籽贴于所选之穴，贴紧后稍加压力，使患者感胀痛及耳廓发热。隔日 1 次，1 个月为 1 个疗程。

适应证：高血压合并糖尿病患者。

处方 2：角窝、肝、耳尖、心。

操作方法：将王不留行籽贴于所选之穴，贴紧后稍加压力，使患者感胀痛及耳廓发热。隔日 1 次，1 个月为 1 个疗程。

适应证：高血压合并糖尿病肝阳上亢者。

处方 3：耳背沟、脾、肾、脾。

操作方法：将王不留行籽贴于所选之穴，贴紧后稍加压力，使患者感胀痛及耳廓发热。隔日 1 次，1 个月为 1 个疗程。

适应证：高血压合并糖尿病阴阳两虚者。

处方 4：交感、耳背沟、脾、脾、三焦。

操作方法：将王不留行籽贴于所选之穴，贴紧后稍加压力，使患者感胀痛及耳廓发热。隔日 1 次，1 个月为 1 个疗程。

适应证：高血压合并糖尿病痰湿中阻者。

注意事项：严格消毒，防止感染。

（4）中药足浴

处方：夏枯草 30g，钩藤 30g，桑叶 10g，菊花 10g，牛膝 30g，麦冬 15g，葛根 15g。

操作方法：加水适量，煮沸，熏洗双下肢，每日 1 次，15 天为 1 个疗程。

功效：平肝降火，滋阴降糖。

适用证：高血压合并糖尿病患者。

（5）推拿疗法

处方 1：头面颈项部取印堂、桥弓、太阳、发际、公孙、百会、攒竹、头维、风府、风池、大椎；腹部取气海、关元、中脘、神阙、大横。

操作方法：以推、拿、扫散、揉、抹等为主要手法，按摩时保持力度柔和，以大面积手法最为适用。

功效：化痰降浊，平肝安神。

适应证：高血压合并糖尿病症见眩晕、头痛。

处方 2：梳理头皮各部。

操作方法：每天早、中、晚各梳头 1 次，用力适中，头皮全部梳理一遍，每次 2~3 分钟。

功效：促进头部血液循环，疏通经脉，流畅气血，调节大脑神经，刺激皮下腺体分泌，增加发根血流量，减缓头发早衰，辅助降压。

（6）针灸疗法

处方：太冲、百会、曲池、太溪。

操作方法：太冲、百会、曲池用毫针泻法，太溪穴用补法，每次留针 30 分钟，配穴可选择合谷、足三里。耳鸣甚配翳风；头晕配风池；失眠心悸配神门。

适应证：高血压合并糖尿病症见眩晕、头痛，失眠，耳鸣。

5.成药应用

（1）杞菊地黄丸

药物组成：熟地黄、山萸肉、山药、茯苓、牡丹皮、泽泻、枸杞子、菊花。

功能：滋肾养肝。

适应证：用于肝肾阴亏的眩晕、耳鸣，目涩畏光、视物昏花。

（2）六味地黄丸

药物组成：熟地黄、山萸肉、山药、茯苓、牡丹皮、泽泻。

功能：滋补肝肾。

适应证：对于肝肾阴虚型的高血压、糖尿病患者改善症状有一定疗效。

（3）玉泉丸

药物组成：天花粉、葛根、麦冬、人参、黄芪等。

功能：益气养阴、健脾补肾。

适应证：气阴两虚、脾肾亏虚型糖尿病患者。

（4）知柏地黄丸

药物组成：熟地黄、山萸肉、山药、茯苓、牡丹皮、泽泻、知母、黄柏。

功能：滋阴清热。

适应证：用于阴虚火旺型糖尿病患者症见潮热盗汗，耳鸣遗精，口干咽燥。

（5）金匮肾气丸

药物组成：地黄、山药、山茱萸（酒炙）、茯苓、牡丹皮、泽泻、桂枝、附子（炙）、牛膝（去头）、车前子（盐炙）。

功能：温补肾阳，化气行水。

适应证：用于高血压糖尿病患者，症见肾虚水肿、腰膝酸软、小便不利、畏寒肢冷。

（6）左归丸

药物组成：熟地黄、菟丝子、牛膝、龟甲胶、鹿角胶、山药、山茱萸、枸杞子。

功能：滋肾补阴。

适应证：用于高血压糖尿病患者真阴不足证，症见腰酸膝软、盗汗、神疲口燥。

（7）右归丸

药物组成：熟地黄、附子（炮附片）、肉桂、山药、山茱萸（酒炙）、菟丝子、鹿角胶、枸杞子、当归、杜仲（盐炒）。

功能：温补肾阳，填精益髓。

适应证：高血压糖尿病年老者或久病肾阳不足，命门火衰者，症见气衰神疲，畏寒肢冷，腰膝软弱，阳痿遗精，或阳衰无子，或饮食减少，大便不实，或小便自遗。

（8）陈夏六君丸

药物组成：党参、白术（土炒）、茯苓、陈皮、半夏（制）、炙甘草。

功能：补脾健胃，理气化痰。

适应证：高血压糖尿病脾胃虚弱证，症见食少不化，腹胀胸闷，气虚痰多。

（四）医家诊疗经验

高血压合并糖尿病的病因病机较为复杂且暂不明确，近代中医学家认为高血压和糖尿病两者常互相影响，发病不分先后。

顾宁教授在前人认识的基础上指出，高血压、糖尿病二者在病因病机方面有共同之处，阴虚、痰湿、血瘀是其共同的突出病因与病理因素，临床实践中也可观察到阴虚、痰湿、血瘀贯穿于疾病的始终。临床辨证主要分为阴虚阳亢、痰湿壅盛及瘀血阻络 3 型，临证多采用滋阴潜阳、祛痰化湿、活血化瘀 3 法。

潘宏伟认为糖尿病与高血压相互为患，相互影响，该病因心神过用、烦劳过度，阴虚火旺，暗耗肾阴，津液耗伤，上蒸肺胃，消渴为先发之病，肺胃津液初伤，继而导致耗伤肝肾精血。少阳相火上炎引发头痛、眩晕等症状。该病日久，津液精血损耗会加剧，导致消渴更为严重，会更加难以治疗。

姜明等认为该病分为如下三个阶段：首先是早期病变，此阶段阴津亏耗，肝肾阴虚，燥热偏盛，阴不潜阳；其次是病程迁延，此阶段脉络瘀阻，气阴两伤，清窍失养，气虚清阳不升；最后是病变后期，此阶段阴阳俱虚，阴损及阳，寒湿内盛，

阳不化气，痰浊中阻，浊阴不降，清阳不升。每一个阶段病情呈现出逐渐加重的状态。

夏军教授认为糖尿病合并高血压具有特定的病机特点，以阴虚立论，辨证施治，以糖尿病基础病机为主，滋阴益肾，可以大大提高治疗效果。糖尿病合并高血压，阴虚是基本病机，无论糖尿病和高血压发病时间上孰先孰后，纠正阴虚是二者共同的着眼点。

五、预后转归

高血压是遗传易感性与环境因素相互作用的异质性疾病，不同个体的风险因子及致病因子强度不一，不同个体一生中何时发病因人而异。同时，高血压早期缺少临床症状，因此很难确定一个高血压患者病程"起点"。另一方面，高血压自然病程或预后受其他多种危险因素的影响，因此，准确描述高血压病程较困难。一般来说，高血压患者平均寿命较正常人缩短 15~20 年，但不同个体情况各异。

轻度高血压预后取决于血压之外的其他危险因子，不存在其他危险因子者病程较长，预后较好。随着病情发展，患者血压逐步升高，并呈持续性。如果有心血管疾病家族史，血压升高时年龄较轻，出现心、脑、肾等并发症，可致劳动力减退或丧失，预后较差。

高血压是糖尿病的常见并发症或伴发病之一，流行状况与糖尿病类型、年龄、是否肥胖以及人种等因素有关，发生率为 30%~80%。1 型糖尿病合并高血压时常与伴有肾脏损害加重相关，而 2 型糖尿病合并高血压常是多种心血管代谢危险因素并存的表现，高血压也可出现在糖尿病发生之前。糖尿病与高血压的并存使心血管病、卒中、肾病及视网膜病变的发生和进展风险明显增加，也增加了糖尿病患者的病死率。反

之，控制高血压可显著降低糖尿病并发症发生和发展的风险。

六、预防调护

（一）预防

1. 一级预防

在人群中开展健康宣教，提高一般大众对糖尿病的知晓率；早期患者应通过严格饮食控制和运动来降低糖尿病发生风险，注意随访并予社会心理支持，以了解患者生活方式的坚持效果。定期检测血糖，及其他心血管危险因素，并给予一定干预措施。具体目标：

（1）使超重或肥胖者 BMI 达到或接近 24，或体重至少下降 7%。

（2）每日饮食总热量至少减少 400~500kcal（1kcal=4.184kJ）。

（3）饱和脂肪酸摄入占总脂肪酸摄入的 30% 以下。

（4）中等强度体力活动至少保持在 150 分钟/周。

2. 二级预防

在高危人群（糖尿病前期人群及中心型肥胖是 2 型糖尿病最重要的高危人群）中开展疾病筛查，对于新诊断、年轻、无并发症或有并发症的 2 型糖尿病患者，建议及早采用严格的血糖控制，以降低糖尿病并发症的发生风险。对于没有明显糖尿病血管并发症但具有心血管危险因素的 2 型糖尿病患者，应采取降糖、降压、调脂（主要是降低 LDL-C）及应用阿司匹林治疗，以预防心血管疾病和糖尿病微血管病变的发生。

3. 三级预防

对于糖尿病病程较长、高龄或已经获得心血管疾病的 2 型糖尿病患者，继续予降糖、降压、调脂（主要是降低 LDL-C）、应用阿司匹林等综合治疗，以降低心血管及微血管疾病的发生率和死亡的风险，但应

以分层管理为准。对已出现严重糖尿病并发症者，应建议至相关专科治疗。

（二）调护

1. 减重

体重指数（kg/m²）应控制在 24 以下。减重对健康的利益是巨大的，平均体重下降 5~10kg，收缩压可下降 5~20mmHg。减重一方面要减少总热量的摄入，强调低脂、低碳水化合物的摄入，另一方面则需增加体育锻炼，如跑步、太极拳、健美操等。减重的速度可因人而异，但首次减重最好达到 5kg 以上，关键是"吃饭适量，活动适度"。

2. 合理膳食

（1）减少钠盐　WHO 建议每人每日食盐量不超过 6g。限盐首先要减少烹调用盐及含盐高的调料，少食各种咸菜及盐腌食品。

（2）脂肪　饱和脂肪酸摄入量不应超过饮食总能量的 7%，尽量减少反式脂肪酸的摄入。单不饱和脂肪酸是较好的膳食脂肪酸来源，在总脂肪摄入中的供能比宜达到 10%~20%。多不饱和脂肪酸摄入不宜超过总能量摄入的 10%。

（3）蛋白质　补充适量优质蛋白质：每周吃鱼 4 次以上与吃鱼最少的相比，冠心病发病率降低 28%。建议减少食用含脂肪高的猪肉，增加含蛋白质较高而脂肪较少的禽类及鱼类。蛋白质占总热量的 15% 左右，动物蛋白占总蛋白质的 20%。蛋白质质量依次为：奶、蛋；鱼、虾；鸡、鸭；猪、牛、羊肉。植物蛋白中豆类最好。

（4）微量营养素　糖尿病患者容易缺乏 B 族维生素、维生素 C、维生素 D 以及铬、锌、硒、镁、铁、锰等多种微量营养素，可根据营养评估结果适量补充。长期服用二甲双胍者应预防维生素 B_{12} 缺乏。不建议长期大量补充维生素 E、维生素 C 及

胡萝卜素等具有抗氧化作用的制剂，其长期安全性仍待验证。

（5）补充钾和钙 钾与血压呈明显负相关，中国膳食低钾、低钙，应增加含钾多、含钙高的食物，如绿叶菜、鲜奶、豆类制品等。

（6）多吃蔬菜和水果 研究证明增加蔬菜或水果摄入，减少脂肪摄入可使 SBP 和 DBP 有所下降。素食者比肉食者有较低的血压。人类饮食应以素食为主，适当肉量最理想。

（7）限制饮酒 研究表明，非常少量的饮酒可能减少冠心病发病的危险，但是饮酒和血压水平及高血压患病率之间却呈线性相关，大量饮酒可诱发心脑血管事件发作。因此不提倡用少量饮酒预防冠心病，而且饮酒可增加服用降压药物的抗性。建议每日饮酒量应为少量，男性的酒精摄入量不超过 30g，即葡萄酒小于 100~150ml（2~3 两），或啤酒小于 250~500ml（0.5~1 斤），或白酒小于 25~50ml（0.5~1 两）；女性则减半量，孕妇不饮酒。不提倡饮高度烈性酒。WHO 对酒的新建议是越少越好。

3. 增加体力活动

每个参加运动的人特别是中老年人和高血压患者在运动前最好了解一下自己的身体状况，以决定自己的运动种类、强度、频度和持续运动时间。具体项目可选择快步行、慢跑、太极拳、游泳等。运动强度必须因人而异，科学锻炼，常用运动强度指标可用运动时最大心率达到 180 次 / 分（或 170 次 / 分）减去年龄，如 50 岁的人运动心率为 120~130 次 / 分。运动频度一般要求每周 3~5 次，每次持续 20~60 分钟即可。

4. 减轻精神压力

保持平衡心理长期精神压力和心情抑郁导致睡眠障碍是引起高血压和其他一些慢性病的重要原因之一，这种精神状态常使他们较少采用健康的生活方式，如酗酒、

吸烟等，并降低对抗高血压治疗的依从性。对有精神压力和心理不平衡的人，应减轻精神压力和改变心态，要正确对待自己、他人和社会，积极参加社会和集体活动，不要对自己和他人要求过高，更不要斤斤计较。

5. 戒烟

吸一支普通的香烟，可使收缩压升高 10~30mmHg（1.3~3.3kPa），长期大量地吸烟，可引起小动脉的持续性收缩，导致动脉硬化的形成。还有研究表明，有吸烟习惯的高血压患者，由于对降压药的敏感性降低，抗高血压治疗不易获得满意疗效，经常不得不加大剂量。因此，戒烟是必需的。对于吸烟的高血压患者，为了减少戒烟过程中难受的症状和复吸的机会，应积极寻求医生的帮助，在医生的指导下结合戒烟药物早日戒烟成功。

七、研究进展

（一）中药研究

复方丹参片在临床应用中能显著发挥活血化瘀、理气止痛的功效，有研究发现应用复方丹参片治疗糖尿病合并高血压可以有效降低血压、血糖。此外，由银杏蓝、山楂、大蒜、天然冰片等药物组成的银丹心脑通软胶囊，也具有保护血管内皮、抑制动脉硬化等作用。临床研究指出，银丹心脑通软胶囊治疗糖尿病合并高血压可有效降压、降糖、降脂。何秋月运用滋阴潜阳化痰法，予二地天麻半夏汤治疗阴虚阳亢夹痰型糖尿病合并高血压，结果显示疗效显著，并大幅度改善了患者的证候和症状。魏珍珍和马振认为阴虚阳亢夹瘀型是糖尿病合并高血压的常见证型，并运用补肾健脾化痰方（组成：生黄芪、茯苓、生地、山药各 20g，苍白术、枸杞子各 15g，山茱萸、陈皮、半夏、黄精各 10g，翻白

草 30g，菟丝子 12g）治疗此型患者，取得了较好疗效，不仅有利于改善患者的血糖、血脂及血压等，还可促进患者早期康复。

（二）评价及瞻望

目前，高血压与糖尿病的发病率均呈逐年上升趋势，二者临床引起的死亡率、致残率也逐年上升，虽然西药降压、降糖表现出一定的优势，达标率逐年提高，但西药降压、降糖药物的副作用大，长久服用产生耐药、停药后易复发。近年来，随着中医药对高血压、糖尿病的研究不断深入，中医药在治疗高血压、糖尿病方面已经显示出巨大优势，特别是在防止并发症、抗动脉硬化方面优势明显，同时，也能够减少西药用量、减少西药副作用，增效减毒，疗效稳定、持久，因此，中西医结合治疗高血压、糖尿病能够取长补短，减少并发症，降低死亡率。

参考文献

［1］郑琼莉，祝炜. 实用高血压诊断与治疗［M］. 北京：人民军医出版社. 2014.

［2］顾宁，陈红锦. 高血压病中医特色疗法［M］. 北京：人民军医出版社. 2012.

［3］王清海，高血压中西医结合研究与临床［M］. 北京：人民卫生出版社. 2013.

［4］吕仁和，赵进喜. 糖尿病及其并发症中西医诊治学［M］. 2 版. 北京：人民卫生出版社，2009.

［5］刘治全，牟建军. 高血压病诊断治疗学［M］. 北京：中国协和医科大学出版社，2006.

［6］李保春，王林辉，梅小斌. 糖尿病性肾病［M］. 上海：第二军医大学出版社，2005.

［7］张学明. 糖尿病合并高血压的可能机制和降压药选择策略［J］. 中国当代医药，2010，17（6）：13-15.

［8］王有德. 糖尿病合并高血压的治疗研究［J］. 当代医学，2010，16（4）：7-9.

［9］邓巍，闫波，蒋兴春，等. 糖尿病合并高血压的临床治疗［J］. 中国医药指南，2010，8（14）：38-39.

［10］赵泉霖. 糖肾康对早期糖尿病肾病血清一氧化氮及血浆内皮素水平的影响［D］. 济南：山东中医药大学，2000.

［11］刘力生. 中国高血压防治指南（2018年修订版）［J］. 中国心血管杂志，2019，24（1）：24-56.

［12］赵承奇，尚军，邢鲁艳. 糖尿病治疗药物研究进展［J］. 人民军医，2019，62（8）：768-772.

［13］周美辰，明芝，廖垚，等. 中医药治疗糖尿病合并高血压的研究进展［J］. 医学综述，2019，25（23）：4731-4741.

附

录

临床常用检查参考值

一、血液学检查

指标			标本类型	参考区间
红细胞（RBC）	男			（4.0~5.5）×10^{12}/L
	女			（3.5~5.0）×10^{12}/L
血红蛋白（Hb）	新生儿			170~200g/L
	成人	男		120~160g/L
		女		110~150g/L
平均红细胞血红蛋白（MCV）				80~100fl
平均红细胞血红蛋白（MCH）				27~34pg
平均红细胞血红蛋白浓度（MCHC）				320~360g/L
红细胞比容（Hct）（温氏法）	男			0.40~0.50L/L
	女			0.37~0.48L/L
红细胞沉降率（ESR）（Westergren 法）	男		全血	0~15mm/h
	女			0~20mm/h
网织红细胞百分数（Ret%）	新生儿			3%~6%
	儿童及成人			0.5%~1.5%
白细胞（WBC）	新生儿			（15.0~20.0）×10^9/L
	6 个月至 2 岁时			（11.0~12.0）×10^9/L
	成人			（4.0~10.0）×10^9/L
白细胞分类计数百分率	嗜中性粒细胞			50%~70%
	嗜酸性粒细胞（EOS%）			0.5%~5%
	嗜碱性粒细胞（BASO%）			0~1%
	淋巴细胞（LYMPH%）			20%~40%
	单核细胞（MONO%）			3%~8%
血小板计数（PLT）				（100~300）×10^9/L

二、电解质

指标		标本类型	参考区间
二氧化碳结合力（CO$_2$-CP）	成人	血清	22~31mmol/L
钾（K）			3.5~5.5mmol/L
钠（Na）			135~145mmol/L
氯（Cl）			95~105mmol/L
钙（Ca）			2.25~2.58mmol/L
无机磷（P）			0.97~1.61mmol/L

三、血脂血糖

指标		标本类型	参考区间
血清总胆固醇（TC）	成人	血清	2.9~6.0mmol/L
低密度脂蛋白胆固醇（LDL-C）（沉淀法）			2.07~3.12mmol/L
血清三酰甘油（TG）			0.56~1.70mmol/L
高密度脂蛋白胆固醇（HDL-C）（沉淀法）			0.94~2.0mmol/L
血清磷脂			1.4~2.7mmol/L
α- 脂蛋白			男性（517±106）mg/L
			女性（547±125）mg/L
血清总脂			4~7g/L
血糖（空腹）（葡萄糖氧化酶法）			3.9~6.1mmol/L
口服葡萄糖耐量试验服糖后 2 小时血糖			＜ 7.8mmol/L

四、肝功能检查

指标		标本类型	参考区间
总脂酸		血清	1.9~4.2g/L
胆碱酯酶测定（ChE）（比色法）	乙酰胆碱酯酶（AChE）		80000~120000U/L
	假性胆碱酯酶（PChE）		30000~80000U/L
铜蓝蛋白（成人）			0.2~0.6g/L
丙酮酸（成人）			0.06~0.1mmol/L
酸性磷酸酶（ACP）			0.9~1.90U/L
γ- 谷氨酰转移酶（γ-GGT）	男		11~50U/L
	女		7~32U/L

指标			标本类型	参考区间
蛋白质类	蛋白组分	清蛋白（A）	血清	40~55g/L
		球蛋白（G）		20~30g/L
		清蛋白/球蛋白比值		（1.5~2.5）:1
	总蛋白（TP）	新生儿		46.0~70.0g/L
		>3岁		62.0~76.0g/L
		成人		60.0~80.0g/L
	蛋白电泳（醋酸纤维膜法）	α_1球蛋白		3%~4%
		α_2球蛋白		6%~10%
		β球蛋白		7%~11%
		γ球蛋白		9%~18%
乳酸脱氢酶同工酶（LDiso）（圆盘电泳法）		LD_1		（32.7±4.60）%
		LD_2		（45.1±3.53）%
		LD_3		（18.5±2.96）%
		LD_4		（2.90±0.89）%
		LD_5		（0.85±0.55）%
肌酸激酶（CK）（速率法）		男		50~310U/L
		女		40~200U/L
肌酸激酶同工酶		CK-BB		阴性或微量
		CK-MB		<0.05（5%）
		CK-MM		0.94~0.96（94%~96%）
		CK-MT		阴性或微量

五、血清学检查

指标	标本类型	参考区间
甲胎蛋白（AFP，αFP）	血清	<25ng/ml（25µg/L）
小儿（3周~6个月）		<39ng/ml（39µg/L）
包囊虫病补体结合试验		阴性
嗜异性凝集反应		（0~1）:7
布鲁斯凝集试验		（0~1）:40
冷凝集素试验		（0~1）:10
梅毒补体结合反应		阴性

指标		标本类型	参考区间
补体	总补体活性（CH50）（试管法）	血浆	50~100kU/L
补体经典途径成分	C1q（ELISA 法）	血清	0.18~0.19g/L
	C3（成人）		0.8~1.5g/L
	C4（成人）		0.2~0.6g/L
免疫球蛋白	成人		700~3500mg/L
IgD（ELISA 法）	成人		0.6~1.2mg/L
IgE（ELISA 法）			0.1~0.9mg/L
IgG	成人		7~16.6g/L
IgG/ 白蛋白比值			0.3~0.7
IgG/ 合成率			-9.9~3.3mg/24h
IgM	成人		500~2600mg/L
E- 玫瑰花环形成率		淋巴细胞	0.40~0.70
EAC- 玫瑰花环形成率			0.15~0.30
红斑狼疮细胞（LEC）		全血	阴性
类风湿因子（RF）（乳胶凝集法或浊度分析法）		血清	< 20U/ml
外斐反应	OX19		低于 1：160
Widal 反应（直接凝集法）	O		低于 1：80
	H		低于 1：160
	A		低于 1：80
	B		低于 1：80
	C		低于 1：80
结核抗体（TB-G）			阴性
抗酸性核蛋白抗体和抗核糖核蛋白抗体			阴性
抗干燥综合征 A 抗体和抗干燥综合征 B 抗体			阴性
甲状腺胶体和微粒体胶原自身抗体			阴性
骨骼肌自身抗体（ASA）			阴性
乙型肝炎病毒表面抗原（HBsAg）			阴性
乙型肝炎病毒表面抗体（HBsAb）			阴性
乙型肝炎病毒核心抗原（HBcAg）			阴性

指标	标本类型	参考区间
乙型肝炎病毒 e 抗原（HBeAg）	血清	阴性
乙型肝炎病毒 e 抗体（HBeAb）		阴性
免疫扩散法		阴性
植物血凝素皮内试验（PHA）		阴性
平滑肌自身抗体（SMA）		阴性
结核菌素皮内试验（PPD）		阴性

六、骨髓细胞的正常值

指标		标本类型	参考区间
增生程度		骨髓	增生活跃（即成熟红细胞与有核细胞之比约为 20：1）
粒系细胞分类	原始粒细胞		0~1.8%
	早幼粒细胞		0.4%~3.9%
	中性中幼粒细胞		2.2%~12.2%
	中性晚幼粒细胞		3.5%~13.2%
	中性杆状核粒细胞		16.4%~32.1%
	中性分叶核粒细胞		4.2%~21.2%
	嗜酸性中幼粒细胞		0~1.4%
	嗜酸性晚幼粒细胞		0~1.8%
	嗜酸性杆状核粒细胞		0.2%~3.9%
	嗜酸性分叶核粒细胞		0~4.2%
	嗜碱性中幼粒细胞		0~0.2%
	嗜碱性晚幼粒细胞		0~0.3%
	嗜碱性杆状核粒细胞		0~0.4%
	嗜碱性分叶核粒细胞		0~0.2%
红细胞分类	原始红细胞		0~1.9%
	早幼红细胞		0.2%~2.6%
	中幼红细胞		2.6%~10.7%
	晚幼红细胞		5.2%~17.5%

指标		标本类型	参考区间
淋巴细胞分类	原始淋巴细胞		0~0.4%
	幼稚淋巴细胞		0~2.1%
	淋巴细胞		10.7%~43.1%
单核细胞分类	原始单核细胞		0~0.3%
	幼稚单核细胞		0~0.6%
	单核细胞		0~6.2%
浆细胞分类	原始浆细胞		0~0.1%
	幼稚浆细胞		0~0.7%
	浆细胞	骨髓	0~2.1%
其他细胞	巨核细胞		0~0.3%
	网状细胞		0~1.0%
	内皮细胞		0~0.4%
	吞噬细胞		0~0.4%
	组织嗜碱细胞		0~0.5%
	组织嗜酸细胞		0~0.2%
	脂肪细胞		0~0.1%
分类不明细胞			0~0.1%

七、血小板功能检查

指标		标本类型	参考区间
血小板聚集试验（PAgT）	连续稀释法	血浆	第五管及以上凝聚
	简易法		10~15s 内出现大聚集颗粒
血小板黏附试验（PAdT）	转动法	全血	58%~75%
	玻璃珠法		53.9%~71.1%
血小板第 3 因子		血浆	33~57s

八、凝血机制检查

指标		标本类型	参考区间
凝血活酶生成试验		全血	9~14s
简易凝血活酶生成试验（STGT）			10~14s
凝血酶时间延长的纠正试验		血浆	加甲苯胺蓝后，延长的凝血时间恢复正常或缩短 5s 以上
凝血酶原时间（PT）		全血	30~42s
凝血酶原消耗时间（PCT）	儿童		> 35s
	成人		> 20s
出血时间（BT）		刺皮血	（6.9±2.1）min，超过 9min 为异常
凝血时间（CT）	毛细管法（室温）	全血	3~7min
	玻璃试管法（室温）		4~12min
	塑料管法		10~19min
	硅试管法（37℃）		15~32min
纤维蛋白原（FIB）		血浆	2~4g/L
纤维蛋白原降解产物（PDP）（乳胶凝聚法）			0~5mg/L
活化部分凝血活酶时间（APTT）			30~42s

九、溶血性贫血的检查

指标		标本类型	参考区间
酸化溶血试验（Ham 试验）		全血	阴性
蔗糖水试验			阴性
抗人球蛋白试验（Coombs 试验）	直接法	血清	阴性
	间接法		阴性
游离血红蛋白			< 0.05g/L
红细胞脆性试验	开始溶血	全血	4.2~4.6g/L NaCl 溶液
	完全溶血		2.8~3.4g/L NaCl 溶液
热变性试验（HIT）		Hb 液	< 0.005
异丙醇沉淀试验		全血	30min 内不沉淀
自身溶血试验			阴性
高铁血红蛋白（MetHb）			0.3~1.3g/L
血红蛋白溶解度试验			0.88~1.02

十、其他检查

指标		标本类型	参考区间
溶菌酶（lysozyme）		血清	0~2mg/L
铁（Fe）	男（成人）		10.6~36.7μmol/L
	女（成人）		7.8~32.2μmol/L
铁蛋白（FER）	男（成人）		15~200μg/L
	女（成人）		12~150μg/L
淀粉酶（AMY）（麦芽七糖法）			35~135U/L
		尿	80~300U/L
尿卟啉		24h 尿	0~36nmol/24h
维生素 B$_{12}$（VitB$_{12}$）		血清	180~914pmol/L
叶酸（FOL）			5.21~20ng/ml

十一、尿液检查

指标		标本类型	参考区间
比重（SG）		尿	1.015~1.025
蛋白定性	磺基水杨酸		阴性
	加热乙酸法		阴性
蛋白定量（PRO）	儿童	24h 尿	< 40mg/24h
	成人		0~80mg/24h
尿沉渣检查	白细胞（LEU）	尿	< 5 个 /HP
	红细胞（RBC）		0~3 个 /HP
	扁平或大圆上皮细胞（EC）		少量 /HP
	透明管型（CAST）		偶见 /HP
尿沉渣 3h 计数	白细胞（WBC） 男	3h 尿	< 7 万 /h
	女		< 14 万 /h
	红细胞（RBC） 男		< 3 万 /h
	女		< 4 万 /h
	管型		0/h

指标			标本类型	参考区间
尿沉渣 12h 计数	白细胞及上皮细胞		12h 尿	< 100 万
	红细胞（RBC）			< 50 万
	透明管型（CAST）			< 5 千
	酸度（pH）			4.5~8.0
中段尿细菌培养计数			尿	< 10^6 菌落 /L
尿胆红素定性				阴性
尿胆素定性				阴性
尿胆原定性（UBG）				阴性或弱阳性
尿胆原定量			24h 尿	0.84~4.2μmol/（L · 24h）
肌酐（CREA）	成人	男		7~18mmol/24h
		女		5.3~16mmol/24h
肌酸（creatine）	成人	男		0~304μmol/24h
		女		0~456μmol/24h
尿素氮（BUN）				357~535mmol/24h
尿酸（UA）				2.4~5.9 mmol/24h
氯化物（Cl）	成人	以 Cl^- 计		170~255mmol/24h
		以 NaCl 计		170~255mmol/24h
钾（K）	成人			51~102mmol/24h
钠（Na）	成人			130~260mmol/24h
钙（Ca）	成人			2.5~7.5mmol/24h
磷（P）	成人			22~48mmol/24h
氨氮				20~70mmol/24h
淀粉酶（Somogyi 法）			尿	< 1000U/L

十二、肾功能检查

指标			标本类型	参考区间
尿素（UREA）			血清	1.7~8.3mmol/L
尿酸（UA）（成人酶法）	成人	男		150~416μmol/L
		女		89~357μmol/L

指标			标本类型	参考区间
肌酐（CREA）	成人	男	血清	53~106μmol/L
		女		44~97μmol/L
浓缩试验	成人		尿	禁止饮水 12h 内每次尿量 20~25ml，尿比重迅速增至 1.026~1.035
	儿童			至少有一次比重在 1.018 或以上
稀释试验				4h 排出所饮水量的 0.8~1.0，而尿的比重降至 1.003 或以下
尿比重 3 小时试验			尿	最高尿比重应达 1.025 或以上，最低比重达 1.003，白天尿量占 24 小时总尿量的 2/3~3/4
昼夜尿比重试验				最高比重＞1.018，最高与最低比重差≥0.009，夜尿量＜750ml，日尿量与夜尿量之比为（3~4）:1
酚磺肽（酚红）试验（FH 试验）	静脉滴注法			15min 排出量＞0.25
				120min 排出量＞0.55
	肌内注射法			15min 排出量＞0.25
				120min 排出量＞0.05
内生肌酐清除率（Ccr）	成人		24h 尿	80~120ml/min
	新生儿			40~65ml/min

十三、妇产科妊娠检查

指标			标本类型	参考区间
绒毛膜促性腺激素（hCG）			尿或血清	阴性
绒毛膜促性腺激素（HCG STAT）（快速法）	男（成人）		血清，血浆	无发现
	女（成人）	妊娠 3 周		5.4~7.2IU/L
		妊娠 4 周		10.2~708IU/L
		妊娠 7 周		4059~153767IU/L
		妊娠 10 周		44186~170409IU/L
		妊娠 12 周		27107~201615IU/L
		妊娠 14 月		24302~93646IU/L
		妊娠 15 周		12540~69747IU/L
		妊娠 16 周		8904~55332IU/L
		妊娠 17 周		8240~51793IU/L
		妊娠 18 周		9649~55271IU/L

十四、粪便检查

指标	标本类型	参考区间
胆红素（IBL）	粪便	阴性
氮总量		< 1.7g/24h
蛋白质定量（PRO）		极少
粪胆素		阳性
粪胆原定量	粪便	68~473μmol/24h
粪重量		100~300g/24h
细胞		上皮细胞或白细胞偶见 /HP
潜血		阴性

十五、胃液分析

指标		标本类型	参考区间
胃液分泌总量（空腹）		胃液	1.5~2.5L/24h
胃液酸度（pH）			0.9~1.8
五肽胃泌素胃液分析	空腹胃液量		0.01~0.10L
	空腹排酸量		0~5mmol/h
	最大排酸量		3~23mmol/L
细胞			白细胞和上皮细胞少量
细菌			阴性
性状			清晰无色，有轻度酸味含少量黏液
潜血			阴性
乳酸（LACT）			阴性

十六、脑脊液检查

指标		标本类型	参考区间
压力（卧位）	成人	脑脊液	80~180mmH$_2$O
	儿童		40~100mmH$_2$O
性状			无色或淡黄色
细胞计数			（0~8）×10^6/L（成人）
葡萄糖（GLU）			2.5~4.4mmol/L
蛋白定性（PRO）			阴性

指标			标本类型	参考区间
蛋白定量（腰椎穿刺）				0.2~0.4g/L
氯化物（以氯化钠计）	成人		脑脊液	120~130mmol/L
	儿童			111~123mmol/L
细菌				阴性

十七、内分泌腺体功能检查

指标			标本类型	参考区间
血促甲状腺激素（TSH）（放免法）			血清	2~10mU/L
促甲状腺激素释放激素（TRH）				14~168pmol/L
促卵泡成熟激素（FSH）	男			3~25mU/L
	女	卵泡期	24h尿	5~20IU/24h
		排卵期		15~16IU/24h
		黄体期		5~15IU/24h
		月经期		50~100IU/24h
促卵泡成熟激素（FSH）	男			1.27~19.26IU/L
	女	卵泡期	血清	3.85~8.78IU/L
		排卵期		4.54~22.51IU/L
		黄体期		1.79~5.12IU/L
		绝经期		16.74~113.59IU/L
促肾上腺皮质激素（ACTH）	上午 8:00		血浆	25~100ng/L
	下午 18:00			10~80ng/L
催乳激素（PRL）	男			2.64~13.13μg/L
	女	绝经前（< 50 岁）		3.34~26.72μg/L
		黄体期（> 50 岁）		2.74~19.64μg/L
黄体生成素（LH）	男		血清	1.24~8.62IU/L
	女	卵泡期		2.12~10.89IU/L
		排卵期		19.18~103.03IU/L
		黄体期		1.2~12.86IU/L
		绝经期		10.87~58.64IU/L

指标			标本类型	参考区间
抗利尿激素（ADH）（放免）			血浆	1.4~5.6pmol/L
生长激素（GH）（放免法）	成人	男	血清	< 2.0μg/L
		女		< 10.0μg/L
	儿童			< 20.0μg/L
反三碘甲腺原氨酸（rT$_3$）（放免法）				0.2~0.8nmol/L
基础代谢率（BMR）			—	-0.10~+0.10（-10%~+10%）
甲状旁腺激素（PTH）（免疫化学发光法）			血浆	12~88ng/L
甲状腺 ^{131}I 吸收率	3h ^{131}I 吸收率		—	5.7%~24.5%
	24h ^{131}I 吸收率		—	15.1%~47.1%
总三碘甲腺原氨酸（TT$_3$）			血清	1.6~3.0nmol/L
血游离三碘甲腺原氨酸（FT$_3$）				6.0~11.4pmol/L
总甲状腺素（TT$_4$）				65~155nmol/L
游离甲状腺素（FT$_4$）（放免法）				10.3~25.7pmol/L
儿茶酚胺总量			24h 尿	71.0~229.5nmol/24h
香草扁桃酸	成人			5~45μmol/24h
游离儿茶酚胺	多巴胺		血浆	血浆中很少被检测到
	去甲肾上腺素（NE）			0.177~2.36pmol/L
	肾上腺素（AD）			0.164~0.546pmol/L
血皮质醇总量	上午 8:00			140~630nmol/L
	下午 16:00			80~410nmol/L
5- 羟吲哚乙酸（5-HIAA）	定性		新鲜尿	阴性
	定量		24h 尿	10.5~42μmol/24h
尿醛固酮（ALD）				普通饮食：9.4~35.2nmol/24h
血醛固酮（ALD）	普通饮食（早 6 时）	卧位	血浆	（238.6 ± 104.0）pmol/L
		立位		（418.9 ± 245.0）pmol/L
	低钠饮食	卧位		（646.6 ± 333.4）pmol/L
		立位		（945.6 ± 491.0）pmol/L
肾小管磷重吸收率			血清 / 尿	0.84~0.96
肾素	普通饮食	立位	血浆	0.30~1.90ng/（ml·h）
		卧位		0.05~0.79ng/（ml·h）
	低钠饮食	卧位		1.14~6.13ng/（ml·h）

指标			标本类型	参考区间
17-生酮类固醇	成人	男	24h 尿	34.7~69.4μmol/24h
		女		17.5~52.5μmol/24h
17-酮类固醇总量（17-KS）	成人	男		34.7~69.4μmol/24h
		女		17.5~52.5μmol/24h
血管紧张素Ⅱ（AT-Ⅱ）		立位	血浆	10~99ng/L
		卧位		9~39ng/L
血清素（5-羟色胺）（5-HT）			血清	0.22~2.06μmol/L
游离皮质醇			尿	36~137μg/24h
（肠）促胰液素			血清、血浆	（4.4±0.38）mg/L
胰高血糖素	空腹		血浆	空腹：17.2~31.6pmol/L
葡萄糖耐量试验（OGTT）	口服法	空腹	血清	3.9~6.1mmol/L
		60min		7.8~9.0mmol/L
		120min		＜7.8mmol/L
		180min		3.9~6.1mmol/L
C 肽（C-P）	空腹			1.1~5.0ng/ml
胃泌素			血浆空腹	15~105ng/L

十八、肺功能

指标		参考区间
潮气量（TC）	成人	500ml
深吸气量（IC）	男性	2600ml
	女性	1900ml
补呼气容积（ERV）	男性	910ml
	女性	560ml
肺活量（VC）	男性	3470ml
	女性	2440ml
功能残气量（FRC）	男性	（2270±809）ml
	女性	（1858±552）ml
残气容积（RV）	男性	（1380±631）ml
	女性	（1301±486）ml

指标		参考区间
静息通气量（VE）	男性	（6663 ± 200）ml/min
	女性	（4217 ± 160）ml/min
最大通气量（MVV）	男性	（104 ± 2.71）L/min
	女性	（82.5 ± 2.17）L/min
肺泡通气量（VA）		4L/min
肺血流量		5L/min
通气 / 血流（V/Q）比值		0.8
无效腔气 / 潮气容积（VD/VT）		0.3~0.4
弥散功能（CO 吸入法）		198.5~276.9ml/（kPa · min）
气道阻力		1~3cmH$_2$O/（L · s）

十九、前列腺液及前列腺素

指标			标本类型	参考区间
性状				淡乳白色，半透明，稀薄液状
细胞	白细胞（WBC）			< 10 个 /HP
	红细胞（RBC）		前列腺液	< 5 个 /HP
	上皮细胞			少量
淀粉样小体				老年人易见到，约为白细胞的 10 倍
卵磷脂小体				多量，或可布满视野
量				数滴至 1ml
前列腺素（PG）（放射免疫法）	PGA	男		13.3 ± 2.8nmol/L
		女		11.5 ± 2.1nmol/L
	PGE	男	血清	4.0 ± 0.77nmol/L
		女		3.3 ± 0.38nmol/L
	PGF	男		0.8 ± 0.16nmol/L
		女		1.6 ± 0.36nmol/L

二十、精液

指标	标本类型	参考区间
白细胞	精液	＜ 5 个 /HP
活动精子百分率		射精后 30~60min 内精子活动率为 80%~90%，至少 ＞ 60%
精子数		39×10^6/ 次
正常形态精子		＞ 4%
量		每次 1.5~6.0ml
黏稠度		呈胶冻状，30min 后完全液化呈半透明状
色		灰白色或乳白色，久未排精液者可为淡黄色
酸碱度（pH）		7.2~8.0

《当代中医专科专病诊疗大系》
参 编 单 位

总主编单位

开封市中医院　　　　　　　　　　广州中医药大学第一附属医院

海南省中医院　　　　　　　　　　广东省中医院

河南中医药大学　　　　　　　　　四川省第二中医医院

执行总主编单位

首都医科大学附属北京中医医院　　北京中医药大学深圳医院（龙岗）

中国中医科学院广安门医院　　　　北京中医药大学

安阳职业技术学院　　　　　　　　云南省中医医院

常务副总主编单位

中国中医科学院西苑医院　　　　　沈阳药科大学

吉林省辽源市中医院　　　　　　　中国中医科学院望京医院

江苏省中西医结合医院　　　　　　河南中医药大学第一附属医院

中国中医科学院眼科医院　　　　　山东中医药大学第二附属医院

北京中医药大学东方医院　　　　　四川省中医药科学院中医研究所

山西省中医院　　　　　　　　　　北京中医药大学厦门医院

副总主编单位

辽宁中医药大学附属第二医院　　　包头市蒙医中医医院

河南大学中医院　　　　　　　　　重庆中医药学院

浙江中医药大学附属第三医院　　　天水市中医医院

新疆哈密市中医院（维吾尔医医院）　中国中医科学院西苑医院济宁医院

河南省中医糖尿病医院　　　　　　黄冈市中医医院

贵州中医药大学

广西中医药大学第一附属医院

辽宁中医药大学第一附属医院

南京中医药大学

三亚市中医院

辽宁中医药大学

辽宁省中医药科学院

青海大学

黑龙江省中医药科学院

湖北中医药大学附属医院

湖北省中医院

安徽中医药大学第一附属医院

汝州市中西医结合医院

湖南中医药大学附属醴陵医院

湖南医药学院

湖南中医药大学

咸宁市中医医院

中国中医科学院

南阳理工学院张仲景国医国药学院

长垣中西医结合医院

成都中医药大学附属医院

成都中医药大学第二附属医院

兰州市中医医院

扬州市中医院

高安市中医医院

馆陶县中医医院

江西中医药大学

辽宁中医药大学附属第三医院

盐城市中医院

河南省人民医院

云南中医药大学

常务编委单位
（按首字拼音排序）

安钢职工总医院

安徽中医药大学第二附属医院

安阳市中西医结合医院

安阳市中医院

安阳市肿瘤医院

百色市中医医院

北海市中医医院

北京市昌平区中西医结合医院

北京市平谷区中医医院

北京中医药大学第三附属医院

澄迈县中医院

赤水市中医医院

重庆市北碚区中医院

重庆市中医院

重庆医科大学中医药学院

重庆医药高等专科学校

重庆中医药学院第一临床学院

德江县民族中医医院

防城港市中医医院

福建中医药大学附属康复医院

广西中医药大学

广西中医药大学第一附属医院（仙葫院区）

广元市中医医院

桂林市中医医院

海口市中医医院

河南省骨科医院

河南省洛阳正骨医院

河南省中西医结合儿童医院

河南省中医药研究院

河南省中医院

河南中医药大学第二附属医院

河南中医药大学第三附属医院

南昌市洪都中医院

南京市中医院

黑龙江省中医医院

湖北省妇幼保健院

湖北省中医院

湖南中医药大学第一附属医院

黄河科技学院附属医院

江苏省中西医结合医院

焦作市中医院

开封市第二中医院

开封市儿童医院

开封市光明医院

开封市中心医院

来宾市中医医院

兰州市西固区中医院

梨树县中医院

辽宁省肛肠医院

聊城市中医医院

洛阳市中医院

南京市溧水区中医院

南京中医药大学苏州附属医院

南阳市骨科医院

南阳张仲景健康养生研究院

南阳仲景书院

内蒙古医科大学

宁波市中医院

宁夏回族自治区中医医院暨中医研究院

宁夏医科大学附属银川市中医医院

平顶山市第二人民医院

平顶山市中医医院

钦州市中医医院

青海大学医学院

山西中医药大学

陕西省中医药研究院

陕西省中医医院

陕西中医药大学第二附属医院

上海市浦东新区光明中医医院

上海中医药大学附属岳阳中西医结合医院

上海中医药大学附属上海市中西医结合医院

上海中医药大学针灸推拿学院

深圳市中医院

沈阳市第二中医医院

苏州市中西医结合医院

天津市中医药研究院附属医院

天津武清泉达医院

天津医科大学总医院

田东县中医医院

温州市中西医结合医院

梧州市中医医院

武穴市中医医院

徐州市中医院

义乌市中医医院

银川市中医医院

英山县人民医院

张家港市中医医院

长春中医药大学附属医院

浙江省中医药研究院基础研究所

镇江市中医院

郑州大学第二附属医院

郑州大学第三附属医院

郑州大学第一附属医院

郑州市中医院

中国疾病预防控制中心传染病预防控制所

中国中医科学院针灸研究所

编委单位
（按首字拼音排序）

安阳市人民医院

鞍山市中医院

白城中医院

北海市人民医院

北京市海淀区医疗资源统筹服务中心

重庆两江新区中医院

重庆市江津区中医院

东港市中医院

福建省立医院

福建中医药大学附属第三人民医院

福建中医药大学附属人民医院

福建中医药大学国医堂

福建中医药大学中医学院

广西中医药大学第一附属医院仁爱分院

广西中医药大学附属国际壮医医院

贵州省第二人民医院

合浦县中医医院

河南科技大学第一附属医院

河南省立眼科医院

河南省眼科研究所

河南省职业病医院

河南医药健康技师学院

鹤壁职业技术学院医学院

滑县中医院

滑县第三人民医院

焦作市儿童医院

焦作市妇女儿童医院

焦作市妇幼保健院

开封市妇幼保健院

开封市苹果园卫生服务中心

开封市中医肛肠病医院

林州市中医院

灵山县中医医院

隆安县中医医院

那坡县中医医院

南乐县中医院

南乐益民医院

南乐中医肛肠医院

南宁市武鸣区中医院

南阳名仁中医院

南阳市中医院

宁夏回族自治区中医医院

平顶山市第一人民医院

平南县中医医院

濮阳市第五人民医院

濮阳市中医医院

日照市中医医院

融安县中医医院

三门峡市中医院

厦门市中医院

陕西省中医药研究院

商水县中医院

上海仁爱医院

石家庄市中医院

天门市中医医院

尉氏县中医院

温县中医院

温州市中医院

湘潭市中医医院

新乡市中医院

新乡医学院第三附属医院

邢台市中医院

兴安界首骨伤医院

兴化市人民医院

沂源县中医医院

长治市上党区中医院

昭通市中医医院

郑州大学第五附属医院

郑州市金水区总医院

郑州澍青医学高等专科学校

中国人民解放军陆军第 83 集团军医院

中国中医科学院中医临床基础医学研究所

珠海市中西医结合医院